JN235866

生体材料の構造と機能
― 生物から学ぶ材料の知能化と開発 ―

東京医科歯科大学教授
宮入 裕夫 著

2001

東 京
株式会社
養賢堂発行

まえがき

　生体材料は，人間の生体をはじめ，動物，植物の組織や構造を形成している素材である．生命を維持する素材であるから，生物的な機能は当然のこと，各々の生物特有の機能も要求されるため，一般の工業材料や機械材料などとはその要求される性能も異なる．また生体材料は，一般の材料と異なり適度な水分を含むため，柔軟性に富み，大きな負荷に対しても優れた弾性的・粘性的特性をもって，厳しい自然環境に耐えている．

　このような状況をみるにつけても，生体材料は，従来われわれが日常生活で利用している一般の材料とは異なった，生体特有の機能と特性とをもった特殊な材料であるといえる．しかし，生体材料を一つの材料と捉え，材料の構造と機能といった立場からみると，生体材料は，構造材料としての機械的特性の要求される支持機能をもち，運動や咀しゃくをするための力学的機能をもつ材料である．しかも，このような機能に加え，生命を維持するための生物特有な機能をもつことから，生体材料のもつ機能は，まさに従来の工業材料や機械材料にはなかった優れた構造と機能とをもった材料であるといってよい．

　ここでは，そのような状況を踏まえて「生体材料の構造と機能」といったテーマを揚げ，生体材料の優れた特性や性質を如何にしたら工業材料や機械材料に付与することができるかといった，新素材開発の糸口が生物の構造や機能を調べることによって探索できればと考える．すなわち，人間をはじめ動物，植物などの生物を構成している組織や構造を調べれば，生体材料のもつ特有な物性や機能のほか，生体の構造と機能との関係やそのメカニズムなどが理解でき，その中に何か新素材開発の鍵があると考えるからである．しかし，生体材料は一般の材料がもつ物性や機能に加え，生体材料は使用される環境や負荷の状況を感知し，それを伝達するための情報機能をもつ材料である．しかも生体材料はこの情報を伝達することにより，生体を修復・回復させる能力をもっている．また生体機能を発現させるためには，生体は生物

特有の骨の構造や物性などを変えることもできるもので，このようなことが生体機能を支える重要な要素となっている．

　そこで本書では，このようなことを念頭において，生体材料の構造を調べることにより生体材料の物性と機能について検討を加え，生体材料の形態などにも注目して検討する．生体材料は，負荷応力や使用環境など，それぞれの状況に対応できる，生体材料特有の感知・修復・情報機能をもった材料である．しかし一般の工業材料や機械材料は，厳しい使用環境に耐えるための優れた機能や特性をもっていても，このような機能を介して材料を回復・修復したり，再生するようなことは不可能である．そこで，一般の材料にも生体材料のような感知・情報機能をもった，安全に使用できる新しい素材の開発が要望されている．また，生体材料のもつこのような機能を一般の材料に付与した新しい材料を知能材料（Intelligent materials）と呼んでいる．したがって，ここでは生体材料のもつこのような生体機能を考える中で，知能材料の開発についても検討を加え，将来の材料である知能材料の新しい展開についても言及する．

　したがって，本書では素材の開発を念頭におき，生体と材料との関わりを考える中で，従来の材料特性や材料機能などの基本的な物性に加え，感知・修復・情報などの機能をもつ新しい材料の構築と，その対応について検討する．そして，このような生体材料の基礎を調べることで，少しでも多くの工学や理学関係の研究者・技術者が生体との関わりの中で，新しい材料開発の道を拓くことができればと考える．さらに，従来の金属系・無機系・有機系材料のような既存の材料に加え，20世紀に花開いた複合材料のように，21世紀の新しい材料として知能材料の新しい展開ができればと願うものである．

　最後に，本書の原稿整理に当たり，終始ご協力戴いた本研究室の白井理絵さん，および出版に際して多大なご協力を戴いた養賢堂の三浦信幸氏，木曽透江女史に対し，深く感謝の意を表する．

2001年9月

宮入 裕夫

目　　次

第1章　生体材料の物性と機能

1.1　生体材料の力学的挙動 ･････････････････････････････････････ 1
　1.1.1　弾性体の応力とひずみ ･･･････････････････････････････ 1
　1.1.2　骨の力学的挙動 ･････････････････････････････････････ 4
　1.1.3　腱と靭帯の力学的挙動 ･･･････････････････････････････ 6
1.2　生体の構造と機能 ･･･ 7
　1.2.1　木の構造と組成 ･････････････････････････････････････ 7
　1.2.2　生体の機能 ･･･ 9
　1.2.3　生物の環境対応 ･････････････････････････････････････ 10
1.3　生体材料の物性とエネルギー吸収能 ･････････････････････････ 11
　1.3.1　生体の物性（強さと弾性率） ･････････････････････････ 11
　1.3.2　生体のエネルギー吸収能 ･････････････････････････････ 12
1.4　材料の知能化 ･･･ 15
　1.4.1　材料の高機能化 ･････････････････････････････････････ 15
　1.4.2　高機能化と知能化 ･･･････････････････････････････････ 17

第2章　生体材料の機能と形態

2.1　生体材料の機能 ･･･ 20
2.2　生体材料の損傷と修復 ･････････････････････････････････････ 22
2.3　生体の運動と情報伝達機能 ･････････････････････････････････ 24
2.4　生体の治癒機能 ･･･ 25
2.5　生体の構造と複合化 ･･･････････････････････････････････････ 27
　2.5.1　生体の機能と構成 ･･･････････････････････････････････ 27
　2.5.2　生体機能の矛盾 ･････････････････････････････････････ 29
　2.5.3　材料の複合化 ･･･････････････････････････････････････ 30
2.6　断面の形状と負荷形態 ･････････････････････････････････････ 30

2.6.1 生体の構成と断面形状 ································· 30
2.6.2 曲げ荷重と断面形状 ··································· 32
2.7 材料の構成と形態 ·· 33
2.7.1 基材の構成と複合構造 ································ 33
2.7.2 構造の形態と成形性 ·································· 35
2.7.3 断面の形状と成形法 ·································· 37
2.7.4 生体と材料の構成（CF筋コンクリート）············· 40

第3章 生体の構造と機能

3.1 硬組織の構造 ··· 43
3.1.1 骨の構造と人工骨 ···································· 43
3.1.2 歯の構造と人工歯根 ································· 47
3.2 硬組織と骨の再建 ·· 49
3.2.1 生体不活性材料 ······································ 49
3.2.2 生体活性材料 ·· 50
3.2.3 骨の代替材料（アパタイト/コラーゲン複合体）········ 52
3.2.4 被覆膜を用いた骨の再建 ····························· 54
3.2.5 アパタイトセラミックスの人工骨 ···················· 58
3.3 軟組織の構造 ··· 60
3.3.1 血管の構造と人工血管 ································ 60
3.3.2 皮膚の構造 ·· 63
3.3.3 人工皮膚の構造 ······································ 65
3.3.4 培養皮膚 ·· 66
3.4 結合組織 ··· 68
3.4.1 腱と靭帯 ·· 68
3.4.2 筋組織と骨との結合 ································· 69
3.4.3 骨と関節 ·· 70
3.4.4 人工関節とその固定方法 ····························· 72

第4章　動物の構造，形態と機能

- 4.1 動物と積層構造 ……………………………………………… 78
  - 4.1.1 真珠の層構造 …………………………………………… 78
  - 4.1.2 貝殻の構造 ……………………………………………… 80
- 4.2 動物と部材の形態 …………………………………………… 82
  - 4.2.1 動物の形態と機能 ……………………………………… 82
  - 4.2.2 骨の形態と機能 ………………………………………… 86
- 4.3 カニの甲羅 …………………………………………………… 88
  - 4.3.1 キチンとキトサンの活用 ……………………………… 88
  - 4.3.2 キチン，キトサンの物性と用途 ……………………… 89
- 4.4 サンゴと石材 ………………………………………………… 91
  - 4.4.1 サンゴの種類 …………………………………………… 91
  - 4.4.2 サンゴの日輪と年輪 …………………………………… 92
  - 4.4.3 宝石としてのサンゴ …………………………………… 94
  - 4.4.4 石材としてのサンゴ …………………………………… 95
- 4.5 天然系繊維の活用 …………………………………………… 97
  - 4.5.1 絹の魅力 ………………………………………………… 97
  - 4.5.2 絹フィブロイン水溶液の加工性 ……………………… 98
  - 4.5.3 微生物セルロース ……………………………………… 100
- 4.6 生物の接着機能 ……………………………………………… 102
  - 4.6.1 貝の優れた接着力 ……………………………………… 102
  - 4.6.2 付着生物と接着剤 ……………………………………… 105
- 4.7 天然系接着剤 ………………………………………………… 107
  - 4.7.1 天然アスファルト ……………………………………… 108
  - 4.7.2 にかわ系接着剤 ………………………………………… 109
  - 4.7.3 カゼイン接着剤 ………………………………………… 110
  - 4.7.4 フィブリン接着剤 ……………………………………… 111
  - 4.7.5 ウルシ（漆）接着剤 …………………………………… 113

4.7.6　澱粉糊 ･･ 114

第 5 章　植物の構造と機能

5.1　木材の構造と物性 ･･･ 116
　　5.1.1　木の種類と生態 ･･･ 116
　　5.1.2　木材の構造 ･･･ 119
　　5.1.3　木材の年輪と層構造 ･････････････････････････････････････ 122
　　5.1.4　木材の機械的特性 ･･･････････････････････････････････････ 125
　　5.1.5　木材の機能的特性 ･･･････････････････････････････････････ 127
5.2　竹材の構造と形態 ･･･ 130
　　5.2.1　竹の構造 ･･･ 130
　　5.2.2　竹の柔軟性 ･･･ 132
　　5.2.3　竹の割裂性 ･･･ 134
　　5.2.4　竹の形態と物性 ･･･ 135
5.3　植物繊維と紙 ･･･ 136
　　5.3.1　紙の再生利用 ･･･ 136
　　5.3.2　木材繊維と非木材繊維 ･･･････････････････････････････････ 138
5.4　藺草（イグサ）の構造と機能 ･･･ 140
　　5.4.1　藺草の断面構造 ･･･ 140
　　5.4.2　藺草の機能 ･･･ 140
5.5　漆（ウルシ）の秘密 ･･ 141
　　5.5.1　漆塗料 ･･･ 141
　　5.5.2　塗装表面の秘密 ･･･ 142
5.6　ココヤシの活用と形態 ･･･ 144
　　5.6.1　ココヤシの活用 ･･･ 144
　　5.6.2　ココナツヤシの葉 ･･･････････････････････････････････････ 147

第6章　生体機能と物性の活用

- 6.1　植物の物性と機能 ･････････････････････････････････ 150
  - 6.1.1　土壁の構造と機能 ････････････････････････････ 150
  - 6.1.2　茅葺き屋根と屋根構造 ････････････････････････ 152
- 6.2　木材の軽量性 ･･････････････････････････････････ 155
  - 6.2.1　軽量性と異方性 ･･････････････････････････････ 155
  - 6.2.2　バルサ材の軽量性 ････････････････････････････ 158
- 6.3　木材の特性と機能 ･･････････････････････････････ 161
  - 6.3.1　木材の有効利用（合板）･･････････････････････ 161
  - 6.3.2　木材を用いた温湿度の調整 ･･････････････････ 163
- 6.4　表面の加工技術 ････････････････････････････････ 167
- 6.5　竹の軽量性と柔軟性 ････････････････････････････ 169
  - 6.5.1　中空断面と節 ････････････････････････････････ 169
  - 6.5.2　竹の軽量性 ･･････････････････････････････････ 171
- 6.6　竹の高さと太さ ････････････････････････････････ 173
  - 6.6.1　竹の高さと断面寸法 ････････････････････････ 173
  - 6.6.2　高層建造物 ･･････････････････････････････････ 176
  - 6.6.3　竹の高さの秘密 ････････････････････････････ 177
- 6.7　天然系繊維の構造 ･･････････････････････････････ 179
  - 6.7.1　羊毛繊維の構造と機能 ･･････････････････････ 179
  - 6.7.2　植物繊維（綿繊維）の構造と機能 ･･････････ 180
- 6.8　軽量な遮音材・吸音材 ･･････････････････････････ 182
  - 6.8.1　軽量性と遮音性 ････････････････････････････ 182
  - 6.8.2　遮音性と吸音性 ････････････････････････････ 184
  - 6.8.3　木材の透過損失 ････････････････････････････ 184
  - 6.8.4　発泡材を用いた軽量吸音材 ･･････････････････ 187
  - 6.8.5　発泡吸音材の性能 ････････････････････････････ 188

第7章　生体の機能と知能材料

- 7.1 生体と材料の知能化 ······ 192
  - 7.1.1 知能化の考え方 ······ 192
  - 7.1.2 知能化と高機能化 ······ 193
  - 7.1.3 知能化の仕組みと構成 ······ 195
- 7.2 知能化と材料機能 ······ 196
  - 7.2.1 センサ材料とアクチュエータ材料 ······ 196
  - 7.2.2 超磁歪特性とその機能 ······ 200
- 7.3 知能材料のメカニズム ······ 206
  - 7.3.1 知能材料 ······ 206
  - 7.3.2 知能化を目指す複合材料 ······ 208
- 7.4 材料の知能化 ······ 209
  - 7.4.1 生体反応に対する知能化 ······ 210
  - 7.4.2 地震力に対する知能化 ······ 211
  - 7.4.3 温度変化に対する知能化 ······ 212
- 7.5 接着の知能化 ······ 213
  - 7.5.1 接着の問題 ······ 213
  - 7.5.2 接着の破壊防止 ······ 213
  - 7.5.3 はく離強さの制御 ······ 216
- 7.6 材料の知能化技術の実際 ······ 218
  - 7.6.1 圧電セラミックスを用いた知能材料 ······ 218
  - 7.6.2 形状記憶合金を用いた知能材料 ······ 220
  - 7.6.3 電気粘性液体（ER流体）を用いた知能材料 ······ 221
  - 7.6.4 知能材料の応用 ······ 222

第 8 章　生体と環境

- 8.1　生体と材料 ································· 224
  - 8.1.1　生体適合性 ······························ 224
  - 8.1.2　有害化学物質 ···························· 225
- 8.2　内分泌撹乱化学物質（環境ホルモン）················ 226
  - 8.2.1　「ビスフェノール A」のホルモン作用 ············ 226
  - 8.2.2　「ビスフェノール A」の生殖機能への影響 ········ 227
  - 8.2.3　「ビスフェノール A」の安全性 ················· 228
- 8.3　有害化学物質による汚染（越境汚染） ··············· 231
  - 8.3.1　環境汚染の現状 ··························· 231
  - 8.3.2　越境汚染への対応 ························· 232
- 8.4　水の浄化と微生物 ······························ 234
  - 8.4.1　好気性微生物，嫌気性微生物 ················ 234
  - 8.4.2　微生物の分解機能と廃水処理 ················ 235
- 8.5　飲用水の浄化 ·································· 237
  - 8.5.1　高度浄化処理 ···························· 237
  - 8.5.2　ハイオクガソリンの添加剤 ···················· 238
- 8.6　シックハウス症候群 ····························· 240
  - 8.6.1　有害化学物質と安全基準 ···················· 240
  - 8.6.2　原因物質濃度 ···························· 242

あとがき ·· 244
索　引 ··· 247

第1章　生体材料の物性と機能

　生体材料は，生体を維持するための生体機能と，生体を支持するための力学的特性をもつ材料として，生物の生命を支える重要な役割を果たしている．したがって，生体材料は一般の工業材料や機械材料とはまったく異なった特異な性質をもつ材料である．しかし生体を維持するためには，生体材料といえども材料として機能しなければならない．また，生体材料を一つの材料としてみたとき，生体材料の基本的な物性である強さや弾性率は，はたして一般の材料に比べて，どの程度のもので，また厳しい環境の中で，生体を維持する生体材料は，どのようにその機能を発揮しているのだろうかと，多くの人々が関心をもっている．

　一方，生体材料の機能を工業材料や機械材料などと比べたとき，生体材料には材料としての特有の機能のあることに気がつく．すなわち，生体材料の特有な機能とは，生体材料は負荷や使用環境において外的な刺激を感知し，損傷や破損を回避，防止することのできる，いわゆる生体材料特有の機能をもった材料であるということである．

　ここでは，このような生体材料の基礎である生体の物性と機能に注目して，生体材料に特有な性質と物性などに加え，将来の材料を模索するための材料の知能化などについて検討する．

1.1　生体材料の力学的挙動

1.1.1　弾性体の応力とひずみ

(1) 応力とひずみ

　生体材料に限ることなく，材料は一般に外力に対し変形し，材料内部には応力が発生する．例えば，図 1.1 に示すような棒状試験体の長手方向に外力 P（引張力）が加わったとすると，通常，このとき試験体の伸び Δl は外力に比例して増大する．

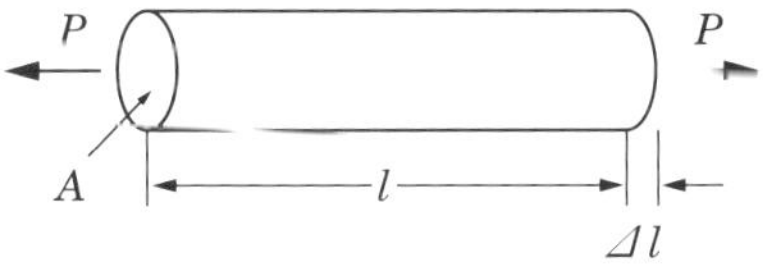

　しかし，このときの伸び Δl は棒の長さに依存し，加えられた外力は棒の断面積に依存する．そこで，棒

図 1.1　引張力を受ける試験体

の長さを l，棒の断面積を A とすると，試験体の伸びはひずみ ε を $\varepsilon = \Delta l / l$ とし，外力は単位面積に加わる力として，これを応力 $\sigma = P/A$ と定義すると，両者の関係は

$$\frac{\Delta l}{l} \propto \frac{P}{A} \rightarrow \quad \varepsilon \propto \sigma \tag{1.1}$$

となる．ここで，両者の比例定数を材料固有の値とすると，両者の関係は

$$\frac{\Delta l}{l} = \frac{1}{E} \frac{P}{A} \tag{1.2}$$

となる．ここで，E は材料の弾性率（縦弾性係数，あるいはヤング率）として定義され，E の増大に伴い材料は変形しにくくなる．

そこで，両者の関係を応力とひずみの定義を用いて表わすと，

$$\varepsilon = \frac{\sigma}{E} \quad \text{または} \quad \sigma = E\varepsilon \tag{1.3}$$

となり，上式を一軸引張りに関する Hooke の法則という．

したがって，一般の材料は，このような応力とひずみとの直線関係を求めることによってその特性は表示される．しかし，生体材料のように十分な試験片が採取できないものや小さな試験体などでは，試験片の大きさなどにも十分注意しなければならない．また，生体材料には物性の異なったものも多く，負荷の初期には応力-ひずみ線図も十分な直線性が現われないこともある．したがって，弾性率 E を求めるには，試験体に負荷をある程度加え，定常状態となったときの直線部を用いて測定することが必要である．そして，生体材料の力学的挙動を調べるには，このような応力-ひずみ線図を求めることが必要である．

（2）ポアソン比と体積変化

一方，材料は 1 軸方向に引張ると，応力の生じる平面と垂直な平面では圧縮ひずみが発生する．このことは，逆に圧縮力を加えると垂直な面では伸びを生じることを示している．

図 1.2 は，細長い角棒を z 軸方向に引張ったとき，x-y 平面に生じるひずみ ε_x，ε_y を示したものである．このとき，z 軸方向のひずみを ε_z とする

と，z 軸に垂直な面の x 軸および y 軸のひずみ ε_x，ε_y と，ε_z との比

$$\frac{\varepsilon_x}{\varepsilon_z},\ \frac{\varepsilon_y}{\varepsilon_z}$$

は，一般的な等方性の材料では両者の比は等しくなり，その値は材料固有の値として下記のように表示される．

$$\nu = \left|\frac{\varepsilon_x}{\varepsilon_z}\right| = \left|\frac{\varepsilon_y}{\varepsilon_z}\right| \tag{1.4}$$

ここで，両者の比 ν をポアソン比といい，その逆数 m（$m=1/\nu$）をポアソン数と呼んでいる．通常，一般の材料ではポアソン比は $\nu=1/4\sim1/3$ の範囲である．

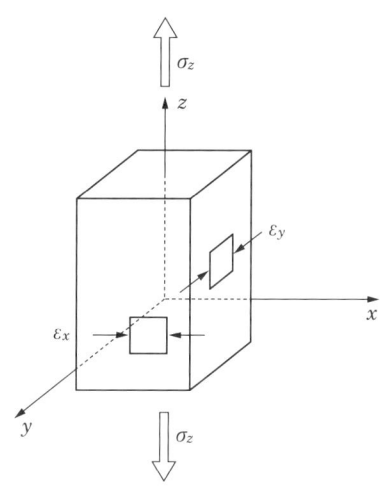

図 1.2　引張力を受ける角棒

このようにポアソン比は材料の伸びや縮みに関係するため，生体材料に限ることなく，材料は一般に負荷によって体積変化を生じる．そこで各辺の長さが a，b，c なる直方体に，ひずみ ε_x，ε_y，ε_z が生じると，弾性体の体積変化 $\varDelta V$ は $V=a\cdot b\cdot c$ の関係を用い

$$\varDelta V = a(1+\varepsilon_x)b(1+\varepsilon_y)c(1+\varepsilon_z) - abc$$
$$= V(\varepsilon_x+\varepsilon_y+\varepsilon_z+\varepsilon_x\varepsilon_y+\varepsilon_y\varepsilon_z+\varepsilon_z\varepsilon_x+\varepsilon_x\varepsilon_y\varepsilon_z)$$

となる．ここで微少量 ε_x，ε_y，ε_z の高次の項を省略すると，体積変化率 $\varDelta$ は

$$\varDelta = \frac{\varDelta V}{V} \fallingdotseq \varepsilon_x+\varepsilon_y+\varepsilon_z \tag{1.5}$$

となる．そこで図 1.2 のような引張応力 σ_z を受ける 1 軸の応力状態について，弾性体の体積変化率 $\varDelta$ を求めると，引張応力 σ_z によって，各軸に生じるひずみは

$$\varepsilon_z = \frac{1}{E}\sigma_z,\quad \varepsilon_x = -\frac{\nu}{E}\sigma_z,\quad \varepsilon_y = -\frac{\nu}{E}\sigma_z$$

と与えられるから，体積変化率 $\varDelta$ は式 (1.5) を用いて

$$\Delta = \varepsilon_x + \varepsilon_y + \varepsilon_z = \frac{\sigma_z}{E}(1-2\nu) > 0 \tag{1.6}$$

となる．すなわち一般の材料では1軸の引張応力を受けると，$\nu=1/4\sim 1/3$ であるから弾性体の体積変化率 Δ は $\Delta>0$ となる．

ところが，ゴムのポアソン比は1/2近傍の値を有することから，このような引張応力を受けても $\Delta=0$ となって，体積の変化は現われない．しかし一般の材料では，ここに示されるように $\nu<1/2$ であるので，1軸の引張応力を受けると弾性体の体積は増大する．このような状況は，生体材料といえども同様である．このように，生体材料に限ることなく，材料は一般に弾性率とポアソン比によって材料の弾性挙動は表示される．

生体材料は材料の部位やその力学的な役割によってもその特性は異なるので，十分な注意が必要である．一般に生体材料は骨や歯のような硬組織と血管や皮膚のような軟組織とに大きく分けられるが，ここでは強さや弾性率などに関心の寄せられる硬組織や腱などの生体材料について，その力学的挙動について検討する．

1.1.2 骨の力学的挙動

骨は，通常表面層は緻密な皮質骨で，内部はスポンジ状の海綿骨で構成されている．しかも，この皮質骨と海綿骨とは骨密度を変えた連続的な構造で，その構成は合理的に構築されている．そのため，骨は圧縮や引張りに対して十分耐えることのできる強靭な構造体を形成している．骨は，図1.3

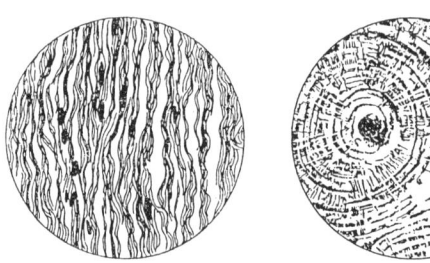

(a) 緻密な繊維状結合組織（×175）　(b) 骨組織（×100）

図1.3　コラーゲン繊維とアパタイトマトリックス（支持組織）

に示すように，一般に水酸（ヒドロキシ）アパタイトの無機質であると考えられているが，骨の強靱さはこのアパタイトを結合させているコラーゲン繊維によるもので，水酸アパタイトとコラーゲンの複合体によって構成されている（骨の構造の詳細については 3.1 節で述べる）．しかも，両者の割合は水酸アパタイトが全体の 60 %，コラーゲンが 22 % 程度となっている．

また，水酸アパタイトは長さ 200～400 Å，厚さ 15～20 Å の針状結晶で，コラーゲン繊維の周囲を整然と取り囲んだ構造を形成している．特に，皮質骨は平行に並んだコラーゲン繊維が，薄層となって同心円状に取り囲んだ円柱を作り，この円柱が縦方向に平行に並ぶことによって優れた弾性体を形成している．

図 1.4 は，成人の骨から得られた皮質骨の引張特性を示したもので，同じ皮質骨でも，それぞれの応力-ひずみ線図は採取した部位によってその力学的挙動は異なる[1]．すなわち，大腿骨と橈骨とでは，破壊強さでほぼ 30 MPa ほどの違いがある．また，腓骨や脛骨はその両者の中間にあり，破壊強さはほぼ 140 MPa となっている．しかし，骨の破壊伸びはほぼ 1.4 % と，その値は骨の部位には余り関係しないことがわかる．

またこの図から弾性率を求めると，皮質骨の弾性率は 10～12 GPa 程度であることがわかる．これを一般の材料と比べると，引張強さはほぼ汎用のプラスチック程度であるが，弾性率はプラスチックの 2.0～3.0 GPa に比べ，ほぼ 5 倍程度と大きいことがわかる．しかし，骨の中でも特に優れた物性をもつ皮質骨といえども，その破壊強さはプラスチック程度と低い．したがって，海綿

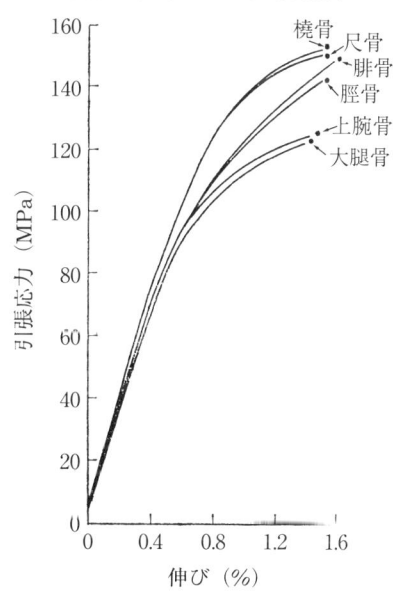

図 1.4 湿潤皮質骨の応力-ひずみ線図
（20～30 歳の成人）

骨を含む骨全体の平均的な物性は，さらに強さ，弾性率とも小さくなる．また，骨の損傷や欠損が生じたとき，代替として用いられる金属やセラミックスの人工骨などに比べると，その物性ははるかに低いことがわかる．しかし，現実には体内で使用される金属やセラミックスなどの人工骨が，しばしば破損することを考えると，機械的特性の低い生体骨が生体内で十分に実用に供しうるのは，骨を取り囲む腱や靭帯によって生体骨は有効に機能し，しかも生体の弾性的特性が応力の緩和などに機能しているものと考えられる．

1.1.3 腱と靭帯の力学的挙動

腱は骨と筋肉とを結び付け，靭帯は骨と骨とを結合しているものである．したがって，両者は運動機能を司る臓器であるが，その力学的特性は異なっている．腱は，その一端が筋膜に移行し，他端は骨膜を通って骨実質部へと進入し，強固に骨と結合している．したがって，腱は非常に高次化された微細構造となっている．また，その組成は骨と異なりコラーゲンが主成分（31.6 %）で，水分を60 %も含んでいる．

図1.5は，ヒトの腱および各種動物の踵骨腱の応力-ひずみ線図を示したものである[2]．ヒトの腱は引張強さが60 MPa，破壊伸びは10 %ほどである．これは，皮質骨の引張強さのほぼ1/2～1/3と小さい．しかし，腱の破壊伸びは，骨に比べてほぼ6倍ほど大きい．したがって，腱は骨と異なり，大き

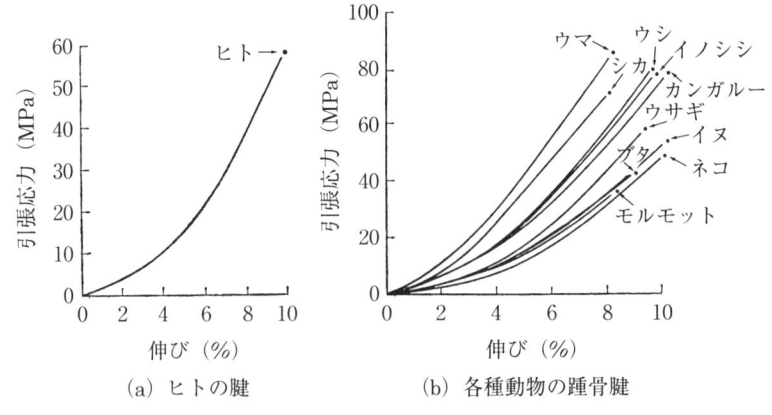

(a) ヒトの腱　　　　(b) 各種動物の踵骨腱

図1.5　各種腱の応力-ひずみ線図

な伸びによって強さの低い性質を補っていることがわかる（図 1.4 参照）．すなわち，腱は大きな変形を許容することで，応力の緩和を行なうことができる特異な材料であるといってよい．また，腱の力学的挙動は動物の種類によって異なっている．腱は，特に運動機能を司る臓器のために，動物の行動範囲や動物の大きさなどによってその特性は異なり，引張強さ，破壊伸びなども広い範囲に分散している．そのような中でも，破壊強さについてはウマの腱が最も大きく（83 MPa），モルモットが最も小さな値（38 MPa）を示し，他の動物はほぼこの両者の範囲内に収まっている．また破壊伸びは，ウマやシカの腱の破壊伸びが 7.9 % と最も小さく，イヌやネコは 10 % と最も大きい．したがって，ヒトの腱はこれらの動物の中では破壊強さは小さいが，最も大きな破壊伸び（10 %）をもっている．

靱帯は関節の運動範囲を制限しているもので，基本的には腱と似た構造をもつ．主成分は，弾性特性の優れたエラスチンが 32 %，そのほか水分が 63 % となっている．靱帯の物性は，部位によってその特性も多少異なるが，肋骨靱帯の引張強さは 3.0 MPa，破壊伸びは 18 % と，腱などに比べてその特性値は小さい．

また，腱，靱帯の応力-ひずみ線図は皮質骨などとは異なり，破壊近傍では急激な伸びはなく，応力-ひずみ線図も上に凹の曲線となっている．また，弾性率は見かけの弾性率として，腱は 860 MPa，靱帯は 240 MPa と，靱帯の弾性率に比べ腱は 3.6 倍程度となっている．特に，腱や靱帯は骨などと異なり，引張応力の初期過程に大きな伸びを生ずるため，弾性率の測定は難しく，ばらつきも多い．しかし，骨や腱，靱帯など生体を支える材料の力学的特性については，生体特有の性質もあるため，多くの研究者によってその力学的挙動は注目されている．

1.2　生体の構造と機能

1.2.1　木の構造と組成

木は，細胞によって生体機能を果たしている．しかし，木の細胞はほとんどが空腔である．細胞の周囲を取り囲む細胞壁は，リグニン，ヘミセルロー

ス，セルロースなどで構成され，すべてこれらは葉の光合成によって生成される糖と水とで構成されている．セルロースの束と束との間にはリグニンが複合材料のマトリックスのように介入している．したがって，負荷を支えるのはセルロースで，リグニンは緩衝的な役割を果たしている．しかし，リグニンは高分子重合体ではあるが，セルロースの束と束とを接合するような機能はない．また，セルロースとリグニンとの割合は，木の物性を大きく左右させている．

ヘミセルロースは繊維状の高分子材料であるが，セルロースほどにはまとまって束となることはなく，ばらばらに存在する擬繊維素である．しかし，このヘミセルロースはリグニンやセルロースとも相性がよいため，両者を強固に結び付けている．すなわち，ヘミセルロースは接着におけるプライマーや表面処理剤のような役割を果たしている．したがって，リグニン，ヘミセルロース，セルロースの3成分で構成される細胞壁は，強固な壁を形成している（図5.7参照）．木材の物性が年輪の疎密で大きく変化することはよく知られているが，このような化学的な3成分によっても，木材の物性は大きく変化するのである．

図1.6は，木材の断面について表層から心層に至る内部組織を構成するリグニン，ヘミセルロース，セルロースの割合を示したものである．表面層はリグニンが70～80％と多く，残りはヘミロースとなっている[3]．したがって，表面層にはセルロースは存在しない．表層から心層に移るに従ってそれらの割合は変化し，表層と心層との中間部では，セルロース／ヘミセルロースの占める割合は全体のほぼ50％となって，リグニンは急激に減少する．しか

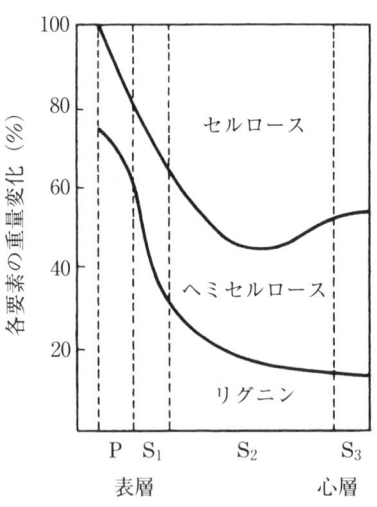

図1.6　木材断面の各層の組織の変化

し，心層ではセルロース/ヘミセルロースはほぼ 40〜45 % 程度となり，リグニンは 15 % 程度とさらに少なくなる．

このように，木の内部組織は細胞壁を構成する化学的な 3 成分の変化によってその性質は大きく変わる．また，細胞壁の比重は樹種や部位などには関係なく，ほぼ 1.5 と一定値である．また，木を形成している基本的な主成分はもちろん，細胞の形や大きさはどんな樹種でも，またどんな部位でも同じである．そこで，樹種によってなぜ木材の比重が異なるのか疑問である．木材は，樹種によってその比重が違うのは，細胞壁の厚さや導管（伝道管）の占める体積が異なるためで，そのことが木材の比重を大きく変化させている．これは，ちょうどサンドイッチ構造の心材に使用されるハニカムが，同じアルミハニカムでも使用するアルミ箔の厚さ，セルの大きさや形状によって心材の比重が変化するようなもので，空洞部の大きさは木材の比重に大きな影響を与えているのである．

1.2.2 生体の機能

このように，生物は木材でみたように構成する素材の力学的な機能と，生物が生存するための生物学的機能とを上手に共存させた構造となっている．しかも，生体を構成する素材は，この木材の断面でみたようにすべてが連続的な構造で，各部位での機能もそれぞれのニーズに応え得るように構成されている．植物では木材の年輪の分布や枝の位置，また竹では道管の分布や配列などに加え，節の間隔などが木や竹の構造を支える重要な役割を果たしている．また，葉や茎の形態や葉脈の分布，幹と枝との接合部の形態などは，力学的にも理にかなったものとなっている．

また，ヒトや動物などの骨は，骨梁の分布や骨密度を変化させ，負荷応力に対する対応を上手に行なっている[4]（図 1.7）．関節部は，骨端の形状を負荷形態に従って変化させ，摺動特性と優れた運動機能とを発揮させている．特に，関節や胃，頸骨では，衝撃力に対して優れた変形機能を活用して，エネルギー吸収性能をもつ構造を形成している．

このように自然界の生物をみると，生体の構造を構成している基礎は，構造（機械）的なものと，機能的なものとに分けられる．しかし，生物の機能的

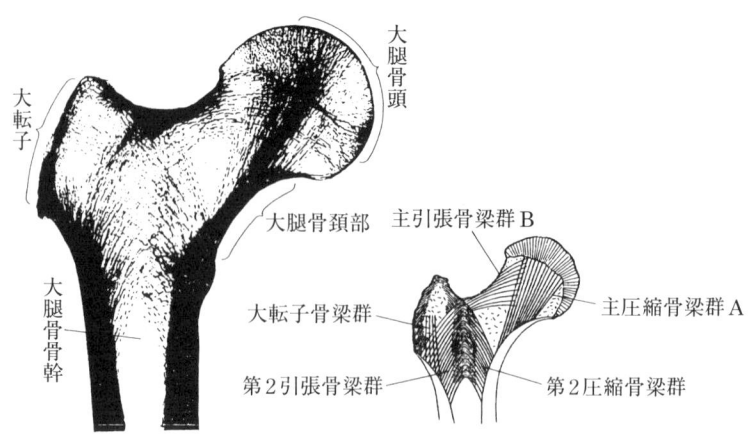

図1.7 ヒトの大腿骨の骨梁パターン

な面はまだ解明されていないことも多く，動物では神経や血液系統などの生体的な機能に加え，環境に対する生体機能や外的刺激に対する対応など，各器官の役割も複雑である．植物は，光や熱などを吸収し，外的な刺激に反応する機能に加え養分の供給など，その状況もかなり複雑であるといってよい．しかし，このような状況に比べ，生体を構成している構造は，比較的その役割が明確なだけに，人工材料の適用などもわれわれの大きな関心事となっている．特に，構造設計や材料設計に携わる技術者にとって，生体の構造はニーズ指向型の複合材料の設計にも重要な知見を与えてくれる．そして，構造体や材料の設計では，使用部位に応じ負荷応力も異なっているので，ニーズに応えるためには，それぞれの要求に十分配慮した設計が必要であるといってよい．

1.2.3 生物の環境対応

生体の機能は，工業材料などと異なり，生命を維持するための様々な機能をもつ．そのため，同じ組織であっても細胞の大きさや組織の形態を変え，様々な積層構造を作り出している．例えば，ヒノキのような木材の断面をみてもわかように，詳細にみると表面を覆う樹皮は外樹皮と内樹皮に分かれた組織となっている．内部の形成層は，年輪を介在させることで優れた剛性と

強さを保持している．しかし，このような構成はただ木の機械的特性を確保するだけのものではなく，当然 生物として生命を保持するための生物学的機能を果たしている．このような生体的機能は骨の構造や皮膚の構造などについても同様である．

動物は移動することができる生物のため，動物によって多少異なるが，同種のものであれば，骨や皮膚の構造には大きな違いはない．しかし，木のような植物は，同じ材種の木材でも生育した場所や環境により，その断面構造は大変異なったものとなる．すなわち，木の断面構造はこのような環境に大きな影響を受け，環境の変化に適合しながら生命を保持している．例えば，傾斜地に育った木は山風や谷風の影響を受ける．また，急斜面に生育する木は根の状況もよくないため，ヒノキのような真円の年輪形状のものでも，真円となるようなことはほとんどないのである．

1.3 生体材料の物性とエネルギー吸収能

1.3.1 生体の物性（強さと弾性率）

動物や植物などを構成する生体材料は，これが生物として機能しているときの物性と，木材や竹などのように，これが伐採され建築材料などとして使用されるときの物性値とは大変異なる．例えば，生体材料として生きた状態で機能しているときの材料物性は，われわれの想像以上にその特性値は低い．それは骨や腱をみればわかるように，生体は内部に水分を含むことで柔軟性をもち，外力に対しても必ずしも強さだけで耐えるのではなく，粘弾性特性を生かし，大きな変形を許容することで，破損や破壊を免れている．

特に，荷重を支える長管骨や大腿骨は，膝関節や股関節をもつことで大きな変形にも十分耐える構造となっている．しかも，各関節では靭帯や腱などによって大きな負荷が骨に加わらないように，力のバランスがとられている．このような状況は木や竹などの植物についても同様である．伐採したばかりの木や竹は十分に水分も含んでいるので，優れた柔軟性と低い弾性率が弱い材料の強さを支えている．しかし，木材は伐採後，乾燥させることにより強さ，弾性率も急激に増大し，自然界で生存しているときとは異なり，木

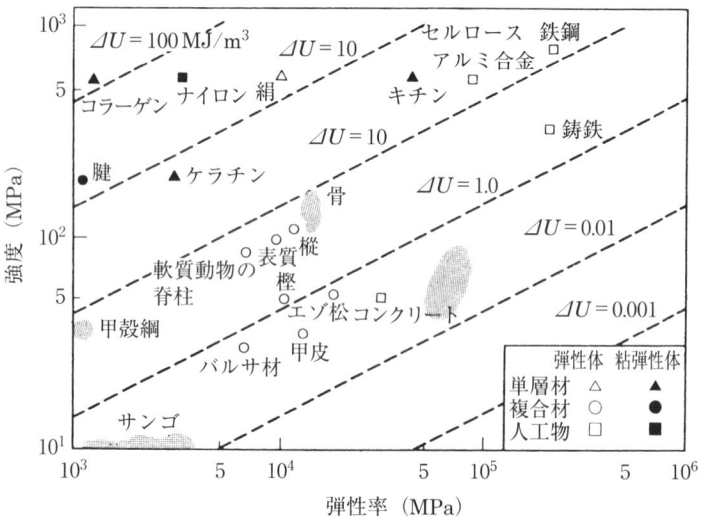

図 1.8 各種材料の強さと弾性率

や竹は優れた建築用材料として変身する.

図 1.8 は,生体材料を中心に各種生体材料と一般工業材料との材料の強さと,弾性率との関係を両対数表示によって示したものである[5].一般に,骨や腱の成分であるコラーゲンや毛髪を構成するケラチンなどは,弾性率は低いが,破壊強さの比較的大きい材料である.一般の材料は,弾性率の増加とともに材料の破壊強さは増大するが,生体材料ではその状況も多少異なる.また,生体材料は水分を含むこともあって,粘弾性的挙動をするものも多く,その特性値にも大きな幅を示している.特に,生体の優れた粘弾性的特性は,大きなエネルギー吸収能をもつことができるため,厳しい衝撃力にも十分耐えることができるようになっている.

ここに示した "$\Delta U = $ 一定" の直線は,それぞれの材料が弾性変形によって弾性体に貯え得るひずみエネルギーの吸収能を表示したものである.

1.3.2 生体のエネルギー吸収能

一般に,弾性変形によって弾性体に貯え得る弾性エネルギー U は,引張力 P と伸び Δl との積として

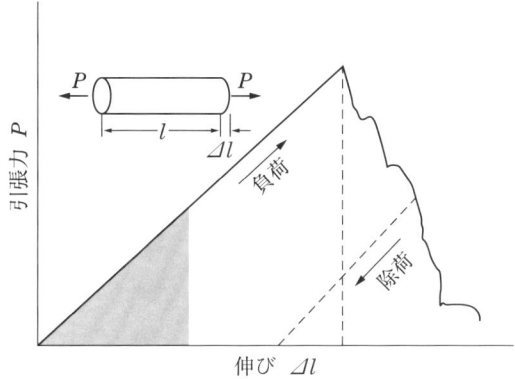

図 1.9 引張力と伸び線図

$$U = \frac{1}{2} P \varDelta l \tag{1.7}$$

と与えられる（図 1.9）.

したがって，これを長さ l，断面積 A の弾性体とすると，式 (1.7) は次のように書き改められる.

$$U = \frac{1}{2} \frac{P}{A} \frac{\varDelta l}{l} A\,l = \frac{1}{2} \frac{P}{A} \frac{\varDelta l}{l} V \tag{1.8}$$

ここで，$A\,l$ は弾性体の体積 V である．P および $\varDelta l$ をそれぞれ応力およびひずみの定義によって書き改めると，式 (1.8) は

$$U = \frac{1}{2} \sigma \varepsilon V \tag{1.9}$$

となり，単位体積当たりの弾性体に貯えられる弾性ひずみエネルギー $\varDelta U$ は

$$\varDelta U = \frac{U}{V} = \frac{1}{2} \sigma \varepsilon \tag{1.10}$$

となる．そこで，式 (1.10) に Hooke の法則を適用すると，$\varDelta U$ は次のように表わされる．

$$\varDelta U = \frac{1}{2} \sigma \varepsilon = \frac{1}{2} \varepsilon^2 E = \frac{1}{2} \frac{\sigma^2}{E} \tag{1.11}$$

ここで，E は弾性率を示す．また，弾性範囲内では Hooke の法則が成り立つことから，ΔU はここに示されるように材料定数 E は一定値であるから，σ，ε，のいずれか一つの成分によって表示できる．

そこで，材料に生ずる応力とひずみとの関係は，ひずみの増大に伴い破壊強さ σ_B までは，直線的に変化する．そして，式 (1.11) に $\sigma = \sigma_B$ を代入して，材料が破壊するまでに吸収しうる弾性エネルギー ΔU を求めると

$$\Delta U = \frac{1}{2} \frac{\sigma_B^2}{E} \tag{1.12}$$

となる．

したがって，ΔU は各々の材料の破壊強さ σ_B と，弾性率 E が決まれば"$\Delta U =$ 一定"となるので，ΔU を一定値と定めれば σ_B と E との関係は，両対数表示で直線式として表示できる（図 1.8）．

パラメータ ΔU の変化（$\Delta U = 0.01 \sim 100 \text{ MJ/m}^3$）に対して両者の関係を示すと，$\Delta U$ の一定値に対する σ_B と E との関係は右上がりの直線となり，ΔU の増大とともに直線は左上に移行する．そのため，$\Delta U = 100 \text{ MJ/m}^3$ の直線上に乗っている材料は，$\Delta U = 0.01 \text{ MJ/m}^3$ の直線上の材料に比べて，弾性範囲内でのエネルギーの吸収性能は 4 桁ほど大きな値をもつことになる．したがって，$\Delta U = 0.1 \text{ MJ/m}^3$ 近傍にある甲皮に比べ，$\Delta U = 100 \text{ MJ/m}^3$ 近傍にあるコラーゲンの弾性エネルギーの吸収能は，3 桁も大きいことがわかる．しかし，ここに示したものは，単一材料（単層材料），複合材料，人工材料といった基本的な素材である．しかし，素材を組み合わせた複合材料などでは，ここに示した物性値の範囲もさらに拡大させることが可能である．

また，生体を構成するコラーゲン，ケラチン，腱などは，サンゴや貝殻などに比べ，ΔU は 3 桁ほど大きい．コラーゲン繊維とアパタイトで構成される骨は，当然コラーゲンに比べ，破壊強さは 1/2 程度と小さくなるが，破壊ひずみが大きく，弾性率は 10 倍程度と大きくなるために ΔU は増大する．このように，生体材料は一般の工業材料である鉄鋼や鋳鉄などに比べて，特に弾性率は低いが，単位体積当たりに貯えることのできる弾性吸収エネルギー ΔU は，鉄鋼材料などに比べコラーゲンや腱などは，破壊ひずみの大きいこ

とから，$\varDelta U$ は大きな値を示すのである．

このように，生体材料はその種類も多いので，鉄鋼やアルミ合金などの金属系材料と，画一的にはその特性を比べることはできないが，一般の金属系材料に比べて弾性率は低いが，破壊ひずみが大きいために，単位体積当たりに貯えうるエネルギー吸収能は，金属系材料と余り変わりのないことが示される．

1.4 材料の知能化

1.4.1 材料の高機能化

工業材料や機械材料の開発により高性能化・高機能化を求め，新素材の開発として新しい展開が盛んに繰り広げられている[6]．材料の高性能化は，材料の強さと弾性率の向上を目指すもので，汎用の鉄鋼材料程度の物性をもつものであれば，プラスチック系材料でも十分その実用化は可能である．したがって，高温での用途といった特殊な用途でない限り，軽量で耐食性の優れたプラスチック系材料が，優れた成形性を活用した構造用材料として広い範囲に適用される．

また，このようなことに加え，材料の高機能化・多機能化が，材料の開発目標として盛んに展開されている．しかし，従来の高機能化・多機能化は，材料の断熱特性・遮音特性・耐食性などといった特別な用途を考えた材料の一義的な機能を目指すものであった．そのため，従来このような機能的特性を材料に付加させるためには，材料の優れた特性を組み合わせた，いわゆる複合材料としての展開が一般的な方法として行なわれている．

表1.1は，複合化によって形成される繊維とマトリックスとの界面現象によってもたらされる複合効果を示したものである[7]．ここに示すように，界面現象による効果だけでも，様々な効果のあることがわかる．しかし，複合化による効果はこのような界面現象による効果ばかりでなく，補強効果によるメリットも大きい．そして，このような複合化のメリットを探究すべく多くの研究が展開されている．しかし，このような考え方で材料の開発が展開される限り，材料の高性能化・高機能化といえども，所詮，従来の材料開発

表 1.1　複合化による界面効果

界面効果	界面現象
(1) 分割効果	多領域に分割されたことで生ずる効果．強度の上昇，応力集中の回避，破壊進展の阻止など
(2) 不連続効果 （散乱と吸収効果）	界面で起こる物性の不連続性，および界面摩擦で生ずる現象．エネルギーの吸収，電気抵抗，誘電特性，磁気特性，耐熱性，寸法安定性など 光波，音波，熱弾性波，衝撃波などの界面による散乱と吸収．光の透過性，断熱性，防音性，耐衝撃性，耐熱衝撃性など
(3) 誘起効果	界面によって誘発されるひずみ，内部応力およびそれに基づく現象．優れた弾性特性，熱膨張性の緩和，耐衝撃性，耐熱性など

の延長線でしかないかと思われる．

　しかし一方では，このような流れの中で，複合化のための開発が盛んに展開され，複合化のための新しい成形技術の開発も盛んに行なわれてきた．そして，このようなことが新素材の成形技術，加工技術にも新しい旋風を巻き起こしたといってよい．

　図 1.10 は，繊維強化プラスチック（FRP）の実用化をもたらした各種成形方法を，強化材の形態によって分類したものである[8]．このように，FRP の

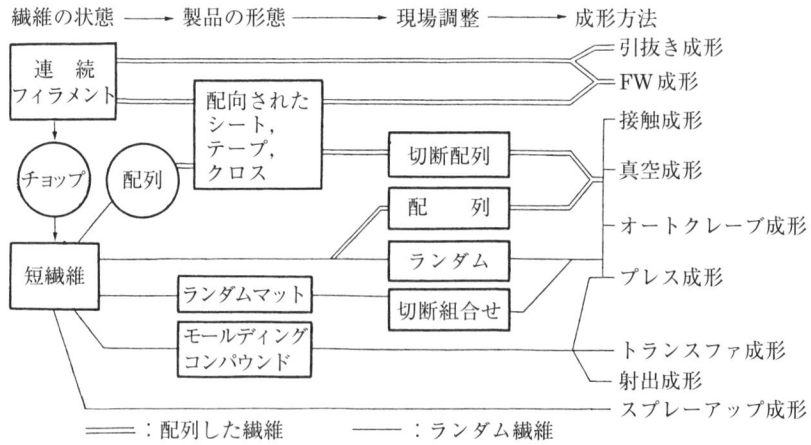

図 1.10　強化材の形態による各種成形法

成形方法は繊維の特徴を生かし，様々な成形法が実用に供されている．そして，このような成形方法を活用して，もし使用部位に要求される特性と性能とをもった材料が自由に作ることができれば，材料の特徴を生かしたより合理的な設計ができるようになるのである．そして，このような考えが複合材料を，さらにニーズ指向的な材料と転換させ，その特性や性能を有効に活用しようとする新たな考えを芽ばえさせるのである．

しかし，ここにきて，材料を有効に活用するためには，ニーズに応え得るような材料を，どのように構築したらよいかといった課題について，これを総合的に捉え，かつ積極的に取り組まなければならなくなっている．そしてこのことが材料の知能化といった新しい展開をもたらしたのである．

1.4.2 高機能化と知能化

材料の物性と機能とを考えるとき，ニーズに応えるような素材として注目されているのが，生体材料のもつ優れた機能である．従来の材料では厳しい環境において使用される材料は，負荷の履歴や外的因子によって材料は劣化し，その特性や機能は低下を招くばかりである．すなわち，一般の材料にはこれを修復・再生するといった本来 生体材料のもつ基本的な特性が欠けている．そこで，21世紀を支える将来の材料には，このような厳しい環境に対応できる生体材料のもつ材料機能の知能化が要求されている．そしてこのような材料の構築を知能材料（intelligent materials）の開発と呼んで，将来の材料開発の大きな目標として揚げている．

この材料が従来の材料と基本的に異なる大きな特徴は，材料自身が環境的な負荷に対して，それを受け入れる感知機能と，これを伝達する情報機能とをもつことである．従来の材料は，外的因子によって生じる劣化や破壊が，材料の劣化試験や破壊試験のように，一方的に悪い方向へと展開してしまうことである．そこで，このようなことに対して材料の劣化や破壊を防止し，回復・再生のための機能を材料自身に付与する必要がある．そのためには，材料の内部では，このような外的因子による情報をすばやくキャッチし，最適な手段でこれを回復・再生するような機能を構築させなければならない．したがって，外的因子を正確に捉えるためのセンサと，この情報に対応でき

る適正な判断と，最適な手段などを選択するためのプロセッサと，さらには回復・再生の主役を演じるアクチュエータとが，知能材料を構成する基本的な要素として考えられている（図 1.11）．

しかし，ここに示したものは生体材料のもつ特殊な機能を再現するための基本的なものであるが，このような十分な機能をもたなくても，材料自身が修復や治癒機能をもつだけでも，画期的なことといってよい．

最近の英国の科学誌ネイチャー（2001年2月15日発行）によると，「生物の傷が自然に治癒するように，細かなひび割れを自己修復するプラスチック材料が開発された」と報告している[9]．これは，まさに材料の知能化の第1歩といってよい．これは，米国イリノイ大学の研究グループによる研究の成果であるが，その内容は次のとおりである．

傷を自ら治すことのできる樹脂は，液体の修復材の入った直径 0.05～0.2 mm のマイクロカプセルと，修復材を硬化させる触媒の粒子とを多数混合させて固化させたもので，エポキシ樹脂をベースとした複合材料であるという．すなわち，このエポキシ系複合材料はいったん材料にひび割れが生じても，材料の破壊と同時にこのカプセルが破れ流出し，修復材が割れ目を満たし触媒と接触することにより，自動的に固化し破面を接着する仕組みを材料自身に行なわせようとするものである．まさに，生体材料のもつ自己治癒・自己回復機能の実用化である．

生体材料は，実際このような操作を生体内で行なっているもので，このよ

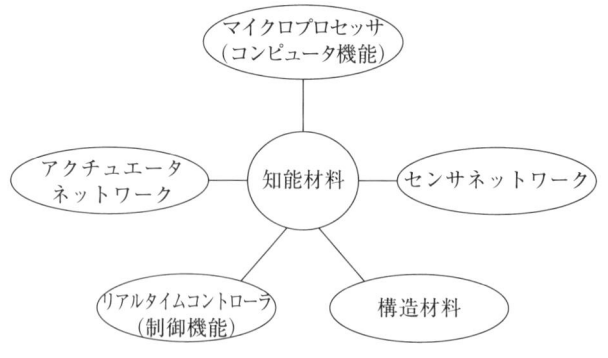

図 1.11　知能材料を支える基本的な要素と機能

うな材料を工業材料として構築しようと考えているのが，まさに21世紀を支える知能材料であるといってよい．

参考文献

1) H. Yamada : Strength of Biological Mechanics, Williams and Wilkims Co. (1970) p. 22.
2) 同上, p. 100, p. 102.
3) 宮入裕夫：複合材料入門 ― 基礎と応用 ―, 裳華房 (1997) p. 35.
4) F. O. Ward : Human Anatomy, London Renshaw (1938).
5) S. A. Wainwright et al. : Mechanical Design in Organisms, Princeton Univ. Press (1975) p. 260.
6) 古村英一：工業材料, **42**, 8 (1994) p. 20.
7) 畑 敏雄（日本化学会編）：「複合材料」, 化学総説, 東京大学出版会, No. 8 (1975) p .3.
8) 宮入裕夫（日本機械学会編）：新しい構造材料, 機械工学ライブラリー応用編, コロナ社 (1985) p. 47.
9) 科学誌「Nature」2001年2月15日発行．

第2章　生体材料の機能と形態

　生体材料は，生命を保持するために様々な機能をもつ材料である．また，生物を構成する生体材料の機能は生物の種類によっても異なる．動物は，移動するために植物とは異なった特殊な生体機能をもつ．特に，広い面積を移動する動物は軽量で，俊敏な運動機能が要求される．また空中を飛ぶことのできる鳥類や昆虫などは，このような軽量性については特に厳しい条件が課せられている．鳥のもつ軽量性は，生物の材料機能として特徴的なものであるが，動物にはこのような機能に加え，呼吸器や消化器など，生命を維持するための基本的な機能が必要である．

　また一方，植物は動物と異なり移動することができないため，厳しい自然環境の中で生命を保持しなければならない．そのため，植物は生育する地域や環境に順応するために，動物以上に厳しい自然環境に耐え，生きるための術を身につけているのかも知れない．

　生物を構成する生体材料は，このような厳しい環境に耐えるばかりでなく，外的因子に対し，これを感知するとともに，損傷に対しては，これを修復・回復するための治癒機能をもつ．したがって，ここでは生体材料を一つの材料と考え，このような材料と機能について検討する．

2.1　生体材料の機能

　生物を構成する生体材料は，厳しい自然界で生物が生きるための生体機能と，生体を支持したり運動するための構造機能とによって組み立てられている．生体機能には，呼吸機能，消化機能，循環機能など，生命を維持するための多くの機能がある[1]．

　一方，構造機能には生体を形成するための材料機能のほか，生物が行動するための運動機能などがある．そこで生体材料を一つの材料とみると，生体の構造機能は負荷を支えたり，運動するための機械的特性が要求される機能として多いに関心がもたれている．ヒトや動物が運動するためには，関節や靭帯，腱などが有効に機能しなければならない．したがって，ここでは生

体材料の支持や運動を司る生体の構造機能について検討する．

　生体材料を構成する材料の組成は，その組織によって硬組織と軟組織とがある．しかも，このような生体組織はすべて成長の過程で構成されたもので，層状の積層構造によって構成されている．また生体を支える硬組織は，様々な形態を上手に活用して，厳しい負荷に耐える優れた生体特有の形態をもっている．運動機能は，このような生物が獲物を採ったり移動するためのもので，例えば咬合力を発現する咀しゃく機能は顎の運動などを司る機能である．したがって，このような運動機能は，腱や靭帯などのほか，多くの関節によって合理的な運動を行なっている（図 3.22 参照）．

　図 2.1 に，このような生体材料の様々な機能を示す．生物の体を支えている材料は，図に示すような様々な生体機能や，生体を支え運動するための構造機能とによって構成されている．すなわち，生体材料は生体特有の組織によって生体を構成し，生命を維持し，厳しい自然界に生存している．

　しかし，このような分類はあくまでも便宜的なものであって，構造機能といえども，単純にこのように分類できるものではない．例えば，ここでは構造機能を静的な負荷に関わる材料機能と，生体が行動するときのような動的負荷に関わる運動機能とに分けたが，生体は運動機能を発現したり，負荷応力や衝撃力を緩和するための，潤滑機能や緩衝機能などの様々な機能によって構成されている．そして生体材料は，このような機能を有効に活用し，俊敏な行動を可能とするための重要な生体機能を果たしているのである．した

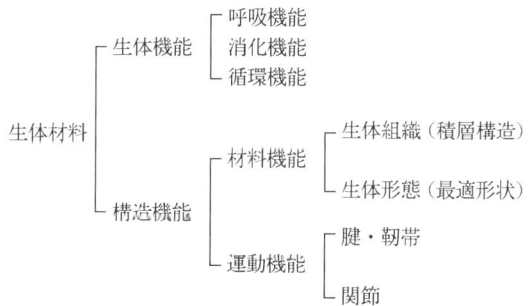

図 2.1　生体材料の機能と構造

がって，生体材料といえども，生命を維持する生体機能のほか，生体を支える比較的単純と思われる構造機能をみても，その役割は大変複雑で，かつ多岐にわたっていることがわかる．

また，このような生体材料の構造機能は，一般の工業材料と異なり，生体材料の構造的な部分のみをみても，その機械的特性は生体材料を支える様々な機能によって支えられていることがわかる．

2.2 生体材料の損傷と修復

生体材料の損傷は，主に環境の変化をはじめ，外力などの外的因子によって生じる．このような外的因子にも，交通事故のように突発的に加えられる過大な負荷によって生じる損傷もあるが，継続的な負荷による疲労を伴う損傷もある．しかし生体材料は，一般の外的な要因に対しては，これを迅速に感知し，修復することのできる検知機能および回復機能をもった材料である[2]．しかも，生体材料はこのような負荷の状況をすばやく感知することにより，診断・修復などの生体組織の再生機能をもつ特殊な材料である．すなわち，生体組織はこのような回復機能や修復機能によって，外的因子に応じた組織の再生を行なうことができるのである．

このような過程において，力を支える骨や歯などは，その生体組織を変えるばかりでなく，形態を変え，状況に応じてはその位置や形をも変える．このようなことからわかることは，生体の検知機能は負荷の大きさやその状況を検知するばかりでなく，このような検知機能を受けて組織の再生，損傷部位の修復などといった一般の材料にはない生物特有の特殊な機能をもっているということである．すなわち，外力を支える骨や腱，靭帯などは，外力の大きさやその負荷形態を変えるだけではなく，自然界に耐えるための様々な機能をもち合わせた材料である．

図2.2は，生体の損傷に対する自己修復や，自己回復を支える様々な機能を示したものである．図のように，外的因子によって生体に負荷が加わると，生体材料はその状況を感知・検知しこれらの情報を的確に捉え，即座に防御機能・回復機能によって損傷を未然に防止することが可能である．しか

し，このような対応によって，仮に生体に損傷が生じても，決して生体は一般の材料のようには簡単に破損しない．すなわち，その状況に応じ，生体は生命のある限り再生・回復をし続けるのである．これが細胞の変化であり，組織の変化などによる生体特有の修復機能である．この過程で，生体組織は負荷の状況を判断して最適な形状へと変化し，

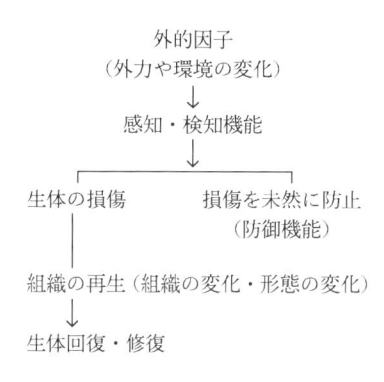

```
外的因子
(外力や環境の変化)
      ↓
  感知・検知機能
      ↓
┌─────────┴─────────┐
生体の損傷      損傷を未然に防止
   │            (防御機能)
   ↓
組織の再生(組織の変化・形態の変化)
   ↓
 生体回復・修復
```

図 2.2 生体材料の損傷と伝達機能

再生していく．このような機能を生体材料の回復機能および修復機能と呼んでいる．そこで，このような状況を生体と一般の材料とについて比較する．

図 2.3 は，生体を一般の材料と比較するために，材料の劣化や破壊の過程を示したものである．この図をみてもわかるように，生体材料は一般の材料と異なり，劣化や破壊が進展する中でも，材料内部では情報の交換とその対応についての最適化が行なわれている．すなわち，生体の劣化や破壊は単純な工程で展開されるものではなく，生体のもつ特有な知能が，生体内では情報の伝達，情報交換の形で機能していると考えられる．このような機能が，知能材料に期待されている最適化のためのプロセッサの役割である．そして

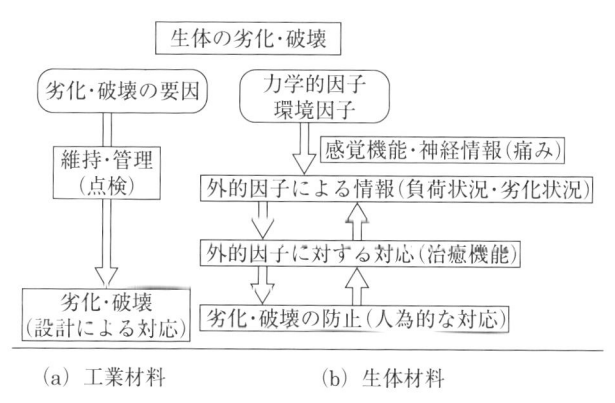

(a) 工業材料　　　(b) 生体材料

図 2.3 工業材料と生体材料の劣化・破壊

このプロセッサが,センサ,アクチュエータといった知能材料を構成する基本的な要素の一部を構成するのである.

多くの外的因子に向けた生体の対応の中で,生体材料の損傷といった材料破壊の基礎的な問題を考えただけでも,生体内部では様々な機能が発揮されている.このように,生体材料のもつ材料の知能化には,知能材料として期待されている多くの新しい機能が必要であることが理解されるかと思う.

2.3 生体の運動と情報伝達機能

生体には,負荷などの外的因子を感知すると,これに対応する修復・回復機能があることについては既に述べた.そして,このような機能は生体内での情報伝達と,それに対応することのできる運動機能や治癒機能をもつことによって,これらをシステムとして捉えることができる.

表2.1は,生体における特有の情報伝達と運動機能について示したものである.生体は,表に示すように知覚や感覚によって得られた情報を伝達することによって,生体および生命を保持するために必要なことには,すべて適応できるようになっている.特に外的因子に対しては,これを適宜判断して,最適な手法によって対処しようとする.そのため,生体は神経系の伝達機能を駆使して行動に必要な関節が腱や靭帯により効率よく自由に運動できる.

荷重の伝達では,過大な負荷に対しても十分に対応できるように,関節には必ず緩衝機能が備わっている.その大きなものは背柱を支えている椎間板であり,関節を包んでいる関節包などである.特に大きな負荷を受ける関節では,粘弾性的特性をもつ液体を内蔵することにより,優れた緩衝機能が負荷の大きさに応じて適宜機能している.このように,生体は比較的単純な受容器を生体内部に配置することにより,外的刺激や負荷に対して機能してい

表 2.1 生体の情報伝達と運動機能の構成

情報の伝達機能	知覚および神経などの情報伝達
運動機能	股関節,膝関節,顎関節などの歩行,咀しゃく機能
荷重伝達と緩和機能	関節における腱や靭帯および歯における歯周組織による緩衝機能

る．またヒトをはじめとする多くの生物は，これに無意識のうちに対応できるようになっている．しかも，このような生体の機能は，外的因子によって発生した情報をすばやく捉え，これを伝達し，それぞれの対応を瞬時に行なっている．

　生体は，このような情報に対して修復や回復などの機能を発揮するために，生体の情報交換を活用して組織の再生などを行なう．しかし，そのための組織の再生は損傷の大きさや部位によって異なる．生体の治癒機能は情報伝達のようには決して速いものではない．生体材料は，生物の生命が存続する限りこのような機能を発揮し，生物特有の機能としてもち続けるのである．したがって，生体材料はここで述べたように，生体が知覚や感覚によって得た情報を生体の防御，維持といった形で対応しているのである．

　生体材料の修復・回復の過程で，その手段には様々な選択肢があるため，最適な手法を講じる必要がある．そして，生体内での情報の伝達機能は，迅速であることに加え，正確であるだけに，これを知能材料として人工的に構築することは至難のわざかと思われる．しかし知能材料は，このような生体のもつすばらしい機能を生体特有の機能として捉えるだけでなく，材料開発の一つの目標とすることで，必ずや新しい知能材料の開発は実現できるものと思われる．

2.4　生体の治癒機能

　生体には知覚機能，感覚機能などがあって，外的因子には様々な手法で対応している．しかし，このセンサに相当する感知機能によって得られた情報を受けて，生体が最適な手法で外的因子にどのように対応しているかは，実際には生体のみにしかわからない部分であるといってよい．そこで，このような状況に対して生体材料が外的因子の回復や修復に，どのように対応しているか考える．

　図2.4は，生体の治癒機能の仕組みを示したものである．図は，外的因子として外力のようなものを想定し，それによって生体材料が損傷を受けた場合の対応について検討したものである．しかし，外的因子でも外力のような

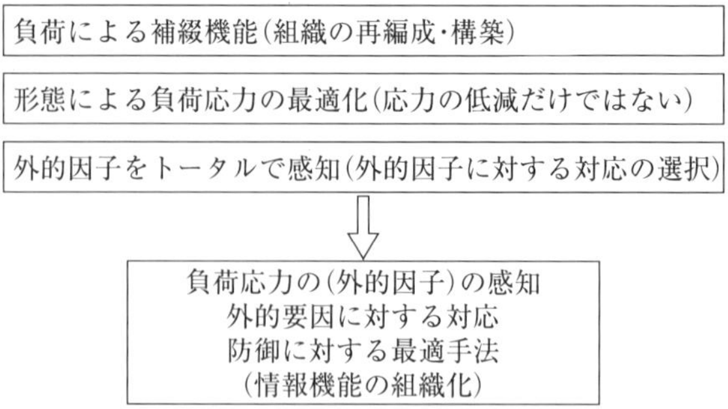

第2章　生体材料の機能と形態

```
┌─────────────────────────────────────┐
│ 負荷による補綴機能（組織の再編成・構築）　│
├─────────────────────────────────────┤
│ 形態による負荷応力の最適化（応力の低減だけではない） │
├─────────────────────────────────────┤
│ 外的因子をトータルで感知（外的因子に対する対応の選択） │
└─────────────────────────────────────┘
                  ↓
┌─────────────────────────────────────┐
│       負荷応力の（外的因子）の感知      │
│         外的要因に対する対応          │
│          防御に対する最適手法         │
│        （情報機能の組織化）          │
└─────────────────────────────────────┘
```

図2.4　生体の治癒機能の仕組み

単純なものばかりではない．例えば，環境の変化に伴う空気の汚染や，それに伴う精神的なダメージなども考えられるが，ここでは生体材料に損傷の与えられた単純なものについて検討する．

生体材料は，損傷に対して組織の再生を行なうが，そのような再生は完全に元の形に復するようなものばかりではない．外力を認識して最適な形態を模索・探索し，生体を修復・再生する．その過程においては，応力の緩和もあるし，それに伴う負荷の低減もある．また，ペンだこのように皮膚の組織そのものを変化させ，外力に耐えるような新しい組織を再構築するようなものもある．

しかし，生体材料の情報機能は細かく，網目のようにはりめぐらされているため，外的因子に対する対応も決して画一的な単純なものではない．すなわち，外的因子によって生じた情報を生体内で様々な形で受け止め，総合的に判断し，その対応をトータルとして受け止め，最適な手法によって組織の再生が行なわれる．そのための組織の再生や防御の手法も様々であり，負荷の形態によっては，様々な手法が展開される．このような役割がプロセッサの重要な機能として知能材料には欠かせない要素である．

生体材料は外的刺激に対しては敏感な感知機能をもって，しかもこのような情報を広い範囲に伝達させ，最適な手法の模索・探索のできる機能をもっている．そのため，生体には，損傷の生じることがないように，また仮に損傷が生じたとしてもこのような損傷に対しては，できるだけ迅速に修復・回

2.5 生体の構造と複合化

復するような機能が備わっている．このような生体の治癒機能は知能材料を構成するアクチュエータによって実現させるのであるが，アクチュエータは知能材料を構成する要素の中でもプロセッサに次ぐ難しい要素である．しかし，外的因子に十分に対応できる知能材料の構築では，特にこのような生体材料の機能を十分に理解し，そのような機能を発現・再現することが必要であると考えている．

2.5 生体の構造と複合化

2.5.1 生体の機能と構成

生物の中でも，特に動物は動くことができる生物のため，植物とは大変異なった機能をもつ．このような状況について，生物を構成する生体材料について調べると，生体材料の構成とその形態には，負荷に対応した生体特有の優れた特徴のあることがわかる．動物は，移動するために歩行動作が必要である．一般に，動物はヒトやチンパンジーのような特殊な動物を除けば，4足で歩行する動物が多い．しかし，地上を移動する動物には，地上をはって移動するヘビやトカゲのような動物もいる．また，水中を自由に泳ぐ魚やクラゲのようなものもいる．さらに，空中を飛ぶこともできる鳥や昆虫などの動物もいる．このように，動物は移動することのできる生物であるが，その方法は様々である．したがって，このような行動を行なう際，動物は消費エネルギーを極力低減させるため，体重は軽量なものでなければならない．すなわち，生体材料は動物の体内で各々の部材が有効に機能するために，軽量でかつ合理的な形態にできていなければならない．そこで，生体材料が生体内で有効に機能し，その力学的効果を上げるためには，生体の機能と構成がどのようになっているかを調べる必要がある．

図2.5は，生体材料の特性と構造について考えたとき，生体の構造

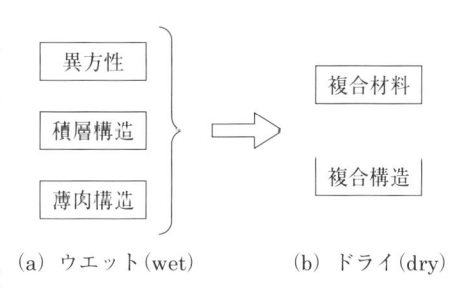

(a) ウエット(wet)　　(b) ドライ(dry)

図2.5 生体材料（生体構造）の特性と複合形態

異方性／積層構造／薄肉構造 ⇒ 複合材料／複合構造

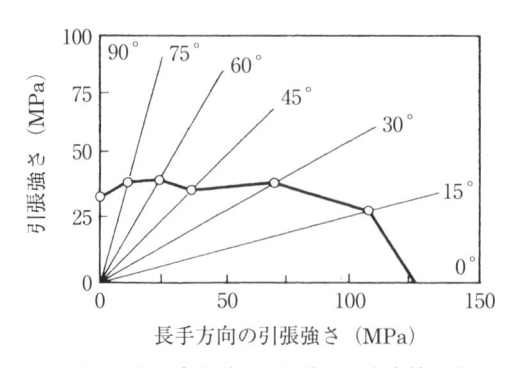

図 2.6 ウシの大腿骨の引張強さの方向性（0°が長手方向）[3]

について特徴的なものを挙げたものである．大きな外力を受ける骨や歯などは，負荷を配慮した極端な異方性をもつ．異方性体は，一般的な負荷に対しては力学的弱点をもった材料である．しかし，負荷の形態が明確で，荷重の大きさが限られた範囲のものであれば，異方性は材料を有効に活用する最も有効な手段でもある．図2.6は，ウシの大腿骨の引張強さについて，その異方性を調べたものである[3]．大腿骨の長手方向の強さは，周方向の強さに比べて4.2倍程度大きい．しかも，長手方向の引張強さは，軸方向のものに比べて$|\theta|<15°$の範囲では，ほぼ80％程度の強さをもつが，骨の強さは$|\theta|>15°$の範囲では急激に低下することがわかる．特に軽量性の要求される骨は，このような構造体の異方性と負荷の形態とを配慮し，理想な構造に構築されている．また，その形態は最適な形状によって負荷応力を分散させ，材料の特性が有効に発揮できるようになっている．

このようなことに加え，曲げやねじりを受ける部材は積層構造によって構成されている．表面層は力学的特性の優れた緻密骨で構成された皮質骨によって，また内層は力学的特性の低い海綿骨によって適度の弾性特性が得られるようになっている．生体を構築するに当たって，このような構造を有効に組み立てるには，様々な負荷の形態に対応できる薄肉の構造が有効である．また，このような構造体は運動機能を十分に発揮するためにも大変優れたもので，多くの骨形態が骨で構成された薄肉構造の部分構造によって形成されている．例えば，長間骨や大腿骨のような大きな骨は薄肉の円筒殻で，体を支える骨盤は円板の形態を基本としたもので構成されている．特に，薄肉のこのような円筒殻の形態は，足や指先の細かい骨に至るまで，広い範囲にみ

2.5.2 生体機能の矛盾

生体材料は，少ない素材で様々な機能を果たさなければならない．負荷を受けるときには剛体のように，また握手をするときには柔軟性と剛直性とを発揮するような，様々な状況に対応できるのが生体材料の特徴である．

また生体機能を発揮する独特なものとして生体膜がある．生体膜は，タンパク質や脂質分子が一定の規則に従い集まって構成されたものであり，様々な機能をもつ生体特有の膜材である．このような生体膜にもいろいろな種類のものがあり，それぞれ特異な構造と機能をもつ．この生体膜は，次に示すような共通的な重要な性質をもっている．

(1) 生体膜は，通常 $60～100 Å$ の厚さをもつ分子層構造をもったもので，表裏がある．
(2) 生体膜の主成分は脂質とタンパク質で，その質量比は $1:4$ から $4:1$ の範囲である．これらの分子は，共有結合によらない分子間作用（ファン・デール・ワールス力，静電気力，疎水結合力など）によって結合している．

脂質は，親水性と疎水性の両部分をもつ両親媒性物質で，2分子膜を作っている．タンパク質は，この2分子膜に埋め込まれた形で存在し，物質の輸送のためのポンプ，チャンネル，弁，あるいは種々の信号物質の受容体，エネルギー変換体，酵素などとして，それぞれの膜機能に関与している．

このように，生体膜はその種類も多く，膜材としての要求される機能も多岐にわたっている．しかし生体膜の特徴は，一つの生体膜が生体機能を果たすために，膜材は様々な相反する機能をもち合わせているということである．すなわち矛盾した機能をもつことでその性能は発揮される．

最近，冷蔵庫などに使用されるプラスチックフィルムも，野菜を乾燥させることなく，かつ冷蔵庫内でも野菜の新鮮さが保てるようなものが実用化されている．このような膜は，まさに生体膜のもつ相反する機能の再現であるといってよい．

2.5.3 材料の複合化

生体のもつ優れた機能を発揮する構造体を人工的に作るには，力学的特性の優れた素材を組み合わせた積層構造である複合材料や，そのような素材で構成した複合構造が，力学的にも素材の特性を有効に活用できるようにする必要がある．特に，これからの新素材には，生体材料のもつ相反する性質を一つの材料の中に如何に構築し，様々な機能をもたせるということが重要となる．また，素材の特性を有効に活用するための複合化には，成形性の優れた材料であることも必要である．

このようなニーズに対して，プラスチック系複合材料や繊維強化複合材料（FRP）などが挙げられる．プラスチック系複合材料は成形性に優れたもので，かつこれを構成する素材の種類も多い．また繊維強化複合材料は，生体材料の特徴である異方性，積層構造，薄肉構造などの基本的な特性をもつ素材である．したがって，このように優れた特性をFRPの成形加工技術によって上手に展開することができれば，新規の複合材料の開発ばかりでなく，優れた複合構造体としての開発も可能である．

生体材料の中でも生体を支える骨は，特に生物の躯体を支えている力学的特性の優れた材料である．また，生体材料はこのようなことに加え，湿気を含む構造体といった生体特有のウエット（wet）な材料でもある．したがって，この特性を如何に克服するかは材料開発における大きな課題である．しかし生体材料において，素材の特性を有効に活用した構成とその異方性などは，複合材料の加工技術をもってすれば，十分に実用化のできるものである．そして，このようなことを基礎に負荷形態を考えた材料や構造の構成が十分に検討されれば，従来にも増して負荷形態を考えた理想的な複合材料のための材料設計や構造設計も可能であると考えられる．

2.6 断面の形状と負荷形態

2.6.1 生体の構成と断面形状

(1) 構成と機能

生体材料は，湿気を含むウエット（wet）の状態であることのほかは，工業

材料の目指すものとは何ら変わるものではない．特に，生体材料を一つの材料とみると，① 異方性で，② 積層構造で，③ 薄肉構造であるといったことが特徴的なものとして挙げられる．一方，工業材料に目を向けると，材料としてこれを活用する場合には，材料は大きく構造の形態として利用する場合のほか，材料として各々の材料の物性を活用する場合とがある．

　大きな構造物では高層建築や大型の吊り橋などがある．このような特徴的な大型構造物では，生体と同様に軽量な素材を用い，素材の特性を有効に活用したものでない限り，十分に実用に供することもできない．すなわち，負荷の形態と大きさは構造体の構成や形態と密接に関係しているのである．そのため，大型のタワーなどは，負荷状況を想定した様々な断面の鉄骨を組み合わせたものである．また全体の形態についても十分に配慮し，材料を有効的に活用することによって建設されている．特に大型の吊り橋は，鉄骨構造と異なり，曲げに柔軟性をもつように小口径のワイヤを200〜300本束にし，このワイヤの束をさらに集めて太いワイヤとしている．このような状況は，運動機能を司る腱や靭帯の構造とよく類似したものである．そして，このような強靭なワイヤが長大な橋体の両端を支える支柱に接合することで大きな負荷を支え，大きなスパンの採用を可能にしているのである．したがって，長大な吊り橋は鉄骨とワイヤとの特性を有効に活用した大型構造物であるといってもよい．このような大型構造物の建設をみてもわかるように，大型建造物へのニーズが高まるにつれて，材料の有効利用への要求はますます重要な課題となっている．

（2）骨の断面形状

　図 2.7 は，長管骨や大腿骨のように大きな荷重を支えている典型的な骨の断面形状を模したもので，その形状は長方形，または円形，楕円形などの

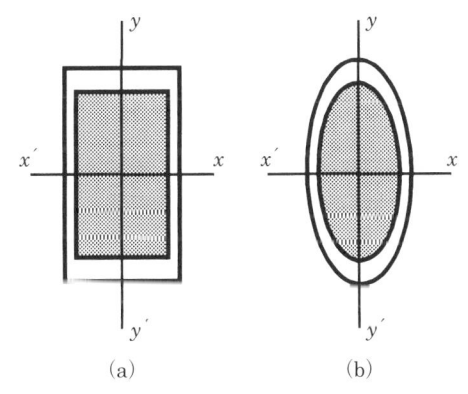

図 2.7　閉じた形態をもつ薄肉構造

ように閉じた断面をもつものである．このような断面は，すべて薄肉の断面形状である．x-x'軸に沿った曲げ特性は，長方形，楕円形ともにy-y'軸に沿った曲げ特性に比べ，強さおよび剛性は大変大きい．すなわち，曲げ荷重に対しては，梁は各断面の上下部に生じる垂直応力で抵抗する．そのため，長辺または長径の端部に最大応力を生じる．またこのような状況は，ねじれに対しても同じである．したがって，このような断面をもつ梁では，負荷の形態を考え，最大応力部を補強することによって，部材の特性は有効に機能させることができる．すなわち骨の断面構造は，このような力学的メリットを有効に活用しているといえる．

例えば，長管骨や大腿骨の断面は，通常，歩行運動をするためのもので，骨の断面はいずれも前後方向に断面の板厚は太く，皮質骨も前後面が厚肉の断面となっている．このように，骨は動物の体を支える重要な部材であるため，軽量でかつ最適な肉厚の分布と断面形状とによって有効に機能しているのである．

2.6.2 曲げ荷重と断面形状

図2.8は，曲げを受ける典型的な断面構造を示したものである．横荷重によって曲げを受ける梁では，上下面に最大の垂直応力を生じる．しかし，断面の上下面は曲げ荷重の増大とともに圧縮応力の増大により，両表面部（フランジ部）は中心部へと互いに接近する．したがって，断面の中心部は圧縮力に耐えるものでなければならない．また梁に加わる横荷重は，一般に梁に加えられる集中荷重や分布荷重などによって増大する．そのため，梁の中央断面部には，圧縮応力ばかりでなくせん断応力を生じる．したがって梁の中央断面部には圧縮力とせん断応力とが生じるために，このような応力に耐える部材でなければならない．

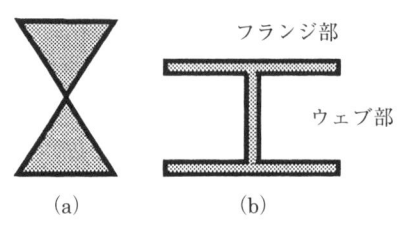

図2.8 断面形状と断面二次モーメント

その結果，曲げを受ける梁では図2.9に示すような圧縮力に耐えるウェブ部と，垂直応力を受けるフランジ部とで構成されるI型ビームが考えられた．したがって，

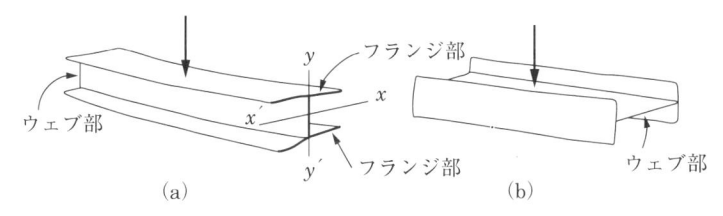

図 2.9 I型ビームの曲げ負荷状況

図 (a) に示す I 型断面は，横荷重に対して少ない材料で曲げ強さ，曲げ剛性を向上させる最も優れた断面形状として広く実用に供されている．しかし，このように梁の断面を横にして図 (b) のような負荷を梁に加えると，同じ断面寸法の梁でもその強さ，剛性は $1/20 \sim 1/30$ と小さくなってしまう．すなわち，同じ断面積の同じ材料でも，これを負荷形態に応じて断面形態を変えることで，梁は特殊な異方性をもつことになり，大変 構造的には不利な使い方となってしまう．このように，断面の形状は材料を有効に利用することができる反面，不利な結果を招くこともある．したがって，実際の設計においては，このようなことに十分配慮した設計が行なわれなければならない．

2.7 材料の構成と形態

2.7.1 基材の構成と複合構造

生体材料は，外的因子によって負荷を受けると，それを防御，緩和するための機能が作用し，負荷に対応するようになっている．このような外的因子のうち，外力のような負荷に対する対応について考える．生体材料は，通常の負荷についても，その形態や大きさを感知し，最適な手法で生体組織に損傷の生じないように機能することのできる生物特有の防御機能，緩和機能をもつ．このことを体を支える骨の状況についてみると，骨は負荷の状況を詳細に感知し，荷重や応力の低減に対しては次のような二つの方法によってその対応策を講じている．

その一つが負荷の増大に伴い，その骨組織を変化させることである．骨は骨梁によって負荷を支えているが，外力を感知した骨は骨梁の骨密度の増大によって骨梁に加わる負荷応力を低減している．このような骨密度の増大

は，負荷応力の大きさや形態に応じて，それぞれの部位で行なわれている．

その二つは，骨は負荷応力を受けることによって骨の形態を変えて応力の低減や緩和を行なっている．特に，骨が大きな損傷を受け，正常な歩行ができなくなったり，歯の欠損によって咬合機能が大きく変化したようなときには，生体は骨の形態を変化することによって対応することができる．そして，このような骨や歯の負荷の低減や緩和に対して，生体の防御反応としての形態の変化が大きな効果を上げている．すなわち，生体材料は外力によって生じる負荷状況の変化に伴い，骨密度の変化のような硬組織の再構築と，骨や歯の形態を変化させる負荷形態の変化とを上手に組合せることによって，適宜 有効的な対応をしているといってよい．

しかし，工業材料ではまだ材料の知能化が十分でないこともあって，負荷の状況を感知し，即座に対応することができない．そこで，工業材料や機械材料などでは，従来 このような外力に対する対応には，材料設計，構造設計といった手段によって，あらかじめ外力として想定される負荷状況をもとに，材料や構造物の破壊に対する対応が行なわれてきた．すなわち，部材や構造物の破壊を防止するために，材料の構成や構造の形態を設計の段階で考えるといったものが，このような生体の機能に対応するものである．

しかし，実際にはこれを単一の材料で行なうことは難しく，また部材や構造の形態なども，加工や成形技術の支援がない限り有効的な対応は難しい．そこで，このような問題について対処するために登場したのが，様々な素材を組み合わせた複合材料であり，また成形加工技術によって開発された異種の材料を組み合わせた複合材料や複合構造である．

プラスチック系複合材料は，特に金属系複合材料，セラミックス系複合材料などに比べて，成形性・加工性の優れた材料であり，広く実用に供されている．さらに，素材の組合せや複合構造の開発といった，まさに生体材料の基本的な構成と形態とを考えた新しい技術として展開している．素材の構成においては，強化繊維の織布の形態や積層構成の組合せなどがあり，汎用のガラス繊維強化プラスチック（GFRP）がこれに相当する．構造用FRPでは，表面層にサーフェースマットを両表面に配し，中央部にはロービングクロス

とマットとの交互積層で構成するといった，基本的な基材構成が生み出されている．すなわち，構造用 FRP の MR（マット・ロービンククロス）構成と呼ばれる，マットと織布の組合せが広く実用に供されている構成である．これは，プラスチックマトリックス中に存在するガラス繊維の力学的な役割を有効的に活用した積層構成であるといってよい．また，曲面の成形にはプリフォームのほか，複雑な成形にはプリプレグといった基材の特性を活用した新しい成形技術が開発されている．さらに複合構造では，単純な積層構造をもとに基材の特性と形態を考慮したハイブリット構造や，サンドイッチ構造などの複合構造などが広く実用に供されている．

2.7.2 構造の形態と成形性

FRP（Fiberglass Reinforced Plastic：繊維強化プラスチック）は，プラスチックマトリックス中に繊維強化材を配置する複合材料独特な強化方法により，軽量で大型構造物の成形できる特徴的な素材である．したがって，FRP は負荷応力を配慮し，部材や構造の形態によって応力の低減や，緩和が最も容易にできる素材であるといってよい．特に，マトリックスとして用いるプラスチックは，金属やセラミックスなどに比べて成形性の優れた材料である．このことは，プラスチックの成形方法の多いことをみても十分に理解できる（図 1.10 参照）．そのため，FRP の成形は少量多品種の製造ばかりでなく，量産品の製造にも十分に対応できる．しかし，このように優れた成形性をもつ FRP でも，変厚構造を採用した FRP 構造体はまだ現在のところ余り実用化されていない．

図 2.10 は，FRP の素材を用いた変厚の板ばね（リーフスプリング）である[4]．この板ばねは，従来汎用されている鋼製の重ね板ばねに代わる FRP 製ばねとして成形されたものである．しかし，このような重ね板ばねは，あくまでも鋼製のためのものであって，

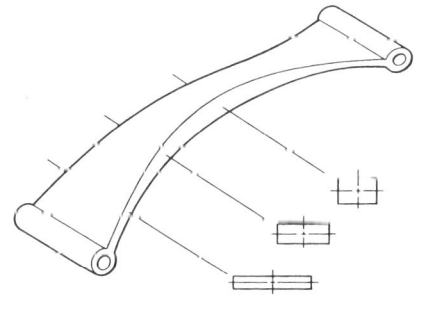

図 2.10 等断面の FRP 製変厚の板ばね[4]

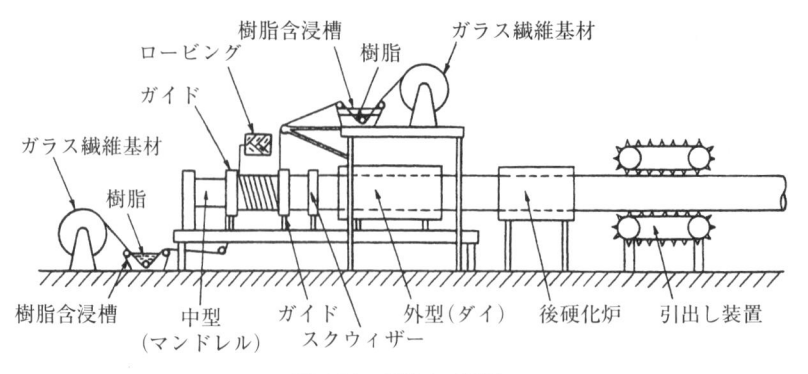

図2.11 引抜き成形法

FRPのような成形性の優れた素材を用いる場合には，このような重ね合せの構成にこだわることはない．変厚の板ばねは，断面が長手方向に変化しているため，汎用の引抜き成形法で成形することはできない．そのため，この変厚の板ばねは，引抜き成形法を改良したプルフォーミング（pull forming）成形法と呼ばれる新しい成形法で作られる．

そこで，プルフォーミング成形法の基礎となった引抜き装置について説明する（図2.11）．この成形装置は，まず強化材に樹脂を含浸させ，これを型内に導入し，賦形硬化部を通って冷却，切断することによって行なうものである．この成形法は，成形物が所定の成形型を通るときの引抜き力によって加圧されるもので，一定の断面形状をもつ棒状の製品を連続的に成形するためのものである．したがって，このような成形法では断面積が変化したり，断面形状が変化したり，一定の曲率で曲がっているような製品の成形は不可能である．このようなことから，断面形状の変化する板ばねのような製品を成形する成形法として，プルフォーミングと呼ばれる成形装置が考えられた（図2.12）[5]．

この装置は，固定型と回転型とを用いて成形するものである．固定型は断面形状が一定で，回転型の断面形状を変化させることで成形品の断面に変化をもたらすことができる．また，固定型を連続スチールベルトに置き換えることで，連続的に圧縮成形を行なうこともできる．したがって，このプルフ

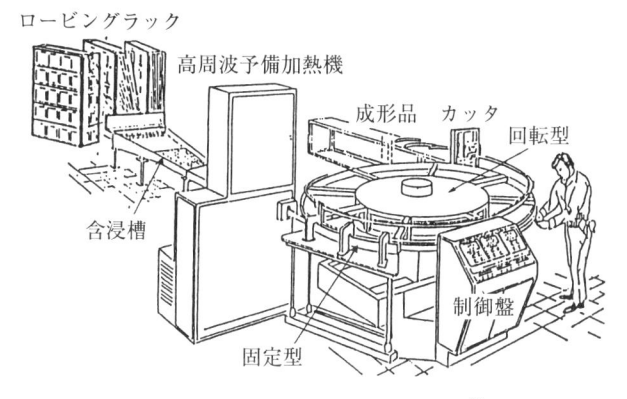

図2.12 プルフォーミング法の概念[5]

ォーミング成形法で成形した板ばねの断面形状は，断面が長手方向に変化するだけでなく，製品の曲率も変化でき，かつ断面積はすべて一定となっている．そのため，FRP製板ばねは強化材として用いた繊維を細かく切断することなく，変断面が構成でき負荷の形態を考慮した変厚のFRP成形体となる．すなわち，板ばね中央部の最大応力部では板厚を大きく取り，両端の支持部では板厚を薄く扁平な断面とすることで，保持力を高めるように設計されている．このように，負荷形態と成形技術とによって材料を有効に活用した製品が素材の組合せばかりでなく，構造物の形態と成形技術を駆使することによって実現することができる．

2.7.3 断面の形状と成形法

表2.2は，各種構造体の形状と負荷条件との関係について構造体の座屈しやすさを調べる一つの指標として，各構造要素の構造指数（structural index）を示したものである[4]．この構造指数は，同じ構造体でもCFRP（炭素繊維強化プラスチック）やGFRP（ガラス繊維強化プラスチック）のようなFRPに比べて，鉄鋼材料の特性値は低いことがわかる．しかも，この中ではCFRPの特性値が最も優れている．

また，このような柱，平板，円筒などの基本的な構造形態をみてもわかるように，プラスチックマトリックスを用いたFRPは，鉄鋼などに比べて軽量

表 2.2 各種構造形態の弾性座屈に対する構造指数[4]

破壊形式	構造要素	荷重形態	負荷形態		CFRP	GFRP	鉄鋼
弾性座屈による破壊	柱	圧縮		$\sqrt{E_L}/\rho$	7.40	3.11	1.84
	平板	圧縮		$\left[\dfrac{\sqrt{E_L E_T}+E_L\nu_{LT}+2G}{1-\nu_{LT}\nu_{LT}}\right]^{\frac{1}{3}}/\rho$	3.80	2.14	1.02
		せん断		$\sqrt[12]{E_L E_T^3}/\rho$	1.61	1.26	0.76
	円筒殻	圧縮		$\sqrt[4]{E_L E_T}/\rho$	3.67	2.28	1.84
		曲げ		$\sqrt[4]{E_L E_T}/\rho$	3.67	2.28	1.84
		ねじり		$\sqrt[10]{E_L E_T^3}/\rho$	1.95	1.50	1.08
		外圧	軸対称座屈	$\sqrt[3]{E_T}/\rho$	1.28	1.13	0.76

注) L, T は柱，板，円筒殻における，直交する弾性主軸方向．
CFRP $E_L=140\,\text{GPa}$, $E_T=8.5\,\text{GPa}$, $G=70\,\text{GPa}$, $\rho=1.6$, $\nu_L=\nu_T=0.3$
GFRP $E_L=35\,\text{GPa}$, $E_T=10\,\text{GPa}$, $G=17.5\,\text{GPa}$, $\rho=1.9$, $\nu_L=\nu_T=0.3$
鉄 鋼 $E_L=E_T=206\,\text{GPa}$, $G=1.03\,\text{GPa}$, $\rho=7.8$, $\nu=0.3$

で，座屈しにくく，また座屈を促す圧縮，曲げ，ねじり，外圧などの各負荷条件に対しても，大変有利な素材であることがわかる．特に，円筒の構造体は FRP 独特のフィラメントワインディング（FW）成形法が適用できるために，積層角を自由に変えることにより，パラレル巻き，ヘリカル巻き，ポーラ巻き，インプレーン巻き（図 2.13）などの様々な巻き方を駆使すれば，様々な外力に対応できる最適設計が可能である．また，成形時の繊維に加わる張力を調整することによって，繊維含有率の制御も容易にできる．

このように FRP は，その素材の構成からみてもわかるように，形態ばかりでなく素材の構成や繊維含有率など，材料設計の自由度の高い構造材料である．そのため，FRP のような複合材料では，特に薄板の構造のため，座屈破壊に対しては，構成素材の特性を生かした断面の形状や，素材の構成などに十分に配慮した実用的な材料設計が可能である．したがって，材料設計や構

(a) パラレルワインディング　(b) ヘリカルワインディング
　　（平行巻き）　　　　　　　（ら旋巻き）

(c) ポーラワインディング　(d) インプレーンワインディング
　　（極巻き）　　　　　　　　（水平巻き）

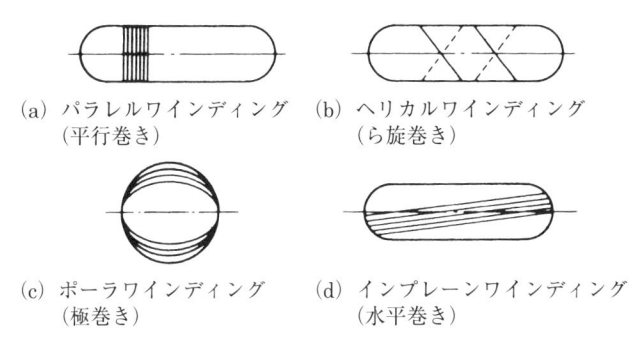

図 2.13　FW 成形法によるロービング材の巻き方

造設計では，部材に加わる負荷形態を考慮し，素材の構成を変え，できるならば構造の形態も考慮した設計が必要である．特に，曲げ応力やせん断応力の生じる横荷重を受ける梁や板（パネル）などの設計では，構造の軽量化ばかりでなく，素材の有効的な活用の面からも，このような詳細な検討が特に重要である．

図 2.14 は，このようなことを配慮して作られた板構造を活用した積層構造の例として様々な複合構造を示したものである．少ない素材構成で負荷形態を考慮した設計は，生体材料ばかりでなく，一般の工業材料でも重要な課題であるだけに，ここに示すような負荷形態を考えた様々な構造が実用化されている．

ハニカムのような薄い板材を用いた構造も，最近ではアルミ合金や紙（ペーパー）ばかりでなく，FRP などによって作られたハニカムなども実用化されている（図 2.15）．したがって，このような心材を用いたサンドイッチ構造は，横荷重を受ける梁や板などの構造体として，成形性にも優れた実用的な軽量構造として注目されている．特にこのようなサンドイッチ構造では，新しい成形技術の導入もあって，ハニカム心材の空間部を活用した様々な機能的特性を付与した構造材料も開発されている．例えば，ハニカムの空間部にプラスチックフォームを充填し，断熱特性や遮音特性などに加え，難燃性などの新しい機能を付与したものも登場している．

ハニカム心材は，通常，薄い板状の部材を組み合わせたもので，圧縮やせ

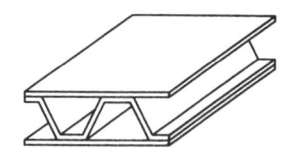

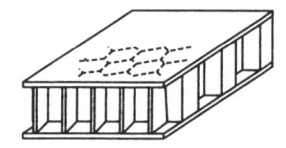

(a) ハットスチフナ（FRP 平板）　(b) ハニカムの心材（アルミ，FRP など）

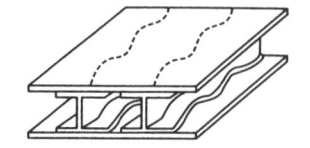

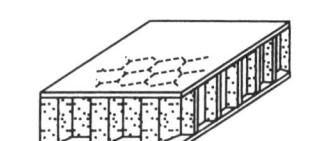

(c) 波板（FRP によるスチフナ）　(d) ハニカムの心材（フォーム材充填）

図 2.14　板材を心材とするサンドイッチ構造（複合構造）

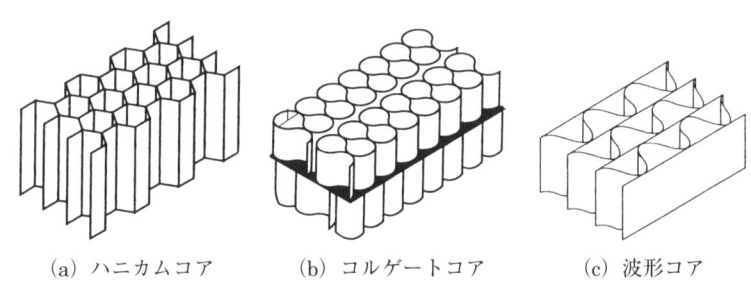

(a) ハニカムコア　(b) コルゲートコア　(c) 波形コア

図 2.15　心材の種類と形態

ん断応力に対して座屈しにくい構造である．そして，このような空間部に軽量なフォーム材を充填することで，さらにハニカムの座屈防止に寄与することで優れた複合構造体となる．したがって，サンドイッチ構造のような構造では，このような状況をみてもわかるように，構造材料に対しても負荷形態を考慮した素材の特性と構成などに配慮することによって，優れた機能を付与することができるのである．

2.7.4　生体と材料の構成（CF 筋コンクリート）

生体を支えている構造体は，骨，腱，靭帯，筋肉などで構成されている．これは，繊維とマトリックスとで構成されている繊維強化複合材料（FRP）の構造と異なる．すなわち，生体における筋肉の役割は腱を介して力の伝達を

行なうものの，基本的には力の伝達は骨と関節，靭帯とによって行なわれている．したがって，生体を構成する筋肉は，FRPなどのマトリックスとは多少異なった役割を演じているが，骨を支えている部材には違いない．

　鉄筋コンクリートは，鉄を骨とし，コンクリートを筋肉に相当するものとして考えられたものかと思うが，鉄筋コンクリートにおけるコンクリートの役割は，FRPのマトリックスとよく似たものである．いずれにしても，大きな力を支えるためには，このように優れた機械的特性をもつ骨材が心材としてあって，これを支える形で筋肉に相当するようなマトリックスが必要である．

　最近では，優れた機械的特性をもち，耐食性に優れた炭素繊維（CF）の登場によって，従来の鉄筋コンクリートも，炭素繊維を強化材としたコンクリートが考えられている[5]．鉄筋コンクリートは，骨組みを組む鉄骨の配筋によって大きな力に耐える構造物を形成することができる．しかし，鉄骨はもともと剛性のあるもので，繊維のようにコンクリートで固まって剛性を発現するものではない．したがって，鉄骨は輸送にコストのかかることが欠点である．

　そこで，鉄筋に代わって炭素繊維を繊維状のまま輸送して使うことで，コンクリートを強化する方法が考えられている[6]．この方法は，太さ約7μmの炭素繊維12 000本の集合体として，これを30本ほどずつ束にしてコンクリートの骨材として使用するものである．縦方向の配筋にら旋状に炭素繊維を巻き付け，交点だけをレジン（樹脂）で固定する．このような操作は，設計図を記憶させたロボットによって自動的に行なうことができる．この繊維を用いた強化筋は，交点以外は炭素繊維のままなので折りたたみができ，輸送や保管が容易である．したがって，現場では型枠などを支点にして引き伸ばして元の形に戻し，コンクリートを流し込み，所定の形状のものを作ることができる．

　しかし，このように繊維を束ねた強化材の欠点は，全体としては優れた強度をもつものの，各繊維に加わる力が異なると，繊維は1本ずつ切れて，強化材としての強度が極端に低下することである．それに対して，生体の運動

機能を司る腱や靭帯では，全体のバランスをとりながら応力の均一化を行なっている．そこで，このようなことに配慮し，繊維に一定の引張力を加えながら配筋することで，均等な力が加わるような工夫がなされている．

炭素繊維とコンクリートとの付着性では，両者が絡み合うよう構造的な工夫が有効的である．従来，鉄筋コンクリートは塩害によるさびが問題であったが，その点，炭素繊維はさびなどに対する耐食性にも優れた素材である．しかも，解体にはコンクリートカッタによる切断ができ，消波ブロックなどにもそのまま利用できる．

また，炭素繊維を用いたこのようなコンクリートは，鉄筋コンクリートの10倍の強さをもつ．したがって，補強，解体までを含めた全体コストは鉄筋の1/4と推定されている．しかも，このようなものに加え，炭酸ガスの排出量が鉄筋に比べて同じ強さ当たりで1/3程度に低減できる．軽量化で輸送や施工，維持管理や解体時のエネルギー消費なども減って，この分の炭酸ガスの排出量も削減できるメリットがある．

CF筋コンクリートは，シート状の炭素補強材を建設現場で鉄筋コンクリートの表面に巻く従来の工法と異なり，繊維そのものをむき出しでコンクリートを流し込むなど，現場では荒っぽい作業が伴うだけに，繊維の損傷や使用部位での負荷の形態と繊維の配置など，実用化に向けてはまだまだ多く問題がある．しかし，鉄筋に代わって炭素繊維を用いたコンクリートは，形態が自由に決定でき，しかも輸送が容易であるため，総合的に検討することによりその実用性は高く評価される．このように，コンクリートの補強などにも新しい素材の開発に伴い，新しい技術の展開が期待されている．

参考文献

1) 宮入裕夫：第49回日本材料学会学術講演会講演要旨集 (2000) p. 59.
2) 宮入裕夫：日本機械学会特別講演，山梨，講演論文集 (1999) p. 990.
3) 立石哲也：材料の研究, **32**, 7 (1980) p. 793.
4) 宮入裕夫：複合材料入門―基礎と応用―, 裳華房 (1997) p. 50.
5) 後藤卆土民：実践FRP成形, 工業調査会 (1998) p. 168.
6) 朝日新聞, 2001年3月2日 (夕刊) 13面.

第3章　生体の構造と機能

　ヒトの体を構成する組織には，骨や歯を構成する硬組織と，皮膚や血管を構成する軟組織とがある．これらの生体組織は，日常生活に順応できるように生体の成長とともに構築され，変化してきた．また，このような生体材料の積層構造はヒトの成長の過程で構築されてきたもので，常時外的な刺激を受けながら理想的な構造と形態を形成してきた．

　生体材料は，外的因子である外力をはじめ，物理的・化学的刺激に対しても，それぞれの状況に応じて生体機能を発揮すべく有効に機能している．したがって，このような生体の組成や構造は，負荷の状況を考えた理想的な構造と形態をもつため，われわれが材料の開発を考えるうえで，生体材料は大変重要なヒントを与えてくれる[1]．

　ここでは，このようなことを念頭に，ヒトの体を構成する硬組織や軟組織の構造のほか，関節や靭帯などの結合組織についても，これらが生体を構成する材料の一つとして捉え，検討する．また，このような組織を組み立てている構造は，積層構造を基本としたもので，生体材料ではこの積層構造が，インテグラル構造（integral structure）と称せられる連続的な構造となっている[2]．

　また生体材料は，工業材料と異なり液体を媒体としたウエット（wet）の組織のため，これを直接一般の材料に置き換えることは難しい．しかも，このような生体材料は，弾性率の異なった材料を上手に組み合わせた組織と構造によって，ニーズに対応すべく理想的に構成されている[3]．したがって，このような素材の構成と材料の機能については，われわれの興味を多いに引くものである．ここでは，このようなことを考慮して，生体機能を発現させている各種の生体材料の構造と機能について検討する．

3.1　硬組織の構造

3.1.1　骨の構造と人工骨

(1) 骨の構造

　骨は生体の硬組織の代表的なもので，その基質は無機質に属するものである．骨の構造は適用されている部位によって異なるが，荷重や重力を支える

部材である限り，骨の構成には余り大きな違いはない．

図3.1は，荷重を支える代表的な骨として，長管骨（脛骨）の縦断面の構造を示したものである[4]．長管骨は，ヒトの体の中では大腿骨に次ぐ大きな骨である．またこの骨は，ヒトの運動機能を司るために，上部は膝関節と腱，靭帯などを介して大腿骨と連結され，下部は足関節へと結合されている．したがって，長管骨の構造は骨の部位と負荷の形態によって異なり，関節部と中間部では，その形態ばかりでなく断面構造も異なっている．

図3.2は，長管骨の骨幹部の中央部分の切断面の構造を示したものである．骨の表面は，骨膜によって覆われ，骨組織を維持している．力を支える骨幹部の断面は，骨密度を連続的に変化させることにより，緻密質から疎密質へと徐々にその内部構造を変化させている．また，断面の形状も中央部では多少細く，ほぼ円形断面を形成しており，骨内膜を介して中心部は中空層となっている．したがって，骨幹部の中央はパイプ状の強固な断面により，曲げ，ねじり，圧縮など，様々な負荷に耐えることのできる構造となっている．中空層には，黄色骨髄と呼ぶ粘稠物質が充填されており，骨の栄養補給をはじめ，生理的な機能を果している．

図3.3は，長管骨の骨端部の断面構造を示したものである[5]．膝関節，足関節に連結する近位骨端部，遠位骨端部は，関節と腱，靭帯を介して力の伝達が行なわれるため，複雑な負荷形態にも対応できる柔軟な構造となっている．したがって，このような荷重状況に伴い，両骨端部の断面構造は様々な負荷に耐えるように骨梁の方向も複雑で，骨密度の状況もそれぞれの部位によって異なっている．骨断面の基本的な構造は，骨膜が骨組織を覆い，表面から内部へと緻密質，疎密

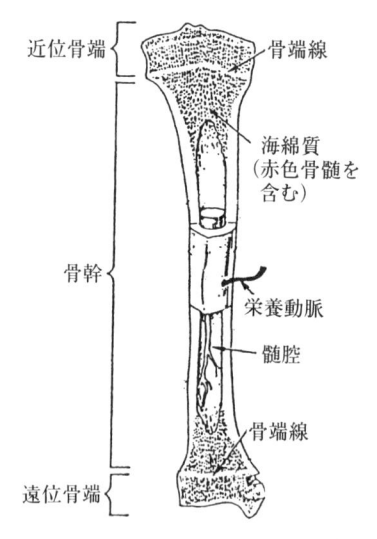

図3.1　長管骨（脛骨）の縦断面[4]

3.1 硬組織の構造　（ 45 ）

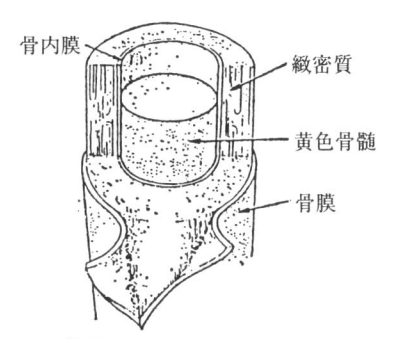

(a) 骨軸（骨幹）の横方向の切断面

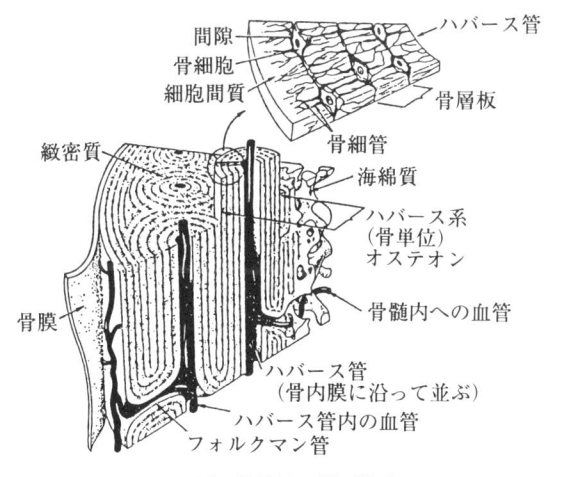

(b) 骨幹部の断面構造

図 3.2　長管骨の骨幹部の組織

質，さらには海綿質へと連続的に変化している．

　このように，骨の構造は，基本的には骨梁と骨密度との組合せにより負荷の形態および大きさを認識し，外力に耐えるよう合理的な骨の形成が行なわれるようになっている．またそのことに加え，長管骨に限ることなく，いずれの骨も力を認識し，力を伝達する部材として，関節と腱，靱帯などとの組合せによって，これを有効に機能させている．そして骨は，このような構造をもつことで，衝撃的な負荷にも十分に耐える優れた構造と形態とを形成し

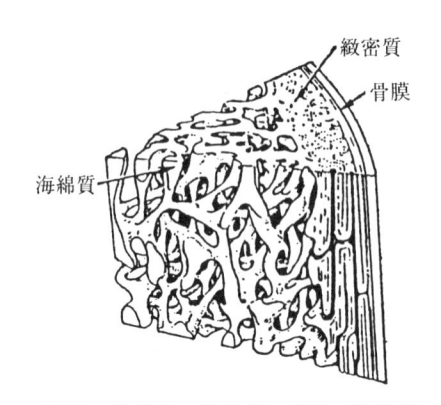

図3.3 長管骨の骨端部の組織（海綿質のパイ型立体図）

ている．

（2）人工骨

　人工骨は，上述のような骨の有する生体機能と複雑な構造をもつ骨に代わって，欠損した骨の代替として使用されるものである．適用される骨は，基本的には患者自身の自家骨か，他人の同種骨を移植することが一般的である．しかし，欠損部が大きく，自家骨だけではまかないきれないときとか，適当な同種骨が入手できないときには人工骨が適用される．

　このような状況の中で，骨の代替は他の臓器とは異なり，患者自身の腸骨，肋骨，腓骨などの移植でまかない得ることもあって，特別大きな欠損でない限り，自家骨の適用が可能である．また骨は，一般の臓器など（心臓や腎臓など）に比べて，細胞密度の低いこともあって，免疫拒絶反応も弱いために代替骨の成功率も高い．したがって，このような状況もあって，従来人工骨の開発は余り積極的ではなかったといってよい．

　しかし最近になって，人工骨に対するニーズも天然骨に対する骨吸収や，同種骨の入手が法的に禁じられていることもあって，さらに必要なサイズの骨や，骨の量的な供給に限界のあることなどから，人工骨の気運は急速に高まっている．特に高齢化の進むわが国においては，人工骨のニーズはますます増大することが予想されている．

　人工骨に用いられる素材は主にセラミックスである．このような適用材料については，生体内での機械的特性の安全性から，過去には天然骨と融合しない生体不活性材料が広く用いられてきた．しかし最近では，生体安全性・生体適合性に優れた天然骨との結合が積極的に行なわれる，生体活性材料についても多くの関心が寄せられている．一般的に，生体活性材料は機械的特性が低いために，このような材料を如何に生体内での厳しい負荷状況に耐え

るように適用するかが大きな問題となっている．

3.1.2 歯の構造と人工歯根

(1) 歯の構造

歯は，生体を構成する硬組織の中では最も硬い素材である．特に，歯は食物を咀しゃくするため，通常ヒトの体重程度の咬合力が加わる．そのため歯の使用状況は過酷な負荷状況にある．このような負荷に耐えるため，歯の構造は，図3.4に示すような複雑な積層構造を有している．

歯の断面は，大きく分けてエナメル質，象牙質，歯髄腔とから構成されている．表面層として露出した面は，生体の中では最も硬いエナメル質で形成されている．この構造体の99％はアパタイト結晶で構成されており，単純ではあるが緻密な構造となっている．その内部は象牙質と呼ばれるもので，歯の大部分を構成し，内部には神経を司る歯髄が歯軸に沿って存在し，周囲はこの象牙質によって覆われている．そして，各々の歯は顎堤に沿って前歯，臼歯と分かれており，咀しゃく機能が異なるため，部位によって様々な形態となっている．また，顎骨上部の歯槽骨に埋め込まれている部分（歯根部）は，歯を強固に支持するため，歯根膜，セメント質などで構成される大変複雑な積層構造となっている．

すなわち，歯槽骨と歯との間には弾性的特性をもつ歯根膜が介在し，歯に加わる衝撃的な力を緩和するための役割を果たしている．その内部は，セメント質を介して象牙質へと結合されているが，歯根底部では歯髄と直接接合した複雑な構造を有している．このように，歯を支える周辺の組織は大変複雑な構造をしており，このことが人工歯根の植立に様々な難しさを提起させ，また人工歯根の埋植には多く

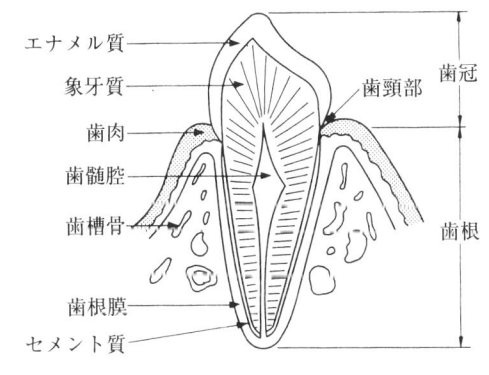

図3.4　歯と歯周組織の構造

表 3.1 ヒトの歯の無機質総量と主要無機成分量
（概算乾燥重量 %）[6]〜[8]

成分	エナメル質	象牙質	セメント質
無機質総量	99.2	80	72
（有機質）	(0.8)	(20)	(28)
Ca	36.0	27.2	26.2
P	17.5	13.2	12.2
Mg	0.42	0.84	
Na	0.77	0.30	
CO_2	2.50	3.30	
Cl	0.1〜0.6	痕跡	
Ca/P 比	2.08	2.05	2.08

の工夫が要求されている．

表 3.1 は，歯を構成している各々の成分を無機成分と，有機成分などに分けて表示したものである[6]〜[8]．象牙質は，20％の有機質を含んだもので，エナメル質に比べ軟らかい層を形成しているが，この大部分はコラーゲンである．したがって，両者の表面硬さはビッカース硬さ H_V で，エナメル質は $H_V = 130$，象牙質は $H_V = 30$ と，ほぼ象牙質はエナメル質の 1/4 程度と低い．このようなことから，エナメル質は咀しゃく力に対する耐摩耗性にも大変優れたもので，その摩擦抵抗は象牙質の約 30 倍程度となっている．

(2) 人工歯根

人工歯根は，顎骨に固定させ，安定した咬合力が発現できなくてはならない．そのため，人工歯根の固定については様々な検討が行なわれている．特に，歯に加わる咬合力はヒトの体重ほど大きいため，歯周組織のような緩衝機能をもつ支持装置が要求される（図 3.5）[9]．また，使用される材料も生体内で安定したもので，かつ優れた強さと保持力のあるものが要求される．このようなことか

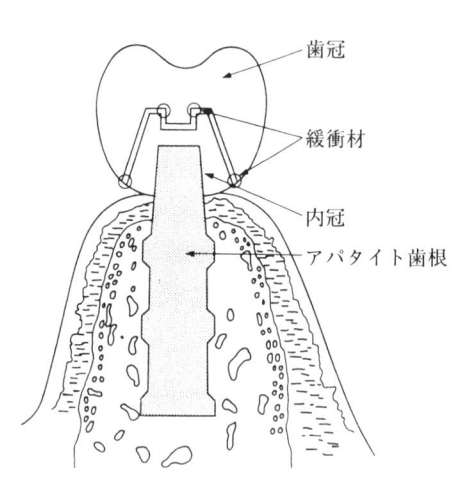

図 3.5 アパタイト歯根の模式図[9]
（歯冠，緩衝材，内冠，アパタイト歯根）

ら，機械的特性に優れ，かつ生体内で安全なチタン合金製の人工歯根が広く用いられている．そのほか，セラミックス製のアルミナなども用いられている．しかし，これらの材料は生体内で安全で，かつ優れた機械的特性をもつものの，生体活性材料でないため積極的には生体（顎骨）とは融合しない．

そこで，生体適合性と顎骨との結合を容易にするため，チタン合金やアルミナなどの優れた機械的特性を有する材料をコア材として，これにアパタイトコーティングをした人工歯根が広く試みられている．特にチタン合金やアルミナは，隣接する骨組織には安定した性質と優れた機械的特性をもつが，分子レベルで骨と融合するような結合機能がない．このようなことから，機械的特性は低いが，骨組織と化学的に結合する水酸アパタイトが注目されている．水酸アパタイトと骨組織との結合については，動物実験でもよい成績を得ていることから，アパタイトの優れた生体適合性を活用したアパタイト被覆の人工歯根に多くの関心が寄せられている．そして，このようにして完成した人工歯根は，チタン合金やアルミナなどをコア材とし，外周部をアパタイトコーティングした生体適合性に優れた人工歯根として，広く実用に供されている．

3.2 硬組織と骨の再建

人工骨に用いられる素材の研究は，従来生体と融合しない生体不活性材料が生体に対して優れた機械的特性をもつものとして進められてきた．しかし，最近では生体に適合し，積極的に骨と融合する生体活性材料についても，体内で耐える機械的特性さえあれば，むしろ生体との結合も容易であることから，その実用化に関する検討が盛んに行なわれている．

3.2.1 生体不活性材料

骨の代替として，特に機械的特性の優れた材料として適用されてきた素材は，生体不活性材料を基礎としたものである．このようなものには，コバルト-クロム系合金，チタン合金のような金属系材料のほか，無機系材料としてアルミナなどが咀しゃく力に耐える人工歯根として，また力を支える人工骨として広く使用されてきた．しかしこのような材料は，一般に天然骨に比べ

て弾性率が高く，生体適合性がないため，骨との結合にはアンカー効果を基本とする機械的接合法を適用している．また弾性率の高いこの種の材料は，許容変形量が少なく，脆性であるため，より靭性の高いジルコニアなどが適用されることもある．

生体不活性材料の中で，アルミナは，特に多孔質化することができることから，骨の増殖によるアンカー効果が期待できる．また，多孔質部に抗生物質を含浸させたり，自家骨髄液を含有させることができる．そこで，このような操作を適用することで，生体との融合や結合力を付与するための人工骨代替に対する支援などについても新しい工夫が展開されている．

3.2.2 生体活性材料

生体活性型と称されるこの種の素材は，骨との融合を基本としたものであるが，従来，天然骨との生体安全性，生体内での強さなどが懸念されることから広く実用に至らなかった．しかし1971年にHenchが発表したBioglass®は，このような研究の先駆的なものであった．このBioglass®は，Na_2O-CaO-SiO_2-P_2O_2系の混合物を約1 400℃で溶融し，注型で成形される素材である（表3.2）[10]．そこで，この素材と天然骨との融合状況を観察した結果を示すと，次のようなことである．

Bioglass®は，骨欠損部に埋入されると，まずその表面からNa^+やCa^+が溶出し，ガラス表面にシリカの多いゲル層が形成される．そこに，天然骨からの骨芽細胞が増殖され，コラーゲン繊維を産生し，このコラーゲン繊維が

表3.2 ガラスセラミックス（Bioglass®，Ceravital®）の組織[10]

	Code	SiO_2	CaO	Na_2O	P_2O_5	MgO	K_2O
Bioglass®	42S5.6	42.1	29.0	26.3	2.6	—	—
(wt%)	46S5.2 (45S5)	46.1	26.9	24.4	2.6	—	—
	49S4.9	49.1	25.3	23.0	2.6	—	—
	52S4.6	52.1	23.8	21.5	2.6	—	—
	55S4.3	55.1	22.2	20.1	2.6	—	—
	60S3.8	60.1	19.6	17.7	2.6	—	—
Ceravital® a)		40.0〜50.0	30.0〜35.0	5.0〜10.0	10.0〜15.0	2.5〜5.0	0.5〜3.0
(mole%)		30.0〜55.0	25.0〜30.0	3.5〜7.5	7.5〜12.0	1.0〜2.5	0.5〜2.0

a) Al_2O_3 (5.0〜15.0), TiO_2 (1.0〜5.0), Ta_2O_5 (5.0〜15.0)

ゲル層に定着する．また，骨の無機成分である水酸アパタイト結晶がBioglass®から生成され，この水酸アパタイトが新生骨と合体し，人工骨と天然骨とは融合する．しかし，生体活性材料の欠点は，何といっても機械的特性の低いことである．Bioglass®の曲げ強さは高々70 MPaと低く，水中での物性は，さらに低下することが懸念されている．

またこの種のものに，結晶化ガラスを用いたMgO-CaO-SiO_2-P_2O_5系ガラスのCeravital®がある．これは，加熱処理によって酸素，フッ素アパタイトとβ-ウォラストナイトがともに均一な樹枝状結晶（直径が$0.1\ \mu m$，長さが$0.5\ \mu m$程度）を析出し，この結晶体が人工骨として機能するものである．すなわち，アパタイトは骨との結合に寄与し，ウォラストナイトが機械的特性の向上を果たすのである．

一方，このような無機系材料に加えて，高分子材料と無機系材料とを複合化した生体活性材料の開発も行なわれている．ベースポリマーとして何を選択するかはこれからの課題であるが，その基本的な考え方は，生体適合性をもつ水酸アパタイトとポリマーとの複合化により，無機系材料の添加量を増大させても，機械的特性の低下の少ない素材の組合せを模索することである．

英国で開発されたポリエチレンと水酸アパタイトの複合材料（アパタイト含有率を約40 wt %）は，機械的特性が皮質骨程度の物性をもつもので，しかもこの人工骨は，骨との結合特性にも優れたものである．また，このようなポリマーとしての非吸収性のポリエステルに代わって，生体吸収性のポリ乳酸と水酸アパタイトの複合材も骨の充填材として機能することが明らかになっている．特に，生分解性ポリマーであるポリ乳酸は，生体吸収性のマトリックスとして水酸アパタイトと複合化することにより，新生骨として同化しやすい生体活性材料として注目されている．

また，骨の再建に関する研究も盛んに行なわれており，欠損した骨をポリ乳酸/アパタイトの複合膜で被覆して，骨芽細胞の増殖を期待する方法も行なわれている．なお，この方法については後述する「3.2.4 被覆膜を用いた骨の再建」で詳述する．

3.2.3 骨の代替材料（アパタイト／コラーゲン複合体）

骨の代替材料として生体不活性型と生体活性型材料のあることは既に述べた．しかし，骨の主成分が無機リン酸カルシウム結晶のアパタイトと，有機タンパク成分であるコラーゲンであることを考えると，このような素材の組合せは人工骨として妥当なものと思われる[11]．

そこで，有機成分の柔軟性と無機成分の硬さ，剛直さが互いに補完し合い粘弾性的特性のある素材を作ることができれば，人工骨として十分実用化の可能性があるのではないかと考えられる．特に，骨の無機成分である水酸アパタイトは骨との親和性に優れたもので，コラーゲン繊維は骨の強度を高めることが期待できるからである．また有機成分であるコラーゲンは，細胞接着性，細胞分化などの機能をもち，骨組織と融合して骨を再建する素材として期待できる[10]．そこで，このような形の複合化が骨の代替材料として関心が寄せられている．

通常，コラーゲンは，動物の真皮，骨などのコラーゲン成分の豊富な組織よりタンパク分解酵素やアルカリを用い，熱を加えることなく抽出することができる[10]．コラーゲンの抽出にはコラーゲンのテロペプチドと呼ばれる抗原部が分解されたもので，アテロコラーゲンと呼ぶこのようなコラーゲンには，酵素可溶化コラーゲンとアルカリ可溶化コラーゲンがある．しかし，コラーゲンの物理・化学的特性は，このような可溶化法によって異なる．すなわち，酵素可溶化コラーゲンは酸性条件下でのみ溶解するが，アルカリ可溶化コラーゲンは生体pH領域でも溶解する．また変性温度も，酵素可溶化コラーゲンは40℃近傍であるが，アルカリ可溶化コラーゲンは5℃ほど低い．しかし，人工骨として適用するコラーゲンは，希薄リン酸に溶解した豚皮由来酵素可溶化アテロコラーゲンを用い調整させている．

また，水酸アパタイト $[Ca_{10}(PO_4)_6(OH)_2]$ を合成するには，使用する試薬も多いうえにその手法も様々である．しかし，大別すると湿式法と高温で行なう乾式法とに分けることができる．セラミックアパタイトは高温で構成され，高結晶性のため非吸収性で，かつ生体のアパタイトが37℃の溶液中で作られることから湿式法が採用されている．すなわち湿式法では，カルシ

3.2 硬組織と骨の再建　(53)

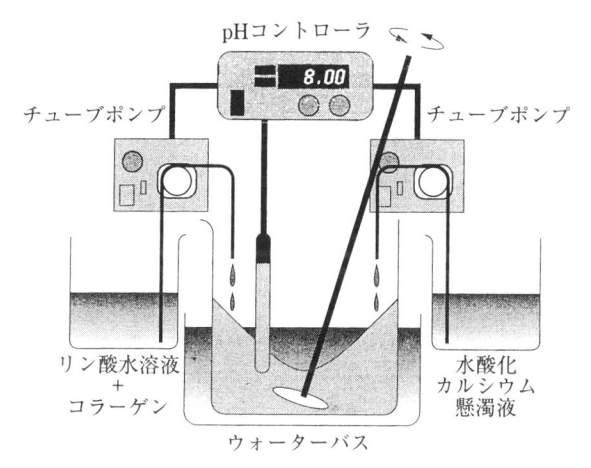

図3.6　同時滴下装置（pHコントローラでpHを制御．ウォーターバスで温度を制御）[12]

ウムとリンを水溶液（中性-アルカリ性）中で混合させて均一なアパタイトを作るためには，pHと合成温度を一定に制御しなければならない．このようにして析出したアパタイトの微結晶とリン酸水溶液中に混ぜたコラーゲンとを混合しておくと（等電点付近のpHで繊維を形成するコラーゲンの性質），両者が一緒に析出した共沈物ができる．この合成実験では，アパタイト/コラーゲンの重量比を4：1となるように調整して，pHは生体に近いpH＝7〜9，温度は25〜40℃近傍に制御し共沈物の調製が行なわれる（図3.6）[12]．

表3.3は，このようにして得られたアパタイト/コラーゲン複合体（40℃，pH＝9での共沈物）の機械的特性を示したものである．参考のため，天然（生体）骨の特性を示したが，このようにして得られた複合体の機械的特性は，天然骨の1/2以下と低い．しかし，ラットの頭蓋骨に埋植した実験では，このような複合体が生体内で骨芽

表3.3　アパタイト/コラーゲン複合体の機械的特性

材料	曲げ強さ（MPa）	弾性率（GPa）
アパタイト/コラーゲン	40	2.5
天然（生体）骨	50〜200	5〜20

細胞を誘導し，複合体を吸収する破骨細胞様細胞が現われるなど，新しい知見も得られている．現状では，アパタイト/コラーゲン複合体は機械的特性の低いのが欠点である．しかし，このような複合体は生体適合性に優れた素材であるから，骨の増殖をうながし，破骨細胞様細胞が人工材料の周囲に誘導され，吸収されるような骨の置換が行なわれ得るなら，人工骨開発への期待もさらに新しい展開が可能であるかと思われる[12]．

3.2.4 被覆膜を用いた骨の再建

骨の再生では，人工物を生体内に埋植し，これが骨に転化することを期待しようとする方法が古くから行なわれている．しかし，このような方法とは別に，新しい骨再生誘導法（Guded Bone Regeneration Method，GBR法）が考えられている．この方法は，骨の欠損部を遮断膜で覆い，肉芽組織が骨再建部に侵入することを物理的に阻止し，骨芽細胞に分化し得る未分化間葉系細胞が増殖できるような空間を確保し，骨の再建を行なおうとするものである[13]．

GBR法に適用されている膜には，生体に非吸収性のものと吸収性のものとがある．Expanded Polyterafluoroethylene（e-PTFE）の不織布を用い，チタン棒を膜内部に置いて空間を確保する方法は，非吸収性膜を用いたものの一つである．しかし非吸収性膜では，これを撤去するため二次的な手術は避けられない．

そこで，生体吸収性のポリ乳酸を主成分とした吸収性膜が考えられる．この吸収膜は，カプロラクトンなどを配合して操作性を向上させているものの，早期に強度低下を招き，破壊を生じ，所定の形態に骨形成ができないことがある．また，ポリ乳酸はX線透過性のため，生体内での膜の確認も不可能である．このようなことから，GBR法の膜材料として生体吸収性有機材料と無機系材料との複合膜を適用した実用性の高い膜材を検討した．

この膜材は，弾性でかつ熱可塑性に優れ，賦形の容易なポリ乳酸系コポリマー（CPLA）の有機材料と，生体吸収性で剛性の確保できるベータ酸三カルシウム（β-TCP）の無機系材料とを複合したものである．この膜材を用いた生体外での実験（in vitro）では，その機械的特性が調べられている．実験で

は，成犬の下顎骨や長管骨に人工的な骨損部を設け，β-TCP/CPLA膜を適用して骨再建への有効性を明らかにしたものである[13].

(1) 有機/無機複合体の物性[13]

有機/無機複合体として成形したβ-TCP/CPLAに関する生体外および生体内(in vitroおよびin vivo)の物性試験に加え，無機系材料のCPLA体についても基礎的な実験を行なった．実験は，in vitroでは37℃の水中浸漬したものと，in vivoでは37℃の生理食塩水中に試験体を浸漬したものをビーグル犬の脊部皮下に埋入したものである．材料の劣化状況は，いずれの試験体も試験期間を0, 2, 4, 8週とし，これを3点曲げ試験(試験片5×20×3mm)によって，曲げ特性の経時的な変化を調べたものである．

図3.7は，β-TCP/CPLA複合体およびCPLA体の水中および皮下における曲げ強さの変化を示したものである．複合体の強さは，CPLA単独のものに比べ，その曲げ特性は当然低い．水中浸漬されたβ-TCP/CPLAは，実験開始から2週間ほどで曲げ強さは初期値の1/2と低下したが，その後8週までその物性は維持された．一方，CPLAは埋入後4週間まで初期強さは維持され，4週から8週ではβ-TCP/CPLAとほぼ同様の曲げ強さの低下がみられた．

皮下埋入のβ-TCP/CPLAは，水中浸漬と同様，実験開始2週後までに曲げ強さは初期値の約1/2と減少した．しかし，2〜4週の間では曲げ強さの

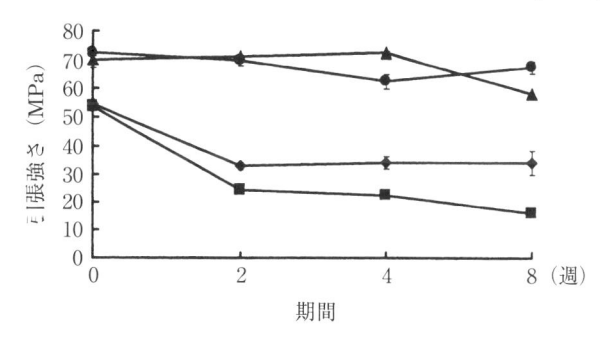

図3.7 β-TCP/CPLAの機械的強度〔◆: β-TCP/CPLA (水中)，■: β-TCP/CPLA (皮下)，▲: CPLA (水中)，●: CPLA (皮下)〕

低下は認められない．また水中浸漬のものに比べ，皮下埋入のものの方が多少強さの低下は大きい．しかし，CPLAの物性は水中と皮下とでは，余り顕著な違いはみられない．

(2) 下顎骨の再建[13]

β-TCP/CPLAの塊を180℃に加熱し，これを加圧して厚さ200 μmの膜材として，下顎欠損部の被覆材として使用した[8]．下顎欠損部は両側の小臼歯部として，その大きさは$10 \times 10 \times 10$ mmとした．また，被覆材は片側欠損部に適用し，もう一方は対照試験体として膜材を適用せず，そのまま縫合した．

図3.8は，下顎欠損部の経過状況に関するX線所見を示したものである．

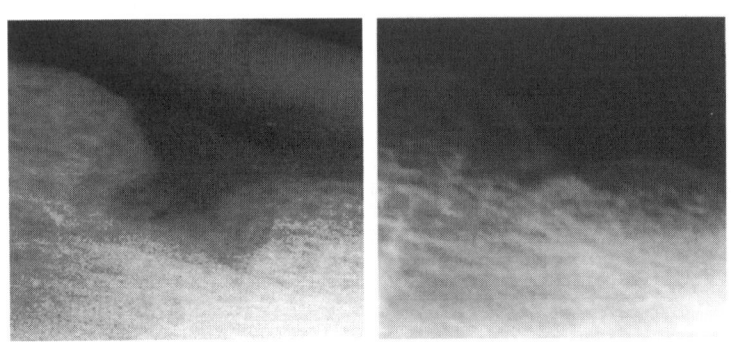

(a) 移植後4週のX線所見　　(b) 移植後8週のX線所見

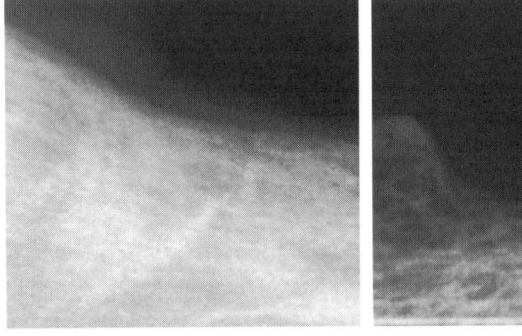

(c) 移植後12週のX線所見　　(d) 移植後12週のX線所見（対照側）

図3.8　下顎骨の再建に関するX線観察

X線観察は，4，8，12週と行なっており，対照群についても同様である．β-TCP/CPLA試験体では，移植4週後に欠損部の骨壁より石炭化が始まり，石炭化組織は時間の経過とともに増大した．図3.9は，骨欠損部の石炭化組織の面積比を示したもの

石灰化組織面積の面積比 (%)

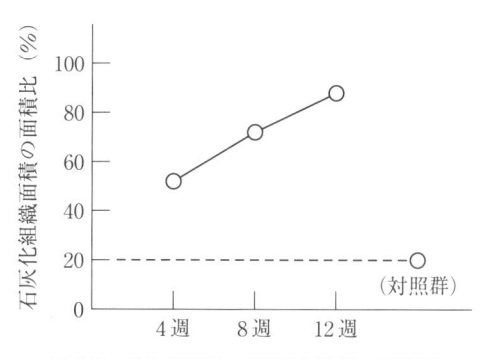

(対照群)

4週　　8週　　12週

図3.9　骨欠損部内の石灰化組織の面積比

である．対照群の結果（点線）も併せて示したが，面積比は20％以上には増大することなく，β-TCP/CPLA膜の適用による被覆効果の大きいことがわかる．β-TCP/CPLAの毒性試験では，為害性もなく，ポリ乳酸の分解吸収時におけるpHの低下も少ない．したがって，被覆材として賦形性に優れたこのような膜材を，複合膜として用いる方法は骨再建法として，十分実用に供しうることが明らかとなった．

(3) 長管骨（脛骨）の再建[14]

β-TCP/CPLA複合膜をビーグル犬の長管骨（脛骨）に埋入し，骨の再建

β-TCP/CPLA膜　　摘出した骨

20 mm

移植時の所見

固定器を脛骨外部に装着

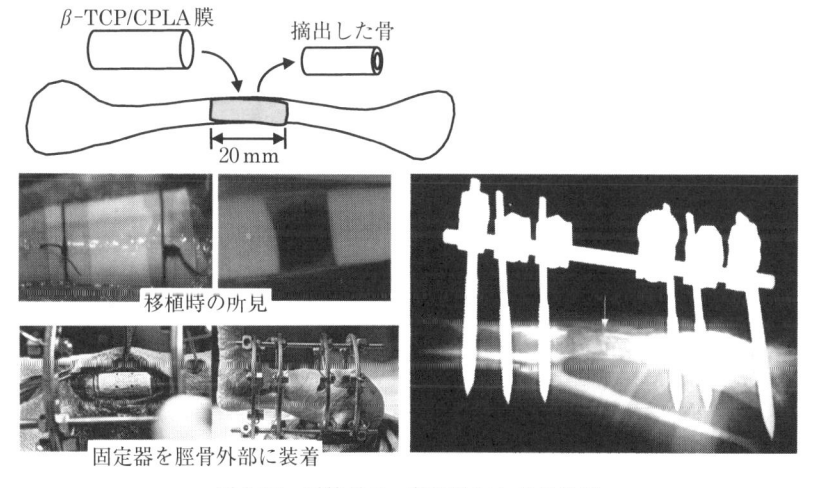

図3.10　長管骨の一部切除における処置

β-TCP/CPLA膜

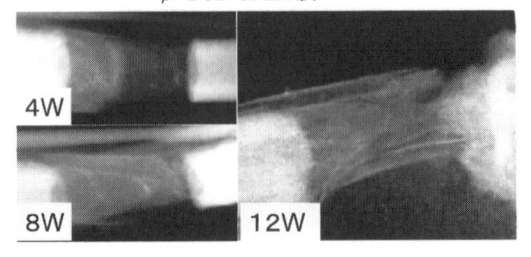

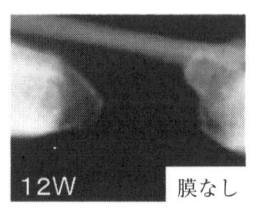

(a) 4, 8, 12週経過の所見　　(b) 対照試験体

図 3.11　長管骨の再建に関する X 線観察

を試みた結果を示す．図 3.10 は，ビーグル犬の脛骨を長さ 20 mm に切断して，これを摘出し複合膜を装着した状況である．

β-TCP/CPLA 複合膜は，厚さ 200 μm として，これをあらかじめ 200 mm の長さに切断し，50 ℃ の湯中で中空状に賦形し，脛骨切断部に被覆した．また，脛骨摘出に伴う荷重の伝達には，欠損部周辺を連結結合するために創外固定器（ilizarou）を脛骨外部に装着した．経過観察は，複合膜を装着後，2 週ごとにレントゲン撮影をし，実験中は 1 日 2 回，15 分程度散歩させ，できるだけ運動するように心がけた．

図 3.11 は，4，8，12 週後の骨の再建の状況をレントゲン撮影したものである．実験は，実験開始後 8 週で創外固定器を部分的に取り外し，12 週間後には完全に撤去した．その結果，ビーグル犬は 12 週間以後は創外固定器の装着がなくても歩行することができるようになった．このように顎骨と同様，切断した長管骨欠損部を β-TCP/CPLA 複合膜で被覆することによって，ほぼ 12 週間後には骨は再建され，歩行機能の回復されることが確認された．しかし，再建された骨については十分な機械的特性が発現するまでは，十分な運動と観察に時間をかけることが必要である．

3.2.5　アパタイトセラミックスの人工骨

セラミックスは生体内で安定した性質をもつが，生体不活性のため，生体との親和性に乏しい．しかし，セラミックスの優れた機械的特性は人工骨として十分に実用に供し得るものである．したがって，過去にもセラミックス

製の人工骨に関して様々な検討が行なわれてきた．それは，アルミナなどのセラミックスにアパタイトコーティングする方法であった．そこで，生体親和性に乏しいこのセラミックスを人工骨として機能させるため，表面の加工技術によって骨芽細胞の浸入を促進させる方法が行なわれている．

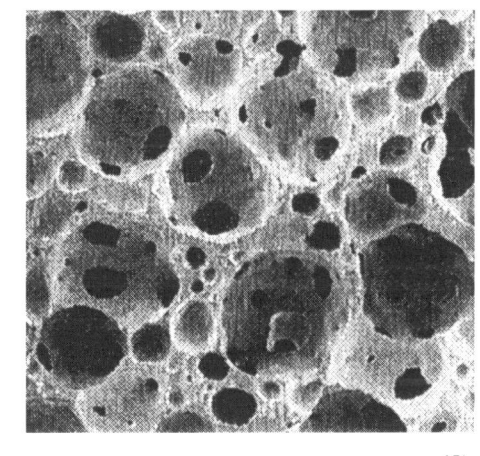

図 3.12 アパタイトセラミックスの人工骨[15]
（走査型電子顕微鏡（SEM）写真）

ここに紹介するものは，東芝セラミックスが実用化しようとしている，新しいアパタイトセラミックスの人工骨である[15]．セラミックスで構成された人工骨の内部には多数の小さな穴があいているので，それらを相互に連結した構造のものである[15]（図 3.12）．したがって，このような人工骨を患者に移植すると，骨組織が間隙にすき間なく浸入し，人工骨は強化される．

このセラミックス製人工骨はハイドロキシアパタイトを成分とするもので，内部には直径約 $100 \sim 600 \, \mu m$ の穴が無数にあり，それらの大部分が直径約 $10 \sim 50 \, \mu m$ のトンネルでつながっている．したがって，この構造体は全容積の 75 % が空間によって占められているが，緻密なセラミックスで構成されているため，破壊強さは 10 MPa とアパタイトに比べ高い値となっている[15]．

in vivo の実験によると，ウサギの大腿骨に人工骨を移植し，約 3 週間の経過後，人工骨内部には骨髄細胞や赤血球などの浸入があることが確認されている．また，浸入した骨芽細胞によって人工骨の壁には骨が形成され，6 週間後には，破壊強さは当初の 2 倍，9 週間後には 3 倍の強さになる．このようなことから，人工骨の空間には骨芽細胞が侵入し，人工骨の強さも約 30 MPa 程度になることが明らかになっている．

従来，ハイドロキシアパタイトを成分にもつセラミックス製の人工骨は，生体との親和性は改良されたものの，強さが十分でなかった．また人工骨の製法は，従来，液状原料を多孔質化し，高温で焼結する方法が採られていた．すなわち，液状材料の粘性や気泡の混ぜ方などを工夫することで，複雑な形状をもつ多孔質体の成形が可能となったのである．

　ここで開発されたものは，アパタイトの生体親和性とセラミックスの優れた機械的特性を生し，かつ新しいセラミックスの成形技術とによって，骨芽細胞の侵入を容易にした構造をもった多孔質体である．しかし，このような多孔質体を基礎とする人工骨では細菌の介入には十分な検討が必要である．

3.3　軟組織の構造

3.3.1　血管の構造と人工血管

（1）血管の構造

　血管は血液を輸送する管状器官である．管状器官には，血管のほか気管や毛細血管などがあり，生体内で重要な役割を果たしている．しかも，血管は生体内で大量の血液を輸送する器官として，変動する大きな圧力に耐えなければならないため，腱や靭帯，皮膚などと同じ強靭結合組織によって形成されている．

　血管は，大きく毛細血管と一般の血管とに分けられる．図3.13は，一般の血管と称されるものの，断面構造を示したものである[16]．また血管壁は，図に示すように内膜，中膜，外膜の3層から構成された弾性に富んだ強靭な組織によって形成されている．

　血管の内外表面は弾性板で覆われており，強靭性の要求される外表面近傍はコラーゲン繊維で，内層の平滑筋細胞の周りは弾性繊維によって構成されている．表3.4は，大動脈の化学組成を示したものである[17],[18]．大動脈の主成分であるエラスチンは顕著なゴム弾性を示すもので，このような成分は，血管壁のほか靭帯や皮膚などにも多量に含まれている．したがって，血管はこのようなエラスチンを含有することで，初期弾性率は非常に低い．また直径0.2～1.0μm程度のエラスチン繊維は大きな許容ひずみをもつため，

3.3 軟組織の構造　(61)

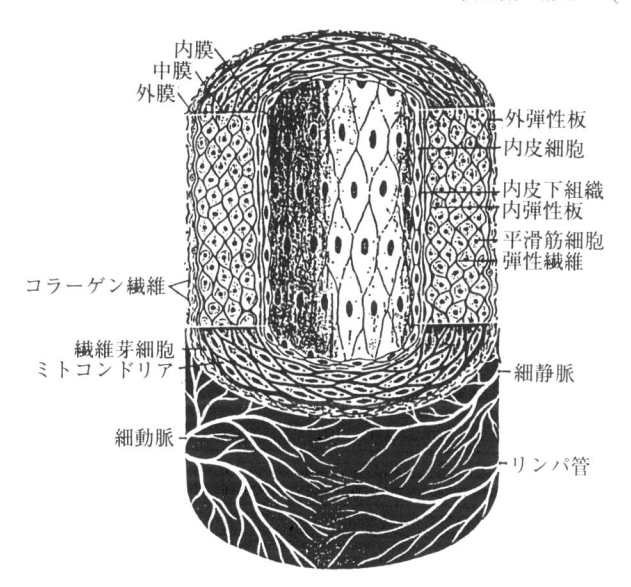

図 3.13　血管の断面と血管壁[16]

表 3.4　大動脈の化学組織（g / 100 g 組織重量）[17), 18)]

構成成分	ヒト			ウシ（2歳♂）	
	20〜39歳大動脈	20〜39歳股動脈	正常成人大動脈	正常大動脈	病変部
水	—	—		73.2	74.4
乾燥成分	28.0	25.3	23.7		
窒素量	4.1	3.5			
DNA	—	—		0.071	0.082
コラーゲン	—	—	3.68	6.48	7.39
エラスチン	—	—	7.85	10.34	7.83
ムコ多糖	—	—	0.48	0.24	0.32
総脂質	1.68	—	1.38	1.02	1.30
コレステロール	0.29	0.135	0.31		
リン脂質			0.54		
中性脂肪			0.31		
グリコーゲン				0.066	0.054
総灰分	0.73	0.675	0.73		
Ca	0.07	0.147		0.007	0.013
総 PO_4^{3-}	0.35	—			

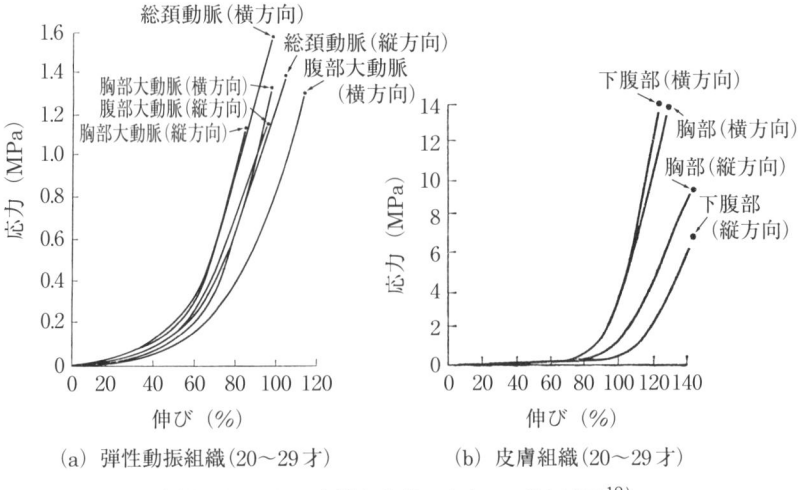

図3.14 ヒトの血管と皮膚の応力-ひずみ線図[19]

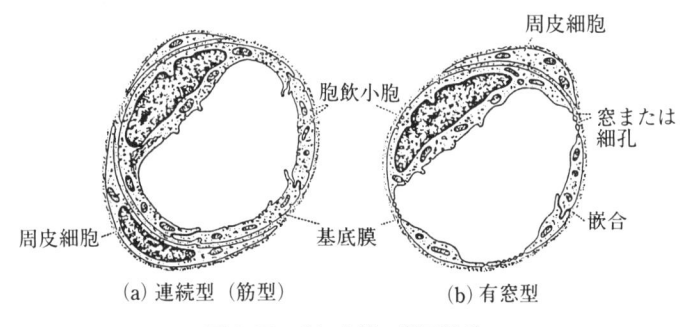

(a) 弾性動振組織(20〜29才)
(b) 皮膚組織(20〜29才)

図3.15 毛細血管の断面構造

(a) 連続型(筋型)
(b) 有窓型

通常100％以上のひずみに耐えられる（図3.14）[19]．そしてこのような血管の弾性特性は，細いエラスチン繊維が網の目のようにはり巡らされていることに依存している（図1.5参照）．

図3.15は，毛細血管の断面構造を示したものである．毛細血管は，基底膜と内皮細胞とから構成されている．また毛細血管は，図に示すように内皮が比較的一定の厚さで構成され，周辺が完全に囲まれた連続型または筋型と称されるものと，内皮の厚さが一定でなく非常に薄い膜状の隔壁で部分的に構成された，有窓型と称せられる毛細血管とに分けられる．したがって，生体

は，このような異なった毛細血管を上手に使い分けて機能させているのである．

(2) 人工血管の構造

人工血管を再生するためには，このような血管の構造に加え，血管の生体内での役割を考えなくてはならない．血管は，心臓から末梢組織まで血液を運搬するほか，末梢組織から肺に血液を運ぶパイプとしての働きをしている．そのほか，末梢組織では毛細血管の血管壁を介して血液中の細胞や栄養分，あるいは末梢組織から排出される老廃物の授受などを行なっている．特に，血管の機能として重要な血管の内腔表面を被覆している内皮組織では，生体機能として大切な生理活性物質の産生なども行なっている．しかし，現在の人工血管では，まだそのような機能の再生には至っていない．

したがって，人工血管として要求される性能は，血液が血管内を定常的に流動でき，かつ血液に溶解や血栓などの損傷を与えないようなものでなければならない．しかしこのような状況にもかかわらず，人工血管の表面には血液との接触により血栓が生成されたり，血管壁のような柔軟性に優れ，かつ長期間の使用に十分に耐えるようなものは，まだ実用化されていない．そのため，静脈用血管のみならず動脈用の細い人工血管などについても，長期間安全に使用できるようなものは，まだ実用に供されていない．

したがって現在では，このような状況の中で，主にポリエチレンテレフタレート（PET）やフッ素樹脂（ポリ四フッ化エチレン：PTFE）などのプラスチック系素材を用いた人工血管が様々な工夫を施して使用されている．そのほか，ヒトの臍帯静脈やウシの頚動脈などを用いた，生体由来の人工血管なども検討されている．

現状では，このような人工血管は，いずれも抗血栓性や血液の溶解など，血液に与える損傷と血管壁の狭窄などが大きな課題であるといってよい．

3.3.2 皮膚の構造

皮膚は，血管，腱，靭帯などと同じ強靭結合組織の一つである．また，皮膚はヒトのもつ最大の臓器である．皮膚は，外側の表層から表皮，真皮，皮下組織と大きく三つの組織で構成されている（図 3.16）．表皮の最外層は角質

第3章 生体の構造と機能

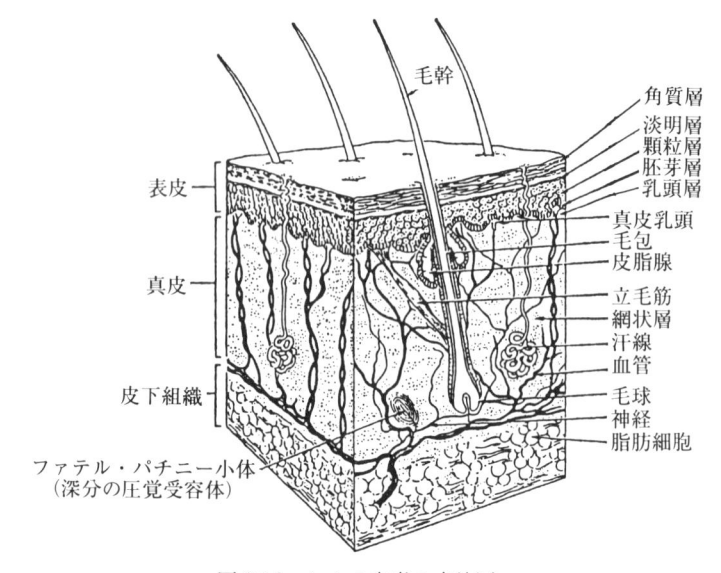

図3.16 ヒトの皮膚の立体図

層でできており，厚さはほぼ 0.2 mm ほどである．この角質層は，薬物などの経皮吸収を妨げるバリアーとして機能している．真皮は皮膚の大部分を構成しており，厚さは 1.8～2.0 mm ほどとなっている．

この表層を構成する組織は，三次元的に交織されたコラーゲン繊維であり，大きな応力にも耐える強靱結合組織を形成している．また皮下への材料の埋込みなどでは，主に表層を構成する真皮と皮下組織との間に挿入される．皮膚の構成成分はその大部分がタンパク質で，真皮中のコラーゲンとし

表3.5 成人皮膚の構成成分[20]～[22]

成分	測定法	湿組織（％）	成分	測定値	単位
水分		57.71, 61.0	Ca	0.014*	湿重量（％）
タンパク質（粗）	$N \times 6.25$	27.33	P	0.075	〃
脂質		14.23	Mg	0.0075	〃
灰分	エーテル抽出	0.62, 0.74	B	0.39	ppm
Ca		0.0034	Co	0.019	〃
P		0.070	Be	0	〃
報告者	R. M. Forbes et al. (1953)		報告者	R. M. Forbes et al. (1956)	

* 成人男子2人の測定の平均値．

て存在する（表3.5）[20]～[22]．

また，皮膚の機械的特性は血管壁とは多少異なり，初期弾性率は特に小さい（図3.14 (b) 参照）．したがって，初期の 60～80 % までのひずみに対して，皮膚は抵抗することなく，皮膚の弾性特性はそれ以後の大きなひずみとともに現れる．皮膚の破壊ひずみは，多少部位によって異なるが，140 % 以上と血管壁などに比べて大きい．したがって，見かけの弾性率も多少血管壁などに比べて大きな値となっている[19]（図3.14 参照）．

3.3.3 人工皮膚の構造

人工皮膚は，その多くが創傷被覆材として使用されているが，一般の人工皮膚はこのような機能に加えて，正常な皮膚組織に近い組織を再生するための補助的機能をもつ．すなわち両者を区別すれば，人工皮膚は体内からの水分の漏出を阻止し，滲出液を吸収するほか，外部からの感染を防止するといった創傷被覆材の役割に加え，正常な皮膚組織に近い組織の再生補助の役割も果たしている．したがって，このように人工皮膚が生体材料として機能するには，このような多くのニーズに応えるものでなければならない．

創傷被覆材は外傷や熱傷の治療を補助するもので，使用される材料には，凍結乾燥豚皮，その上皮を除去した豚皮，コラーゲン不織布などの生体組織のほか，生体高分子を利用した材料と，透湿性合成高分子薄膜のような合成薄膜などがある．

豚皮は滲出液を除くことができるが，酵素分解を生ずるため，創傷の治癒ではこれを交換しなければならない．また剛性が大きいため，患部への密着性も問題である．

また合成薄膜は，患部への密着性が極めて良好であるが，水分の透過性がなく，粘着剤による皮膚との固定も容易なため，これを貼付したままででも入浴することが可能である．しかし，体内からの滲出液が除去できないとか，組織の再生を妨げてしまい，治癒が遅れるなどといった欠点がある　小孔をあければ滲出液滞留の問題は解消されるが，感染などの危険性が増大する．創傷皮覆材は単なる皮膚のカバーにしかすぎないが，実際にはその使用目的に適した素材が，単一的な機能ではないだけに，実用に供する素材の開

発も難しい．

　最近，わが国で生体吸収性多糖のキチン繊維から作成した不織布型の創傷被覆材が開発され，生体材料による活用も盛んに行なわれている（4.3.2 参照）．しかし，このような生体の多機能性を十分に満足させるためには，それぞれの機能を活用した複合化が必要である．

　図 3.17 は，シリコーン薄膜とナイロン編物布との複合構造によって作られた人工皮膚（Biobrane®）である[23]．この人工皮膚は，ナイロン編物布表面にポリアミノ酸（変成コラーゲン）が固定された二層構造となっている．シリコーン薄膜は滲出液除去用の小孔をもち，薄膜は創傷被覆材としての役割を果たし，ポリアミノ酸固定化ナイロン編物が，皮膚組織の再生を補助している．

　このような創傷被覆材では，再生した肉芽組織がナイロン繊維にからまり，植皮術時には合成薄膜をはく離しにくくしている．このように，生体材料は生体機能を再現させ，それぞれのニーズに応え得るような素材を組み合わせて，実用に供するために多くの工夫がなされている．

　しかし生体に対するニーズは，ここに示したように一般に単一的なものでないだけに，素材の組合せ，積層の順序，さらには安定した生体内での機能の確保など，様々なニーズに応えなければならない．そして，このような生体機能の再現は，ただ人工的な生体材料の開発だけでなく，広くは工業材料の開発にも十分に寄与できるものである．

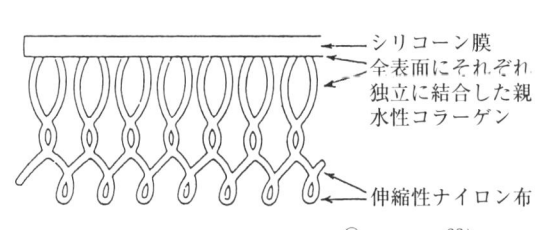

図 3.17　人工皮膚（Biobrane®）の構造[23]

（矢印：シリコーン膜／全表面にそれぞれ独立に結合した親水性コラーゲン／伸縮性ナイロン布）

3.3.4　培養皮膚

　人工皮膚の一つとしてやけどや皮膚病の治療に期待されているものとして培養皮膚がある．このような培養皮膚の対象は皮膚治療として様々なものが考えられる．しかしここではやけどや糖尿病性の皮膚かいようなどの重症なもので，真皮までの大きな障害に及ぶものを対象としたものである．そ

してこのような培養真皮を患部に移植すれば治療期間が短縮でき，回復の向上などにも役立てることができる．

またわが国のやけどの患者数をみると，真皮に達するほどの症状で治療を受ける患者の数は，年間4万人ほどいると推定されている．また高齢化や糖尿病患者の増加に伴い皮膚の損傷で，培養皮膚に対するニーズも確実に増大している．皮膚の表面は厚さ0.1 mmの表皮に覆われており，その下に厚さ数mmの真皮がある．

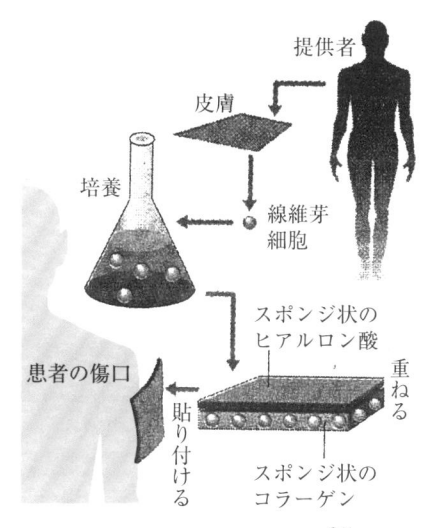

図3.18 培養真皮の作り方[24]

ここに培養真皮の作成手順を示すと，次のとおりである[24]（図3.18）．
(1) 人から提供を受けた皮膚の中から繊維芽細胞を取り出す．
(2) 繊維芽細胞をフラスコ内の培養液中で増殖させる．
(3) 皮膚の再生を促す働きがあるコラーゲンのスポンジと，シートとを重ねて二重構造とする．
(4) 増殖した繊維芽細胞をコラーゲンのシートに含浸させる．

このような手順で作られた培養皮膚が患者に提供される．また培養表皮は軽傷のときに使われることも多い．

このような状況をみてもわかるように，培養皮膚の提供は患者のニーズに応えるためにも積極的な展開が必要である．しかも米国では真皮，表皮などに関するビジネスが，既に企業レベルの製品化として行なわれている．しかし，病原体の感染の有無や，価格が高いことなどもあって医療現場での不安もある．そこでわが国では再生医療ビジネスを育成する必要性もあって，培養皮膚の実用化に向けての研究は政府のミレニアムプロジェクトとして揚げられ「再生医療に関する研究」の大きな柱ともなっている．人の細胞を素材

にして臓器や組織を再生するビジネスの市場は，将来世界的な規模では48兆円にもなるともいわれている．このようなことからも実用が先行している培養皮膚市場は急速に拡大しているといってよい．

3.4 結合組織

3.4.1 腱と靭帯

骨と筋肉を結合しているものが腱である．しかし，腱が骨や筋肉に結合している部分は，移動することのできる動物にしかみられない生体特有の結合方法である．すなわち，腱の一端は筋膜に移行し，筋肉へと連続的に結合している．また，他端は骨膜を介して骨の実質部へと浸入し，骨組織へと連続的に移行している．

一方，靭帯は関節のように骨と骨とを結合している組織である．したがって，腱も靭帯もその主成分はコラーゲン繊維とエラスチンである．表3.6は，ウシの腱および靭帯の化学組成を示したものである[25]．腱，靭帯は，水分を60％程度も含んでいるのにもかかわらず引張強さが高く，生体の中でも機械的特性の優れたもので，皮質骨のほぼ1/2程度と高い特性値をもつ．また腱

表3.6 腱および靭帯の化学成分（ウシ）（単位：％）[25]

成分	アキレス腱	項靭帯	成分	アキレス腱	項靭帯
水	62.9	57.6	熱凝固タンパク質	0.2	0.6
固形分	37.1	42.4	ムコイド	1.3	0.5
無機質	0.5	0.5	エラスチン	1.6	31.7
有機質	36.6	41.9	コラーゲン	31.6	7.2
脂質	1.0	1.1	その他	0.9	0.8

は，骨と筋肉とを結合する組織のため，特に円滑な運動機能と力の伝達機能が要求される．そのため，腱の断面は図3.19に示すように，周囲が滑液に取り囲まれ，その外側が繊維組織によって保護された特殊な構造を呈

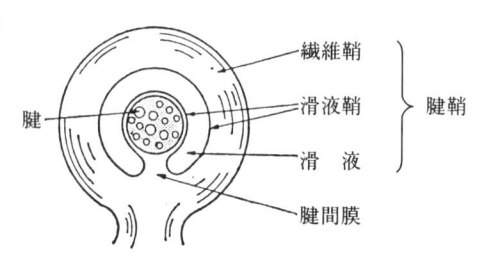

図3.19 腱と腱鞘（横断面）

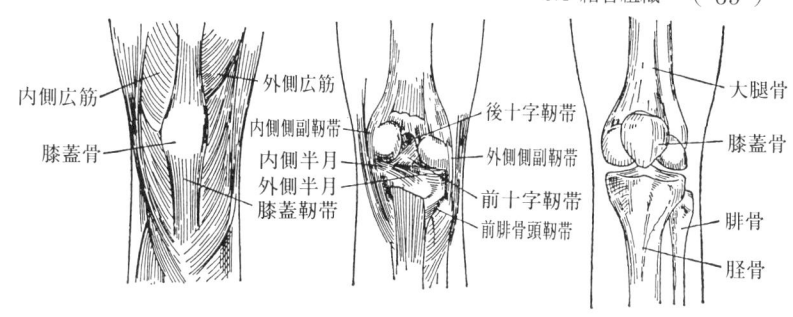

図 3.20 膝の構造と靱帯（左足前方）[26]

している．その弾性特性は使用される部位によって異なるが，腱や靱帯の許容ひずみは 50～70 % と高い．しかし，靱帯は腱と異なり，骨と骨とを直接に結合しているため，筋肉のような緩衝機能をもっていない．また靱帯は，骨と骨との力の伝達を行なうため，靱帯に加わる力も大きく，また複雑な負荷形態にも耐えるようにできている．

図 3.20 は，膝関節周辺の骨と靱帯との状況を示したものである[26]．靱帯は，骨への力の伝達を合理的に行なうために，靱帯と筋肉との配置はバランスよく配列されている．特に，骨と骨との結合部である膝関節には，前・後十字靱帯のほか，外側側副靱帯や前腓骨頭靱帯などが複雑に絡み合っている．したがって，膝関節では運動の自由度を確保するため，様々な負荷形態に対応できる構造となっている．

特に，靱帯の弾性特性はエラスチンに依存するものである[25]（表 3.6）．靱帯は，このような物性に加え，配列を合理的に配置することで，筋肉と靱帯との弾性特性を生かした優れた運動機能が発揮できるように，適度な許容変形と拘束が与えられるような構造となっている．

3.4.2 筋組織と骨との結合

筋肉と骨との結合は，筋肉が力を伝える部材である限り，その結合組織には重要な機能が課せられている．筋組織は，神経刺激によって自力で収縮する筋細胞より分化したもので，骨への力の分担を支援する重要な役割を果たしている．したがって，筋組織が骨と結合する近傍では，筋肉は細長い筋繊維の集合体となっている．しかし，筋細胞の引張強さは 0.1～0.3 MPa と小

さい．

一方，筋繊維直径は約 1.0 μm の筋原繊維の集合体であり，その直径は 10～100 μm と太く，力の伝達に大きく寄与している．この筋原繊維の主成分は，ミオシン（分子量 48×10^4）とアクチン（分子量 4.8×10^4）の 2 種類のタンパク質分子で構成されている．また，各々の含有率は，ミオシンが 50～60 %，アクチンが 20 % となっており，この二つのタンパク分子の結合と解離によって，筋肉の収縮機能はコントロールされている．

図 3.21 は，骨格筋の筋組織と結合組織を示したものである[26]．筋組織は，図に示すように筋内膜，筋周膜によって細かなセルに区隔されて，表層は外筋上膜によって覆われている．しかし，ここで注目されるのは筋組織と骨との結合である．筋組織は，筋肉から骨に移行する過程で連続的に腱に変化し，骨との結合は強固に維持されている．

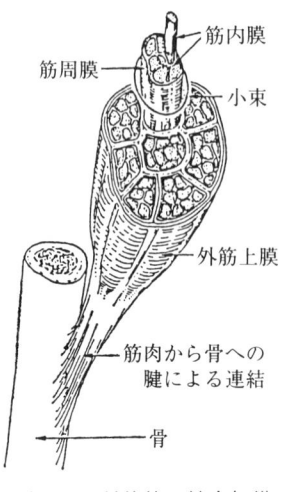

図 3.21　骨格筋の結合組織による被覆[26]

このように，一見単純な組織のように思われる筋肉でも力を伝達するため，筋原繊維の集合体によって筋繊維は形成されているのである．このような状況は，吊り橋やロープウェイを懸垂しているワイヤが，単純な 1 本のワイヤではなく，細いワイヤが 200～300 本と束になって太いワイヤを構成しているのと同じである．

3.4.3　骨と関節

生体材料のうち硬組織で構成される骨や歯のほか，力を伝達する関節などは，外力に耐えるために最も有効な骨梁の分布と骨の形態を形成している．骨に負荷が加わると，その負荷に耐える最も有効な形態に骨の形状は変化する．われわれの咀しゃく機能を司る顎骨の形態は，生物の進化の過程でこのような理想的な形態が作られてきたと考えられている（図 3.22）．

したがって生体では，負荷の加わらない骨や筋肉は必要ではないと認識し

3.4 結合組織 （71）

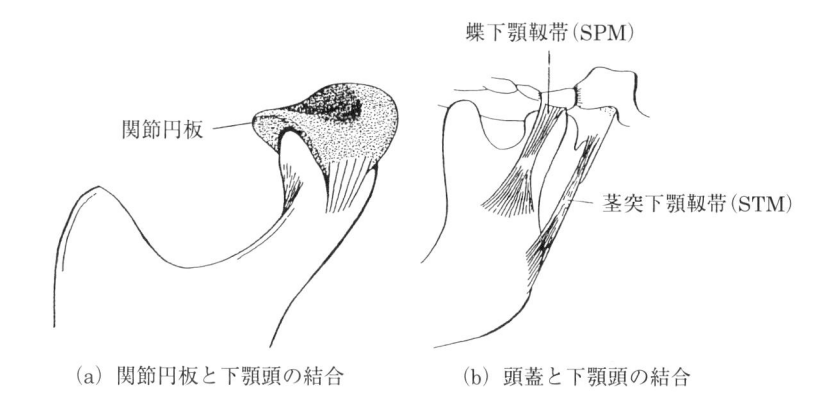

図中ラベル: 関節円板／蝶下顎靱帯（SPM）／茎突下顎靱帯（STM）
(a) 関節円板と下顎頭の結合　　(b) 頭蓋と下顎頭の結合

図 3.22　顎関節と結合組織

て退化し，最適な負荷形態によって骨は機能している．すなわち生体材料は，本来，その組織が置かれた力学的環境に順応する検知機能をもち，負荷形態に対しては形状や組織の変化，また損傷に対しては自己修復機能をもつ特殊な材料である．このような機能を材料にもたせようとする考えが知能材料（intelligent materials）の基本となっている[4]．

　ヒトの大腿骨の形態と構造は，ヒトの体重を支える重要な要素を形成し，体の下半身は股関節と膝関節とによって支えられている．したがって，ねじりや曲げに対しては両関節が緩衝材としての働きをし，関節は靱帯と腱で結合された柔軟な構造を形成している[26]（図3.20参照）．そして，このような柔軟な構造は，ただ外力の緩衝ばかりでなく，骨への応力緩和として機能している．そのため，大腿骨の骨梁は，常時加えられる体重を支えるため，圧縮荷重に耐えるばかりでなく，ねじりや曲げにも対応できる構造となっている．また，大腿骨や長間骨の上部，下部の関節部には応力が集中するため，大腿骨は太く，また断面は軽量化のために中空状となっている．さらに，ねじりや曲げに耐えるように，大腿骨や長管骨の表層部は厚い緻密な皮質骨で構成されている．

　このように，力を伝達する機能をもつ大腿骨のような骨の形状と構成は，外力に耐えるために理想的な構造となっている．すなわち，生体材料の中でも力を支える硬組織は，力学的刺激に対応できる構造体として負荷応力を認

識し，その形態を負荷の状況に応じ自由に変え，理想的な骨梁分布と骨の形態を形成している．

3.4.4 人工関節とその固定方法[27]

生体内で広く使用されている補綴物に人工関節がある．人工関節の適用は，わが国でも年間約4万例以上となっている．関節の疾患は，股関節，膝関節，足関節といった下肢におけるものがその大部分を占めている．関節は，摺動運動と屈伸運動とによって躯体の運動機能を司るもので，人工関節はこのような負荷に十分に耐えるものでなければならない．したがって，人工関節の摺動特性を満足する素材として，耐食性の優れた金属系材料同士の組合せも試みられた．しかし現在ではコバルト-クロム合金やチタン合金と高密度ポリエチレン high density polyethylene（HDPE）とを組み合わせたものが広く実用に供されている．だが，このような組合せに関しても，使用中におけるHDPEの摩耗粉が生体に及ぼす影響や，固定部の緩みなどにも関与していると指摘されている．また，屈伸運動は腱や靭帯などによって無駄のない運動が行なわれるようになっている．

図3.23は，人工膝関節を装着したときの様子を示したものであるが，大腿骨側には金属系材料のコバルト-クロム合金やチタン合金の鋳造物を，長管骨側には有機系材料のHDPEが用いられている．しかし，膝関節の運動は大変複雑で広範囲なため，関節に加わる荷重も単純ではなく，人工関節の形態とその固定法には様々な方法が展開されている．

図3.24は，人工股関節およびその固定法の詳細を示したものである[28]．通常，人工関節の固定にはプラスチック系の骨セメントが用いられている[28]．これらの人工関節で

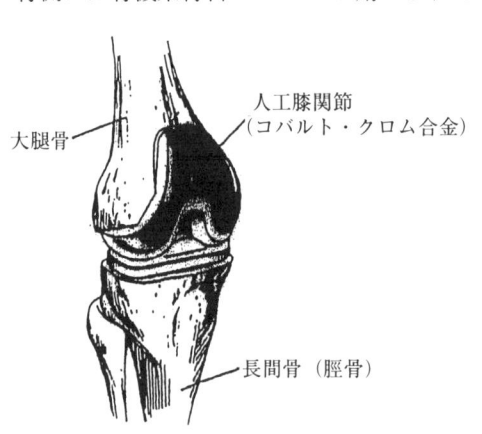

図3.23 人工膝関節

は，骨とこのような補綴物との結合が重要である．

人工関節の固定に使用される骨セメントは，一般にアクリル系レジンセメント（polymethylmethacrylate：PMMA）と呼ばれる metathacrylate の重合体ポリマーと，液状のモノマー（methylmethacrylate）とを混練した餅状のペーストを室温で重合硬化させたもので，接着剤の組成は表 3.7 に示すとおりである．この PMMA 自身には接着能力はなく，厳密には接着剤とは呼べないため，接着材と記述することもある．接着材は人工関節と骨との空隙に充填されることによって，人工関節はアンカー効果によって骨と結合している．

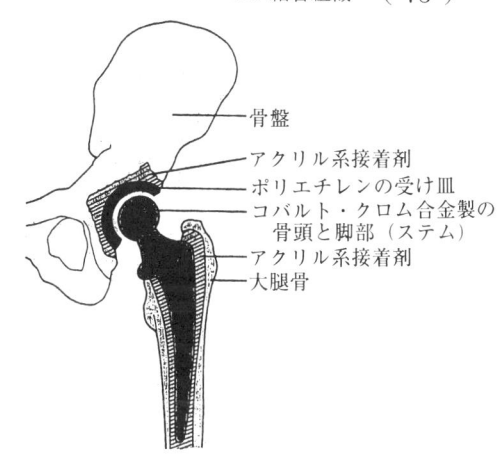

図 3.24　人工股関節の固定[28)]

（図中ラベル：骨盤／アクリル系接着剤／ポリエチレンの受け皿／コバルト・クロム合金製の骨頭と脚部（ステム）／アクリル系接着剤／大腿骨）

人工関節を固定する骨は海綿骨と呼ぶ多孔質状の骨であり，この海綿骨に骨セメントが圧入され，骨の内部で硬化することによって人工関節は固定される．したがって，骨セメントは，固定する骨と人工関節との空隙を充填するもので，手術は比較的容易であり，重合硬化後，人工関節はただちに固定される．そのため，起立歩行などによって加えられる負荷が，手術後即座に可能なことが接着材で固定した人工関節の大きな特徴である．また安静で無

表 3.7　市販の骨セメントの組成（例）

ポリマー/モノマー	組成	
ポリマー	ポリメチルメタクリレート ベンゾイル・パーオキサイド バリウムサルファイト	61.563 (wt%) 1.904 3.966
モノマー	メチルメタクリレート n, n-ジメチル-p-トルイジン ハイドロキシン	32.298 (wt%) 0.266 0.0006

負荷状態に保持することが少ないため,患者の精神的負担も少ない.

しかし,骨セメントによって生じる要因として多くの問題点が指摘されている.まず骨セメントの重合熱は 85 ℃ 以上と高く,これは骨を構成しているタンパク質の凝固温度(約 60 ℃)をはるかに越えている.そのため,周辺の骨組織は壊死を引き起こし,また生体に及ぼすモノマー自身の毒性も懸念される.さらに,これらの骨セメントは,手術後の早期段階では生体にとって異物であるため,異物を排除しようとする生体の拒否反応にも耐えられるものでなければならない.また,骨セメントと人工関節の固定により生体の荷重伝達の様式も代わるため,手術後晩期には固定面における骨の吸収も起こり得る.これらの生体反応は,最終的には固定面の緩み(loosening)を生じることとなる.

このようなことから,人工関節の固定法と関節部の応力解析には様々な研究が行なわれている[29]〜[32].人工関節は,生体内での厳しい環境で使用されることから,人工骨頭のステム(stem)については使用中の疲労破壊も多い.

図 3.25 は,人工股関節のステム近傍の内外側にひずみゲージを貼付し,応

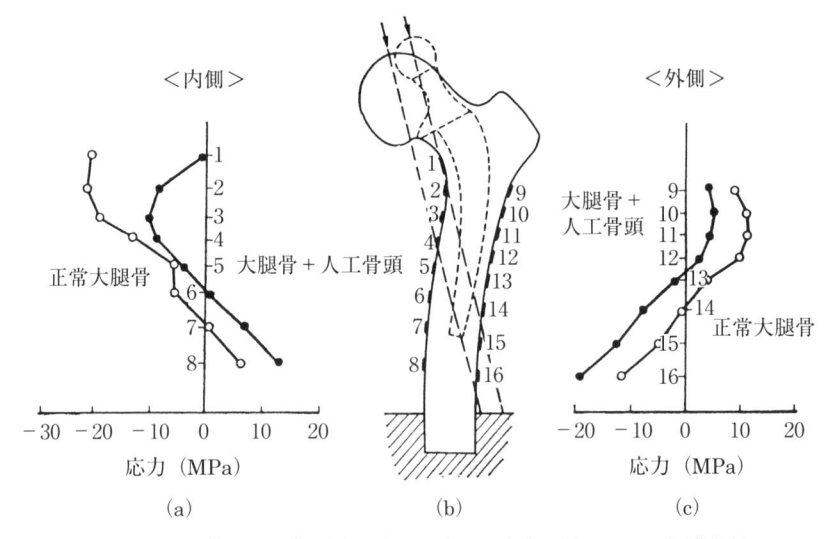

図 3.25 人工股関節の骨頭部近傍の応力分布〔正常大腿骨と CAD 標準曲線システムのものを挿入,固定したときの大腿骨の応力(加えた荷重は 4 kN)〕

力の分布状況を調べたものである．実験結果は，軸方向の圧縮荷重（4 kN）によって得られた応力分布を示したものであるが，人工骨頭の挿入により，大腿骨近傍は正常な大腿骨部に比べて，発生する応力が低減するため，カラー近傍での骨吸収の生じることも多い．人工関節では，頸体角を大きくしたり，人工骨頭の曲率を緩和することにより，ステム外側の引張応力の低減も可能である．しかし，このような操作により関節近傍の応力も低下するため，骨の萎縮をうながすことにもなりかねない．

また，人工関節の応力解析には，有限要素法（FEM）による解析も盛んである．このような解析では，人工関節の頸体角やカラーの有無による影響などが検討されている．関節部近傍の疲労骨折には，カラー部での支持のほか，人工骨頭脚部の中央 1/3 部分での断面積を大きくすることで効果のあることがわかっている．このように，人工関節の固定に関しては様々な議論が展開されている．

そこで最近では，人工関節の固定には重合温度の低いセメントの開発も進んでいるが，一方では骨セメントを使用しない固定法も注目を浴びるようになった．セメントを使用しない固定方法（セメントレス法）は，骨と人工関節との間に介在物がなく，直接骨と結合するため，人工関節の固定法としては理想的である．しかし，セメントを使用しない固定法の問題点は初期固定にある．この固定法では骨の成長により人工関節が直接固定されるために，少なくとも 3 カ月から 6 カ月の安静期間が必要と考えられるからである．そこで，その間の人工関節と骨との間に起こる micro-movement を防ぐために何らかの手段を講じない限り，実際に骨と人工関節との直接接合は難しい．またそのため，わずかな空隙の存在も許されず，人工関節の設定には極めて正確な手術，手技が要求される．また，固定する側の骨強度も十分でなくてはならず，骨セメントを用いない固定法には制約も多い．このようなことから，高齢者に多い人工関節の適用では，骨の状況も基本的には十分でないため，セメントレスによる接合方法の適用も限られた範囲となっている．

また最近の情報[33]によると，人工関節の固定に用いられている骨セメント（アクリル樹脂）の適用によって，ショック症状や血圧の急激な低下によ

る問題が指摘されている．しかし，骨セメントがなぜ急激な血圧低下やショック症状を起こすかのメカニズムについてはまだ明確ではない．原因は複合的なものとみられている．またこのようなことについては，骨セメントの液体成分が血液中に流れ込むことなども，その要因と考えられているが，人工関節の固定にはまだ解決しなければならない問題も多い．

このように，近年，人工関節の適用者は増大の傾向にあることも手伝って，人工関節の素材の選択ばかりでなく，人工関節の固定方法については十分な検討が要求されている．

参考文献

1) 宮入裕夫：工業材料, **40**, 9 (1992) p. 101.
2) S. A. Wainwright et al. : Mechanical Design in Organisms, Prinseton Univ. Press (1975) p. 260.
3) G. W. N. Eggers : Internal Contact Splint, J. Bone and Joints Surg, 30－A (1948) p. 40.
4) 筏　義人：バイオマテリアル―人工臓器へのアプローチ, 日刊工業新聞社 (1988) p. 155.
5) E. N. Marrien : Human Anatomy and Physiology Laboratory Manual, The Benjamin / Cummings Pub. Co., **57** (1985) p. 94.
6) E. P. Lazzari : Dental Biochemistry, 2nd Ed., Lea & Febiger, Philadelphia (1976)；(邦訳) 葛谷博磁・永津俊治・早川太郎・原田　実：口腔領域の生化学, 医歯薬出版 (1997).
7) 須賀昭一・田熊庄三郎・佐々木哲 (編)：歯の研究法, 医歯薬出版 (1973).
8) 押鐘　篤 (監修)：歯学生化学, 医歯薬出版 (1971).
9) 山口　喬・柳田博明 (編)：バイオセラミックス―セラミックスサイエンスシリーズ 7, 技報堂出版刊 (1984) p. 57.
10) L. L. Hench, R. J. Aplinter, W. C. Allen and T. K. Greenlee : J. Biomed. Mater, Res. Symp., 2 (1971) p. 117.
11) 宮入裕夫：表面科学, **20**, 9 (1999) p. 629.
12) 万代佳宣・平岡陽介・田中順三・菊池正紀ほか 2 名：工業材料, **48**, 11 (2000) p. 77.
13) 小山富久：口腔病学会誌, **67**, 1 (2000) p. 63.
14) 小山富久・高久田和夫・宮入裕夫ほか 7 名：顎顔面バイオメカニクス学会誌, **6**, 1 (2000) p. 31.
15) 日経産業新聞, 2001 年 4 月 2 日.
16) 鈴木慶二：わかりやすい血管の話－基礎編, メディカルトリビューン日本支社, p. 16.

17) J. Beckmann (ed. by H. G. Vogel) : Connective Tissue and Ageing, Excerpta Medica, Amsterdam (1973) p. 45.
18) 国府達郎・日和田邦男 (山村雄一監修, 熊谷・熊原編): 病態生化学, 朝倉書店, Vol.2 (1968) p. 44.
19) H. Yamada : Strength of Biological Materials, Williams and Wilkins Co. (1970) p. 117, p. 226.
20) R. M. Forbes, A. R. Cooper and H. H. Mitchell : J. Biol. Chem., 203 (1953) p. 361.
21) R. M. Forbes, H. H. Mitchell and A. R. Cooper : J. Biol. Chem., 223 (1953) p. 972.
22) D. O. E. Gebhart : A Biochemical Study on the Development of Collagen, van Soest, Amsterdam (1960) または
    E. M. Watson and R. H. Pearce, Jr. : J. Dermatol., **59** (1947) p. 327.
23) 筏 義人:バイオマテリアル―人工臓器へのアプローチ, 日刊工業新聞社 (1988) p. 37.
24) 朝日新聞 (朝刊), 2001年5月13日14版 (1面).
25) B. L. Oser : Hawk's Physiological Chemistry, 14th Ed., McGraw – Hill, NewYork (1965) p. 253.
26) E. N. Marieb : Human Anatomy and Physiology Laboratory Manual, the Benjamin / Cummings Pub.Co.Inc. (1985) p. 94.
27) 宮入裕夫:機械技術者のための接着設計入門, 日刊工業新聞社 (2000) p. 179.
28) A. W. Han et al. : Histology 8 th ed., Pheladelphia. J. B. Lippincott (1979).
29) J. Charnley : "Fracture of femoral prostheses in total hip replacement", A clinical study, Clin. Orthop, 111 (1975) pp. 105 – 120.
30) K. L. Markolf et al. : "A comparative experimental study of stresses in femoral total hip replacement components : The effects of prosthesis orientation and acrylic fixation", J. Biomech, 9 (1976) pp. 73 – 79.
31) B. Weightman (Ed. By S. A. V. Swanson) : Stress analysis, in the scientific basis of joint replacement (1977) pp. 18 – 45.
32) T. P. Andriacchi et al. : "A stress analysis of the femoral stem in total hip prostheses", J. B. J. S, 58 A (1976) pp. 618 – 624.
33) 朝日新聞 (朝刊), 2001年3月31日 (1面).

第4章　動物の構造，形態と機能

　生物には，自然界の厳しい環境に生きるため，様々な備えが要求されている．この自然界での戦いは，生物の生命の誕生と同時に生物に与えられた宿命といってもよい．したがって，生物はこのような環境に耐えるため，外的な刺激を感知しながら，それぞれの環境に適合できるように，構造の組織や構造の形態が決められてきた．広い地球上では，同じ生物でも，その生息する場所と気候などによって構造と形態が異なるのは，このようなことに起因する．

　したがって動物は自然の環境に大変敏感な生物である．海に生息する動物は，水深によって生活圏が決められている．水圧の影響を受ける魚介類は，海底の深さと圧力とを感知する機能を備え，潮流の動きにも敏感に対応して生きている．

　動物の構造は，このような状況の中で育まれ，成育したサンゴや真珠などは，人工的に作ることのできないすばらしい素材を提供してくれている．また，空中を自由に飛び回る鳥などは気圧や温度の状況を感知し，風の方向を見定め，体力の消耗を考えた無駄のない飛行を続ける．

　このように多くの動物は，われわれの余り気がつかないところでも，環境の変化を敏感に受け止め，その状況を適確に捉え，これを判断することで，生命の維持と安全な生活を送るための知恵を培っている．ここでは，このような状況について生物の構造と形態といったものに焦点を当てて考える．

4.1　動物と積層構造

4.1.1　真珠の層構造

　生体が生み出したすばらしい層構造に真珠がある．真珠は，古くから宝飾品として愛され，また真珠の養殖は，わが国の御木本翁が世界に先駆けて成功したことでもよく知られている．その魅力は，何といっても真珠の美しい輝きである（図4.1）．われわれの最も馴染みの深い真珠は，あのアコヤガイが育む自然の美しさである．その独特な色彩には様々な秘密が隠されてい

4.1 動物と積層構造

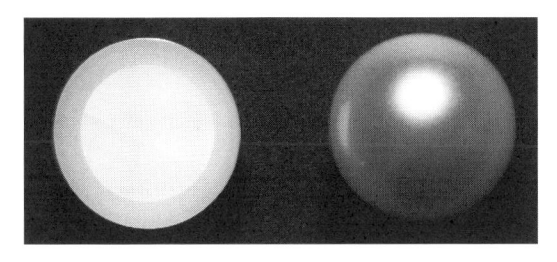

図4.1 真珠とその断面

る．特に，アコヤガイは小粒ながらきりりと引き締まった銀色の輝きの中に，ほのかに青や黄色の独特な色彩を放っている．

その真珠の中でも，薄紅色の真珠はその希少性，上品さで特に高価なものである．このような真珠の美しさは，真珠の層構造と呼ばれる独特な真珠の積層構造によって生み出されたもので，その成長過程に育まれたものである．この層構造は，ごく薄い炭酸カルシウムの結晶が何千枚も均一に積み重なってできたもので，力強い光を反射するのは，この層構造に大きな秘密が隠されているのである．しかも，その層構造に自然光が当たると，光はそれぞれの波長に応じて微妙なずれを生じ，様々な色彩を放って，われわれの目に入ってくる．これは，真珠の宝飾品としての一面であるが，真珠の粘り強さも層構造による特徴的なものである．

まず，真珠は優れた衝撃特性をもち，かつ生物とは思えぬ硬さをもつことである．真珠は石の床に落としても，まず2ｍ程度の高さでは割れることはない．むしろ勢いよく跳ね返ってくるすばらしい弾性特性をもっている．このような弾性特性は，無機系材料にはみられない生物特有なものである．また，余りこのようなことをする人はいないと思うが，硬い木材の上に置いて踏みつけても，くぼむのはむしろ木材の方であって真珠には何の損傷も生じない．このような真珠の優れた強さや硬さも，緻密な真珠の層構造によるものである．

人体で最も硬い組織は，歯の表面を構成しているエネメル質であるといわれているが，これもまた層構造で構成されている．このような生物のもつ優れた特性は，何か真珠の層構造と相通じるものがあるのかも知れない．

4.1.2 貝殻の構造

貝殻で代表される殻構造は shell structure と呼ばれている．工学の分野では，球殻や円筒殻のように全体の形態に比べて，板厚の薄い構造を殻構造（shell structure）と呼ぶが，このような言葉は貝殻の shell から名付けられたものである．

貝殻の構造は，傾斜機能をもつ積層構造の典型的なものである．貝殻の組成は，主に炭酸カルシウムからなる無機結晶と少量のタンパク質とから構成された有機・無機系複合体である．この複合体は，タンパク質と炭酸カルシウムとの相互結合作用と，炭酸カルシウム結晶の集合構造である．そのため，貝殻は優れた強さを保つと同時に，破壊しにくい構造と形態を形成している．

図 4.2 は，サザエ貝殻の内部構造とその模式図を示したものである[1]．サザエ貝殻は，大きく分けて外表面，内部積層構造，内表面の 3 層によって構成されている．外表面，内表面には顕著な積層構造はみられないが，内部積

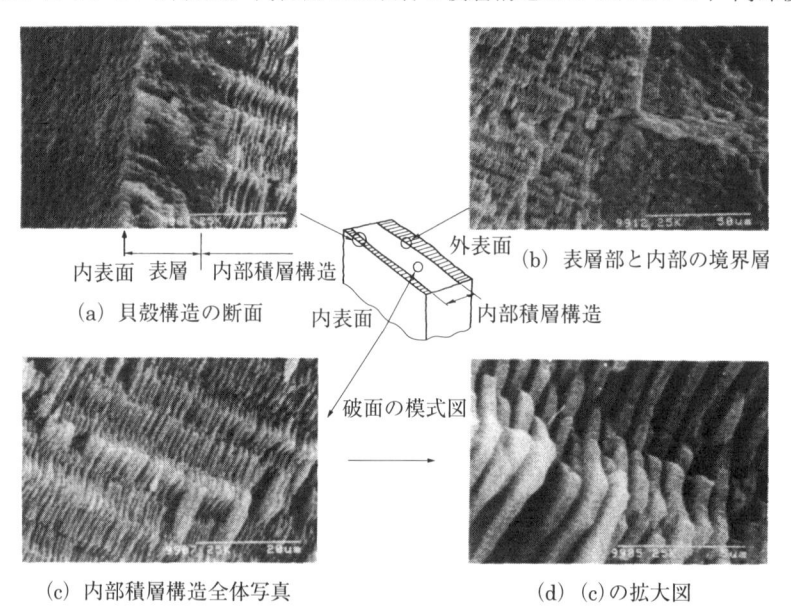

(a) 貝殻構造の断面　　(b) 表層部と内部の境界層

(c) 内部積層構造全体写真　　(d) (c)の拡大図

図 4.2　サザエ貝殻の内部構造と模式図[1]

層構造は厚さ約 0.5 μm ほどのごく薄い積層板で構成され，全体はほぼ 2.0 μm 程度の薄い層を構成している．また外表面，内表面は層状の構造ではないが，特に外表面は強固な緻密層により構成されている．そして，各層の境界では，異なった構造同士が強固に連続的に結合している．したがって，サザエの貝殻のような強固な構造は，このように規則正しく層状に積層された内部積層構造が外力に耐え，しかもこの層状の積層面には，はく離破壊が現われないことが大きな特徴である．

貝殻にも，アサリやハマグリのように表面が平滑な硬い層で構成されているものと，ここに示したサザエの貝殻の表面のように比較的凹凸の多い疎の構造によって構成されたものとがあるが，その積層構成も貝殻の種類によって異なる．しかし，いずれの貝殻も外表面から内表面に至る構成の中で表層面は緻密層，また内面層は比較的疎の層といった斜傾機能をもった構造となっている．

表 4.1 は，貝殻（ハマグリ）と各種セラミックスとの強さと弾性率について，その特性値を示したものである．ここに示すように，貝殻といえども，その機械的特性は工業用セラミックスに比べるとその物性値は比較的低い．しかし貝殻のような生体材料では，仮に貝殻の一部が破壊しても，その破損は全体に伝播することはない．貝殻は，このような低い物性値でも優れた靭性を有する材料である．すなわち，生体の構造には，ただ単純な物性値だけでは評価できない斜傾機能のもつ優れた特性が，生体のもつ謎として隠されているのである．

また工業用セラミックスの中には，ZrO_2 系セラミックスなどのように，Y_2O_3 の添加量を変えることで物性値の制御がで

表 4.1　各種セラミックスおよび貝殻の弾性率と破壊強さ

材料	弾性率 E (MPa)	破壊強さ σ_b (MPa)
貝殻		
ハマグリ	80	70
セラミックス		
SiC	260	160
Al_2O_3	290	180
ZrO_2 (3% Y_2O_3)	140	590
ZrO_2 (4% Y_2O_3)	55	220
ZrO_2 (8% Y_2O_3)	45	85

注) E, σ_b ともに小型パンチ (SP) 試験で得られた数値である．

きるものもある．したがって，工業用セラミックスについても，このような特性を上手に制御することにより，人工的な生体構造の実用化に向けた将来のセラミックスとして大いに期待されている．

4.2 動物と部材の形態

4.2.1 動物の形態と機能

構造体を構成する各部材の形態は，負荷を想定し，使用目的に応じうるように決められる．それは，各々の部材には負荷に耐えるための用途に応じた理想的な寸法や形態があるからである．このような状況は生物などの大きさや形態にもよくみることができる．例えば，大きな樹木は一般に根本が太く，樹種や樹態に応じた理想的な形態となっている．したがって，樹木は，理想的な大きさと形態を保つことで，厳しい自然界に耐える構造体を作り上げている．竹の節は荷重の負担の大きい根本でその間隔は狭く，先端に行くにつれその間隔は広くなっている．

航空機の形状も，ジェット機の登場により走行時の空気抵抗を小さくするため，翼の小さなものが多くなっている．しかし，これはジェット機が飛ぶようになってからのことで，プロペラ機などでは大きな揚力を得るために，鳥の羽根に似た大型の翼形状のものが一般的なものである．

(1) 鳥の重量と羽根の大きさ

俊敏な運動機能の要求される鳥類は，上昇するときと下降するときで羽根の形を自由に変えて飛び廻っている（図4.3）．軽量な羽根の形状は，上昇時には左右のバランスをとるために幅を広くとり，下降時には重量を支えるため，羽根の幅を狭めて，羽根の面積を前後方向に広くとってバランスをとりながら降りてくる．このように，鳥の羽根は自由に形態を変えることができるすばらしい機能をもっている．また羽根自身の形態も容易に変えることができ，強風には抵抗の少ない形態を保持しながら飛んでいる．そして軽量性の要求される鳥の羽根は，すべて中空状のパイプを基本とした特殊な構造となっている．

また鳥類や昆虫類では，このような空を飛ぶ動物の重量と羽根の面積との

4.2 動物と部材の形態 （83）

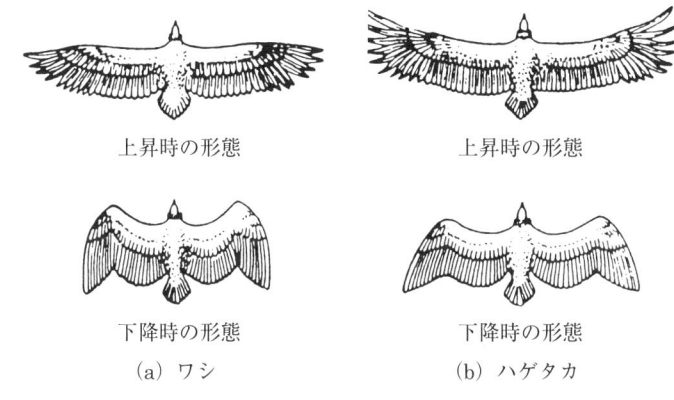

上昇時の形態　　　　　上昇時の形態

下降時の形態　　　　　下降時の形態

(a) ワシ　　　　　　　(b) ハゲタカ

図4.3　鳥の羽根の形状と上昇・降下時の形態

関係などについて詳細な検討がなされている[2]．図4.4は，鳥類，昆虫類などの羽根の面積 F (cm^2) と，体重 G (gf) との関係を示したものである．通常，体重の重い動物は羽根の面積も大きいが，両者の関係はほぼ両対数表示で，次のような直線関係にあることがわかっている．そこで，両者の関係を式で表示すると次のように示される．

$$F = 15G^{2/3} \tag{4.1}$$

また，ここで得られた $F \propto G^{2/3}$ の関係は，次のように説明することができる．すなわち，動物の大きさを表わすパラメータを仮に l とすると，体重 G は l の3乗に比例するから，次のように示される．

$$G \propto l^3 \tag{4.2}$$

また，羽根の面積 F は l の2乗に比例することから

$$F \propto l^2 \tag{4.3}$$

となり，G と F との関係は l を媒介させて，式 (4.2) と式 (4.3) より

$$F \propto G^{2/3} \tag{4.4}$$

となる．

このように，空中を飛ぶ動物は，それぞれの動物の重さに応じた羽根の大きさが必要である．またこのような両者の関係は，両対数表示で直線関係にあることがわかる．なお，図4.4に示された45°方向の直線式は

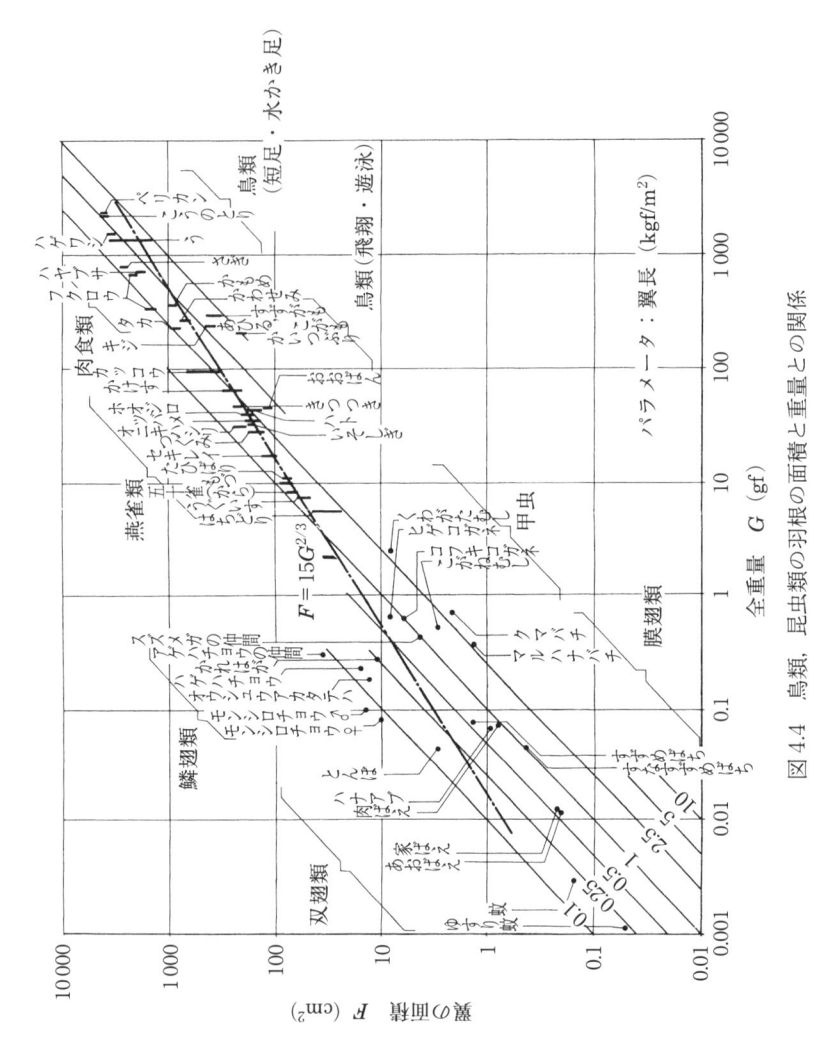

図 4.4 鳥類, 昆虫類の羽根の面積と重量との関係

$$F = \eta G^{2/3} \quad (\eta = 一定)$$

の関係より, 式 (4.4) の対数をとることによって, F と G との関係は

$$\log F = \frac{2}{3} \log G + \log \eta \tag{4.5}$$

と表示される. したがって, 両者の関係は両対数表示で, 勾配 2/3 の直線の

式として表示される．ここに与えられるパラメータ η は wing loading（kgf/cm^2）と呼ぶものである．そして，この定数 η（= 0.1, 0.25, 0.5, ……, 5, 10）の増加に伴い，各々の直線は右下へと移行する．すなわち η の増大に伴い，動物の重量当たりの羽根面積は，減少することが示される．このような結果からもわかるように，空中を飛ぶ動物の俊敏性は，各々の動物の重量と羽根や翼の筋力，面積などと深くか関わっている．

(2) 昆虫の機敏性

空中を飛ぶ動物は鳥類ばかりではない．トンボをはじめとする昆虫の類は，その飛び方も様々で，羽根の形も，その飛行動作も異なる．また，カブト虫のような甲虫は，固い前羽根を飛行機の翼のように広げ，後ろ羽根を震わせて推力を作っている．体に比べてはるかに大きな羽根をもつ蝶類は，羽根をヒラヒラ動かして空中を舞うように飛んでいる．このような昆虫の中でも，トンボの飛行は特に俊敏性に優れたものである．飛んでいるオニヤンマをめがけて石でも投げようものなら，餌と間違えて急降下する．しかし，これが餌でないとわかると急旋回して飛び去っていく．このような咄嗟の場面での方向転換も自由である．

こうしたトンボの俊敏性・機敏性の秘密は，何であろうかと不思議に思う．トンボの軽量な羽根は，空中での俊敏性・機敏性に関係があるのかと思うが，飛行中の姿勢にもその秘密があるように思える．トンボが旋回する様子をみていると，羽根を動かすようなことはしない．トンボは飛行機と同じように体を傾けて，しかも眼だけは水平方向に向けて旋回している．また，トンボは羽根を水平に伸ばして飛んでいるようにみえるが，実際は前後の羽根を上下に動かしながら飛んでいる．しかも，この上下運動は単純なものでなく，羽根をねじりながら飛行することで，急旋回のような難しい飛行を可能にしている．飛んでいる虫をすばやく捕まえることができるのも，このような羽根の微妙な動きにその秘密はある．

動物の姿，形は，人間の想像をかきたてる．速いものの象徴によく鳥の名前が用いられる．特急列車の名称には「つばめ」，「はと」，「白鳥」，「とき」など，鳥の姿と形とから多くの鳥が登場している．また，大きな机や肘かけ椅

子などの脚には，安定感のある動物の足を型取ったものが多く，古くからわれわれの生活に取り入れられている．このように，生物は必要な機能に応じて動物特有な形態を形成している．

そこで，動物の形態と機能とを調べることにより，動物のもつ理想的な形を模擬した機械や構造物が作られている．大型クレーンの形態は，ヒトの腕と関節を模して作られたもので，大型のリフトはヒトの腕力に代わるものである．ショベルカーのシャベルの形態は，ペリカンの口ばしを真似て作られたものだという．また，ヒトや動物の駆体を支える骨の形態も大変面白い．動物は，通常 植物と異なり動く生物である．そのため，骨の形態は負荷の状況を考え，軽量でかつ外力に耐えるための優れた強度部材によって理想的な形態を構成している．

4.2.2　骨の形態と機能

図4.5は，ヒトの大腿骨の形態と断面形状を示したものである[3]．大腿骨の関節部は，一般的に中央部に比べて端部は太く，膝関節や股間節の接合部では，靭帯や腱を介して合理的な構造と形態によって接続されている．したがって，関節部ではこの広い接触部を活用して接触圧力を低減させ，厳しい摺動運動にも耐えるように優れた潤滑機能をもっている．また関節は，単純な回転運動だけでなく，関節面で多少のずれも許容できる摺動運動を含む複雑な運動を行なうことによって，骨の低い強度を維持している．

また膝関節部は，靭帯によって連結しているため，関節部近傍の骨は骨の密度も比較的高く，関節部に加わる様々な外力に耐える構造となっている．ヒトの歩行運動は膝関節の屈伸に

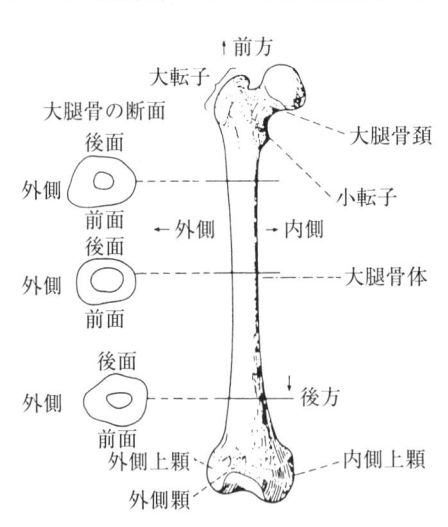

図4.5　ヒトの大腿骨の形状と断面（右側）[3]

よって行なわれる．このとき，関節は単純な屈折だけでなく，関節の内側はねじれるように屈折し，前進するための力を発現している．そのため，大腿骨や長管骨（脛骨）は歩行時には曲げやねじれなどの組合せ荷重が加わる．そしてこのような，いずれの荷重にも耐えうるように表面層は緻密な構造となっており，中心部は軽量化のために大きな空洞を形成している．その結果，膝関節は単純な回転運動を司る蝶つがいではないことがわかる．膝の屈伸運動は，関節の屈折とともに大腿骨と長管骨とで支えられた荷重軸を内側にねじりながら屈折するのである．すなわち，膝関節はねじりを伴う曲げによって，効率のよい歩行運動を行なっているといえる．

したがって，大腿骨や長管骨は円筒状の形態を基本としたものであるが，各々の断面の肉厚は関節部に近づくにつれて厚く，また断面の形態は応力の分散のために大きく，力の分散は骨の厚さと形状寸法などを変えることで，負荷に対して理想的な形態となっている．

食物を咀しゃくする顎の運動も複雑である．その秘密は，顎関節の接合と下顎を動かす筋組織にある．顎関節は，物を咀しゃくするため，ただ圧縮力を加える蝶つがいとして機能するのではなく，関節は摺動運動と開口，閉口運動とを組合せて，このような動作を同時に行なう複雑な機構になっている（図4.6）．したがって，このような咀しゃく運動によって，狭い口腔内でも効

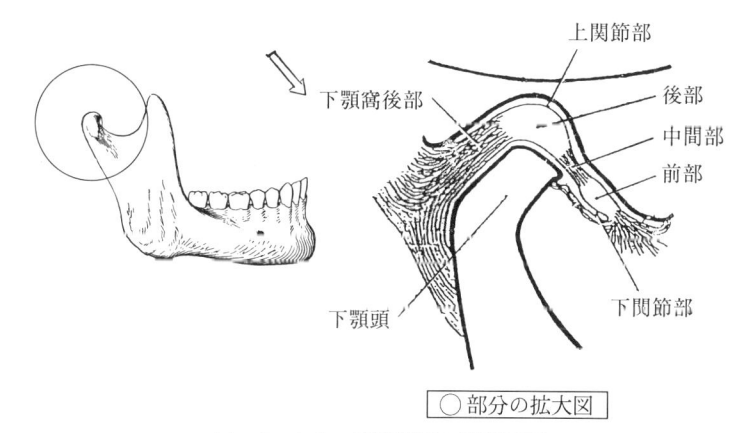

図4.6 ヒトの顎関節部と関節円板

率のよい咬合力が発揮できる．

また鳥の羽根をみると，羽根はすべて円筒状の管の周りに取り付けられており，羽根は水を吸収しない特殊な組織によって形成されている．水鳥が水面を上手に泳げるのもこの特殊な羽根のお蔭であり，大きな浮力が水面での行動を自由にさせているのである．それが証拠に，水鳥は界面活性剤を加えた水面では泳ぐことばかりか，水面に浮くことさえもできない．このように，生体を構成している素材は，水面で活動しやすいように機能的にも優れた特性が備わっている．

このことは骨の形態や構造，鳥の羽根の組成や構造などばかりに限らず，すべての動物の軽量化に関しては多くの工夫をみることができる．そして，骨の構造だけでなく動物の形態やその構成に至るまで，生体材料には様々な合理性が駆使されている．また，このような骨の形態は負荷を繰り返し受けることで，動物そのものがその力を認識することにより，外力に耐える理想的な形態と生体の組織を形成してきたといってもよい．そして，このような動物の組成や形態は，動物の進化の過程で理想的なものに徐々に変化してきた．特に，動物のように移動することを基本とする生活環境の中では，軽量でかつ大きな外力に耐える構造体は，いずれの動物でも生体の構造を形成するうえでは必要な条件であるだけに，このような理想的な構造形態は多くの動物にみることができる．

4.3 カニの甲羅

4.3.1 キチンとキトサンの活用

カニやエビの甲殻類の外皮は，厳しい海中で生活するための生体の防御機能として重要な役割を果たしている（図4.7）．この外皮には，キチンとキトサンと呼ばれる素材が豊富に含まれており，資源の有効利用として注目されている．このようなキチンやキトサンの原料となるものは，甲殻類の外皮のほか，トンボやバッタ，カブト虫などの昆虫類の羽根などにも多く含まれている．そのうえ，この素材は地球上で年間1 000億tonもの膨大な量が生物によって生産されている．この大量に生産されるキチンやキトサンの量は，

4.3 カニの甲羅　(89)

綿やレーヨンなどの繊維や，木材から生産されるパルプを構成するセルロースなどの生産量に次ぐ，バイオマスであるといってよい．

このカニの甲羅を構成するキチンは天然成分のため，毒性もなく

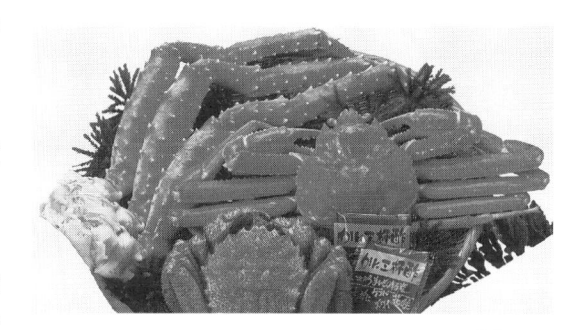

図4.7　ズワイガニ（キチン，キトサンの原料）

安全性の高い生体適合材料である．キチンの有用性は19世紀前半から知られていたようであるが，分子の結合力が強固なために有機溶剤では溶解されず実用には至らなかった．しかし1960年代に入って，この扱いにくいキチンを濃アルカリで煮沸することによってキトサンが抽出できるようになり，この甲殻類の外皮から得られる天然資源の有効利用が，急速に図られるようになった．

長い間，カニ工船によって捕獲され，船内で缶詰となって海に投棄されていたカニの甲羅は，海洋汚染などを引き起こしていた．しかし，このようなことが注目され，カニの甲羅に関する研究は天然資源の有効利用を目指す，キチンの有効的な利用に関する研究として，急速な展開をみせている．

4.3.2　キチン，キトサンの物性と用途

キチンは，カニの甲羅を構成する天然成分であって毒性がなく，生体適合性に優れた安全性の高い物質であることは既に述べた．しかし，このキチンはカニの甲羅ばかりでなく涙や唾液などにも多く含まれ，傷口などに集まるリゾチームという殺菌および炎症を鎮める酵素によって完全に分解される性質がある．そのため，傷の治癒を促進したり，皮膚の再生機能を高めたりする特殊な性質をもっている．創傷カバー材として使用されるこの素材は，火傷した皮膚の再生を促し，生体とよく馴染み，ケロイドなどを生じることも少ない．また，このような創傷カバー材には，キチンの短繊維を抄紙したものとして，「ベスキチン」と呼ばれる商品も登場している．そのうえ，生体適

合性の優れた特性を生かして，キチンを綿状としたキチ綿なども臨床的に応用されている[4]．

　一方，キトサンは自己の分子内にアミノ基というプラスに帯電する官能基をもっている．そのため，イオンの働きを活用した多くの機能をもつ．タンパク質の吸着性は，食品工場の排水処理による有用タンパク質の回収，またコンポスト化した肥料や飼料への応用，水溶性タンパク質の酵素を化学結合して不溶化させ，バイオリアクタとして食品製造などに活用するなど，様々な用途が考えられている．また，キトサンの吸着性は金属材料にも適用されている．特に，重金属に対する吸着性の高いことから，水銀，鉛，カドニウムなどの公害の原因となる物質の吸着除去にも応用されている．

　そのうえ，キチン，キトサンは増粘安定剤として食品添加物にも用いられている．クリームなどの増粘剤や保形剤として用いられるほか，キトサンは細菌やかびなどにも抵抗性をもつことから，防腐剤や食品保存料など，広い用途が考えられている．キトサンは，酢や乳酸などにも容易に溶けて，溶液状となるため，二次加工性の優れた物性をもつ．したがって，繊維，フィルム，ゲル，スポンジ，紙，微粉末のほか，多孔性ビーズなど，様々な形態に変化させることができる．そのため，キトサンの抗菌性，吸着性，生体適合性などの特性を活用するために，これを用途に適した様々な形態のものに加工することによって，広い用途に活用することができる．

　このカニの甲羅に関する活用は，本格的な研究が始まってまだ半世紀にも満たないこともあり，多くの研究者にとっても将来に向けて大いに関心のもたれている素材である．地球上で大量に生産される甲殻類，昆虫類の殻や羽根からは，キチンやキトサンといった有用な物質が産出される．しかも，地球上ではこのような素材は生物が育む豊富な資源であることもあって，将来的にもその活用には多くの期待が寄せられている．

　カニは，タラバガニ，毛ガニ，松葉ガニとその種類も多いが，味もカニの種類によってその美味さも独特なものである．最近では，このようなカニの風味を構成している物質なども解明されている．カニ独特の味は，グリシンなどのアミノ酸や塩素イオンなどによるもので，カニ特有の香気はジメチルス

ルフィドがその主成分である．そして，これらの要素を混合することでカニ特有の風味を再現することもできるようになってきた．その結果，「カニ風味かまぼこ」は加工食品の世界では特にコピー食品として注目され，様々な製造方法も開発されている．このように，カニは甲羅ばかりでなく，カニ本体にも新しい科学技術の展開が積極的に繰り広げられている．

4.4 サンゴと石材

4.4.1 サンゴの種類

サンゴが植物であるという人はいないと思うが，サンゴは全体が平たい樹枝の形をしていることから，古くは植物と考えていたこともあった．サンゴ

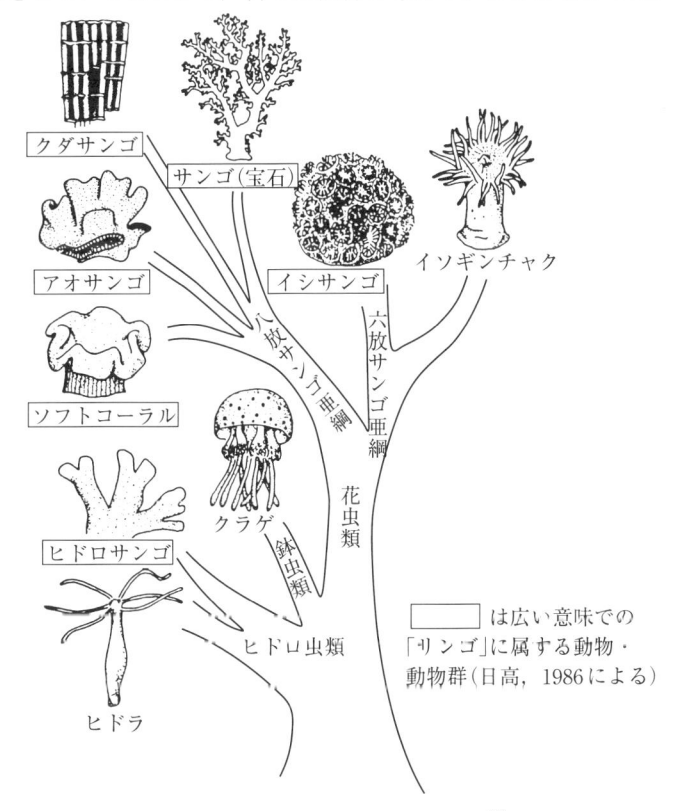

図 4.8 サンゴとその周辺の動物[5)]

礁に繁殖するこの巨大な動物であるサンゴは、イソギンチャクやクラゲと同じ腔腸動物に属し、そのような中で宝石として珍重されているサンゴは「八放サンゴ類」と呼ばれる種類に含まれている（図4.8）[5]．そして，装飾品として多くの女性から注目されているこのサンゴは，宝石サンゴと呼ばれている．宝石などの装飾品として加工されるのは，サンゴの骨格に当たる硬い部分である．この骨格の表面は，生息しているときには軟らかい肉の部分で覆われている．この軟体部は薬品などで取り除くが，中には採取したとき既に骨格だけのものもある．

このようなサンゴの骨格は，サンゴが動物として水中で生息するために構築されたものであるが，このサンゴ素材は装飾品として優れた特性をもつほか，建築用資材としても重要な素材としてその役割を果たしている．石灰石と呼ばれる優れた特性をもつ石材は，サンゴが提供してくれる天然の土木・建築用材料である．

漁師は，海中で生息しているサンゴを生木と呼んでいる．岩に固着していても，既に死んでいるサンゴを枯木といい，破片となって海底に沈んでいるものを，落木と区別している．まさに，サンゴといえども植物の感覚である．生きているサンゴは，ヒトロサンゴ類，八放サンゴ類，六放サンゴ類の3種類に大別されている．このように，サンゴの種類は大変多く，またその物性も用途も様々である．

4.4.2 サンゴの日輪と年輪

木は，成長の過程で生育する環境の影響を受けやすい．そのため，四季の変化により木には年輪が作られる．動物の成長過程で作られる積層構造は，この年輪と同様なものである．そして，このような現象がサンゴの断面にもみることができる．図4.9は，六放サンゴの断面を撮ったX線写真である[6]．サンゴの骨格をダイヤモンドカッタで薄く切断し，表面を研磨して撮影したものである．サンゴの断面には，濃淡のついた縞模様が木の年輪と同じように確認される．縦の黒い線はサンゴ個体間の壁である．また一つの縞から次の黒い縞までの間の部分が，1年間に成長したサンゴの厚さを示している．このサンゴは，コカメノコキクメイシというサンゴであるが，このサ

ンゴの成長は1年間に5 mm程度である．

　このような現象は，木材と同様，サンゴが生息する環境に支配されるためである．水中に生息するサンゴは生育する水の温度に強く影響を受ける．すなわち，水温の低い水域では，1年間のサンゴの成長の割合は小さ

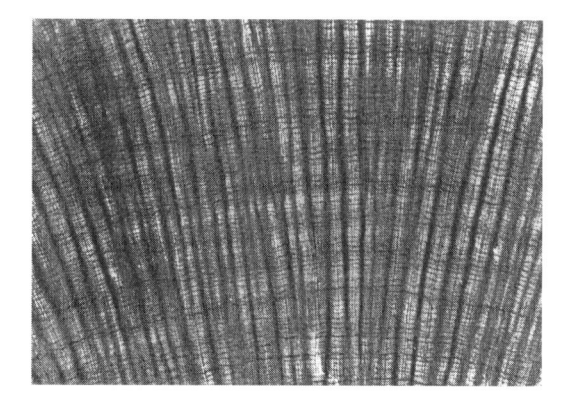

図4.9　六放サンゴのX線写真（縦の黒い線：サンゴ固体間の壁，横の縞模様：成長輪）[6]

く，緻密な縞模様となる．この現象は，サンゴの種類にもよるものと思われるが，熱帯地方のパラオ諸島のサンゴには年輪はみられない．しかし，緯度の高い地域に行くにつれて，この縞模様ははっきりとした年輪として現われる．ところが，海水の温度は大気とは異なり熱容量が大きいため，熱帯地方では温度の変化が少なく，このような縞模様は作られにくい．

　これをさらに詳細にみると，サンゴの骨格にはさらに細かなしわがみられる．サンゴの骨格は種類によって異なるが，骨格全体の外側にしわを作って成長するものもあり，肉眼でも観察することができる．これらのサンゴには，1年ごとに作られるしわの間に，さらに細いしわが刻まれている．この小さなしわが，1日ごとにできる日輪であるという．このような日輪は，サンゴの体内には単細胞の藻類が一緒に生息していて，互いに共生関係にあるために生じるのだといわれている．

　すなわち，この藻類は昼間太陽の光を受けて活発な光合成を行ない，サンゴには酸素が供給され，そのためサンゴは成長のための養分を貯えることができる．しかし，夜になると藻類の光合成は行なわれなくなるため，昼夜でサンゴの生活リズムが藻類との共生関係によって変化する．このような環境の変化に伴い，サンゴの骨格に縞模様が1日ずつ刻まれることによって，サンゴの日輪は形成されるのである．

4.4.3 宝石としてのサンゴ

宝石として珍重されているサンゴは，ベニサンゴをはじめ，日本近海産のアカサンゴ，モモイロサンゴ，シロサンゴなどであるが，宝石サンゴはサンゴの中でもごく限られた種類のものである．特に，モモイロサンゴの中で色調にむらのないサンゴは，ボケと呼ばれ最上級品として珍重されている．サンゴの美しさは，その色調とサンゴ独特の輝きである．宝石には，ダイヤモンドで代表されるように優れた硬さが売りものであるという先入観をもたれているものもある．しかし，動物であるサンゴの硬さは意外と軟らかい．

鉱物の硬さは，通常1から10の段階に分けられている．最も硬いダイヤモンドが10，水晶の原石である石英が7といったように区別している．そこで，このような指標を用いてサンゴの硬さを調べると，サンゴの硬さは真珠と同じ3.5と，その硬度は予想に反して低い（表4.2）．そのため，サンゴは他の宝石よりも傷がつきやすく，酸にも弱い．そこで宝石の硬さとその種類について調べてみる．

表4.2は，硬さを示す標準鉱物と，主な宝石の硬さを示したものである．生物が作る宝石であるサンゴ，またアコヤガイが作る真珠，そして樹木の樹液が化石となったコハクなどの硬さは，鉱物性の宝石に比べて軟らかいことがわかる．したがって，サンゴの魅力は深みのある輝きと，人工的には作る

表4.2 主な宝石のモース硬さ

硬度	1	2	3	4	5	6	7	8	9	10
標準鉱物	滑石	石こう	方解石	蛍石	リン灰石	正長石	石英	黄玉	鋼玉	ダイヤモンド
主な宝石			こはく		真珠・サンゴ	オパール・トルコ石	ひすい	トパーズ	ルビー	ダイヤモンド

4.4 サンゴと石材　(95)

ことのできない美しさであろうかと思う.

　装飾品として用いられている宝石サンゴは，種類の豊富なサンゴの中でも，海中深いところで高い水圧に耐えて生息しているため，緻密な構造になっている．しかも，このようなサンゴは採取量の少ないこともあって，その希少性により高価なものとして，その価値が高まっているのかも知れない．また種類の多いことから，サンゴにはその輝きにもそれぞれの種類によって独特のものがある．

4.4.4 石材としてのサンゴ

　サンゴ礁で囲まれた琉球の島々には，本州ではみられない多くの珍しい熱帯植物がある．バナナやパパイヤなどの果物は有名であるが，ガジュマルの大木やアダンの林など，また広々とした砂糖キビ畑などが，南の島の風景として目に浮ぶ．そのような中でも，石垣をめぐらした平屋の民家は琉球諸島の風物詩である．この1軒1軒を取り囲む背たけほどの沖縄の石垣は，本州でみる石垣と大変異なったものである（図4.10）．特に，毎年台風が襲うこの琉球諸島で，長い年月に耐えたこの石垣には，その素材に適した建築方法を造り出した，人間の知恵と経験による大きな秘密があるようにさえ思われる．

　この石材は灰色や暗褐色で，ところどころ白っぽく，孔だらけであり，表面の滑らかなものはほとんどない．また，このような間隙にはコケが生えてきれいに石を覆っているものもある．この石垣を詳細にみると，石全体が花模様のようにみえるものもある．この石垣の素材は六放サンゴ（イシサンゴ）が固まったもので，石サンゴと呼ばれる．また，沖縄本島には琉球の古都，首里城が

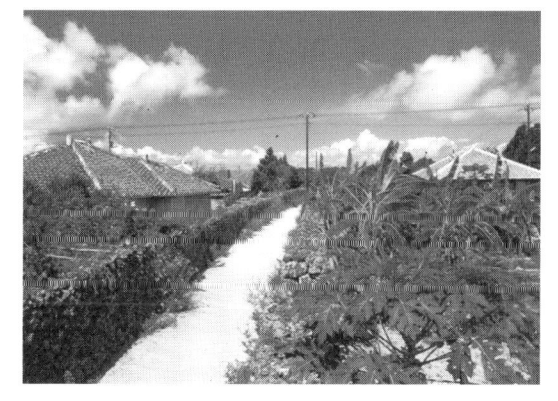

図4.10　沖縄本島の民家の石垣（石垣は琉球石灰岩）

第4章 動物の構造,形態と機能

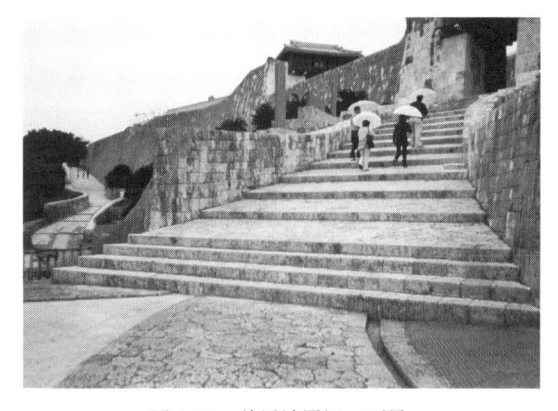

図4.11 首里城周辺の石畳

ある（按司時代から琉球王朝時代に建造）．小高い丘の上に建てられた天然の要塞であるこの城には，立派な城壁がはりめぐらされている．また，城の近傍には多くの石畳でできた細い道がある（図4.11）．このようなところにも石サンゴがふんだんに使われている．

　この石材は，琉球諸島では有用な土木・建築用の資材である．また民家の石垣を作っている石も，すべて石灰岩と呼ばれるもので，その一つ一つの石すべてが，サンゴの塊からできている．この石灰岩は，これを平らに切って表面を研磨すれば，建築物の素材として優れた特性をもつ石材として広く実用に供し得るものである．

　サンゴ礁の海には，サンゴ，二枚貝，有孔虫などのように，炭酸カルシウムの骨格をもつ生物が多い．このような生物の骨格が死がいとなって海中に堆積する．したがって，サンゴ礁の周辺には，このような石灰岩は大変多く存在する．しかも，この骨格同士が長時間（数万年あるいは数十万年）にわたって繰り広げられる化学作用によって，これらは互いにくっつき合い，やがて石となり，生物の一つ一つが化石となる．この石灰岩は，海中ばかりでなく，海の降起によって陸地にもその存在をみることができる．

　沖縄本島の東350 kmに浮ぶ大東島はサンゴ礁が隆起した島で，南北に分れたこの島には，海水を含む池も多く散在している．また沖縄本島の南（那覇市の南，港川）には，石灰岩を建築資材として切り出すための，何箇所かの大きな石切り場がある．この石材は港川石と呼ばれ，石灰岩の貴重な石材である．そして，石材として有用な石灰岩は生物の作った土木・建築用材料として，われわれの生活にも広く活用されている．

4.5 天然系繊維の活用

4.5.1 絹の魅力

蚕(カイコ)が育む蚕玉から得られる絹は，高級な天然系繊維として古くからわが国の繊維産業を支えてきた．そして明治の産業改革から，絹糸はわが国の基幹産業としても重要な役割を果たしてきた．絹が産業の原動力となったのも，絹には他の繊維にはない優れた機能的な特性があるからである．当時は，現在のような化学繊維もなかったことも，繊維産業の発展をもたらした大きな理由の一つであるが，それだけではない．絹には美しい光沢と，肌に触れたときの温かな感触とその上品さがある．

この繊維は非常に細くて長い．しかも，天然系繊維の中では最も優れた引張強さをもっている．また保温性にも優れ，水分吸収効果も大変優れている．繊維の細いことから，絹繊維は緻密な織物から地薄な織物まで，織布も様々なものが実用的に可能である．また，染色の容易なことも絹の特徴となっている．繊細な色調模様なども，絹でしか得られない芸術品的な価値をもったものである．

表4.3は，天然繊維と合成繊維とについて各繊維の引張強さ，伸びおよび衝撃破断エネルギーなどを示したものである[7]．絹の衝撃破断エネルギーは，合成繊維には及ばないが，天然繊維の中では最も機械的特性の優れた繊

表4.3 代表的な天然繊維，合成繊維の機械的特性[7]

繊維	特性	引張強さ (g/d)	伸び (%)	衝撃破断エネルギー (J/cm^2)
天然繊維	絹	4.0	20	1.34×10^2
	羊毛	1.8	50	3.99×10
	木綿	3.5	10	1.96×10
合成繊維	レイヨン	2.8	25	6.51×10
	ナイロン	6.0	30	6.07×10
	ポリエステル	5.7	25	8.57×10

維である．しかし，合成繊維が登場するに伴い，実用的な分野は合成繊維にとって代わったが，絹の織物としての優れた特性は合成繊維といえども，まだ絹ほどに満足のいくものはない．

ただし，生物の作り出す繊維であるだけに，耐候性に劣り，アルカリなどにも弱い．長期間の保存では黄褐色に変色するなどの欠点もある．しかし最近では，この絹製品の欠点も絹糸表面の加工技術，樹脂加工処理などによって少しずつ克服されつつある．そして一方では，ヒトの肌に触れる感触や光沢で優れた特性をもつ体にやさしい絹糸も，近年の科学技術の進歩によって生産可能なバイオ素材として注目されている．したがって，このシルクと呼ばれる絹繊維は，従来の織布として活用してきた繊維とはまた異なった新しい産業の展開を目指している．

4.5.2 絹フィブロイン水溶液の加工性

絹繊維は，蚕(カイコ)が作る純度の高いタンパク質より構成されている．そのため，絹は古くから新しい機能を秘めたバイオ素材として注目されていた．その結果，この絹タンパク質は繊維のほか，膜，粉末，ゲル，水溶液など，その形態や性状を自由に変えて成形することができる優れた特徴をもつことがわかってきた．そして，絹タンパク質のもつ優れた特性と機能は，このように形態を変え得ることで，その用途の拡大が期待されている．

このようなことから，絹に関する研究では，絹の構造や蚕の中での絹糸生産の工程などを，詳細に分析・解明することによって，絹タンパク質の新しい用途を探ることなど，新しい展開が進められている．この絹タンパク質の用途拡大の鍵は，絹フィブロインの水溶液が握っている．絹の水溶液は，蚕が糸を吐く工程をみると，その形態は体内では水溶液である．これをさらに詳細にみると，絹フィブロインは蚕の後部絹糸腺で作られ，これが中部絹糸腺に送られる．そこで新たに絹セリシンが分泌され，フィブロインは絹セリシンに覆われる．さらに，この２層構造の繊維素材は前部絹糸腺を経て，吐糸口から繭糸として吐き出される．すなわち，蚕の絹糸腺は絹フィブロインと絹セリシンより構成された絹タンパク質である．したがって，繭糸は２本のフィブロイン繊維が，ガム状のセリシンで被覆された複合構造を形成して

4.5 天然系繊維の活用

いる（図4.12）[8]．

通常，絹織物はこのセリシンを一部残して使用されるが，バイオ素材はこのセリシンを除去した内部の絹フィブロインがその素材である．またその主な用途には，化粧品素材，食品素材をはじめ，医療用として糖尿病診断用のセンサ膜，コンタクトレンズ，人工皮膚の素材などがある．そして，この絹糸から得られる純度の高い高タンパク質によって，様々な用途の展開が試みられている．

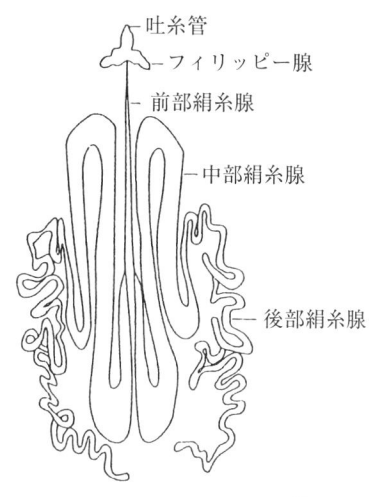

図4.12 家蚕の絹糸腺[8]

（吐糸管，フィリッピー腺，前部絹糸腺，中部絹糸腺，後部絹糸腺）

絹フィブロインは，水溶液とすることでランダム構造を形成し，これが刺激を受けることにより容易にその構造を変えることができ，いろいろの形状に成形できることが大きな特徴となっている．また，絹不織布のような単繊維の三次元的に交織した布が絹繊維で作られている．絹不織布の表面に酵素を絹フィブロイン水溶液とともにコーティングし，酵素を固定化することで，感度の高い酵素センサを作ることも可能である．

シルク入り化粧品をはじめ，皮膚にやさしい化粧品として，この絹フィブロインは多くの化粧品に配合されている．絹繊維を粉砕し，これをパウダー化粧品として用いている．これは，絹フィブロインを水溶液として高速でこれを撹拌することによって，平均粒径7～8μmの微粉末としたもので，この粉末は，特に保温性，展性，肌触りなどに優れていることから，ファンデーションなどのメークアップ化粧品の素材として広く用いられている

食品素材としては，絹フィブロインの主成分であるアラニンがアルコールの代謝を促進し，またグリシン，セリシンは血中のコレステロール濃度の低減効果など，健康食品の添加物としても注目されている．また，絹を水溶性粉末とすることで，食物の消化，養分の吸収性の向上など，消化器官などに

も優れた効果のあることが示されている．このように絹織物として広く用いられてきた絹糸は，その組成の分析により天然糸の新しい用途を目指す素材として大勢の研究者から注目されている．

4.5.3 微生物セルロース

生産可能な素材として地球上で一番豊富な有機高分子資源はセルロースである．このセルロースは，パルプの原料のほか，木材として活用されている．セルロースは，一般に高等植物によって作られ，木材などを構成する主要な成分となっている．この豊富な資源を見直して，もっと新しい利用方法がないかと様々な検討が模索されている．

一方，自然界で生育するこのセルロースを微生物に作らせる方法がある．この微生物は酢酸菌と呼ばれるもので，酢を作る元となっているものである．酢酸菌は，容器内の培地でこれを培養すると，培養液の表面にゲル状の物質が生成される．この主成分は，微生物の酢酸菌によって作られる「微生物セルロース」と呼ばれるものである．この微生物セルロースは，既に約1世紀ほど前に，英国の科学者ブラウンによってその研究結果が報告されたものである．そして植物から生産されるこのセルロースが微生物によって生成できることから，その生成メカニズムには多くの関心が寄せられたのである．

酢酸菌で作られるゲル状物質は，「フィブリル」と呼ばれる超微細な繊維（幅250～500Å，幅20～50 nm）が網目状になったものと，酢酸菌とで構成されている複合体である（図4.13）[9]．このフィブリルはセルロースでできていて，その太さ

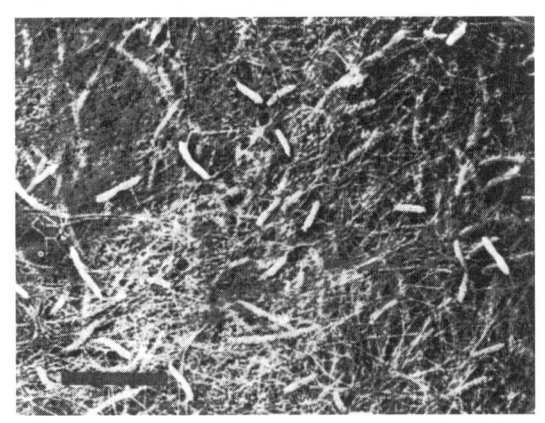

図4.13 酢酸菌で作られたゲル状物質の電子顕微鏡写真〔超微細な繊維（フィブリル）の網目構造．棒状体は酢酸菌．バーの長さは10 μm〕[9]

は綿やパルプを構成する繊維の約 1/1 000 と細い．微生物セルロースは，植物セルロースなどに比べて，このフィブリルが束ねられた構造でなく，1 本ずつがバラバラに存在するため，極めて細い構造になっている．そして，酢酸菌の作るセルロースは植物セルロースと一次化学構造は同じであるが，高次構造は異なり，純粋なセルロースのみで作られている．

また，このような構造をもつゲル状物質は，引張強さの高い優れた機械的特性をもっている．これをガラス板に貼り付けて乾燥すると，シート状のものを容易に作ることができ，このシートによってそのゲル状物質の物性を詳細に調べることができる．このシートの弾性率は 16〜18 GPa と，プラスチックに比べて 5〜10 倍ほど高い．さらに，このゲル状物質やシートを，アルカリ溶液や漂白剤で洗浄処理すると，弾性率は 30 GPa ほどに増大させることができる．したがって，微生物セルロースで作られるシートは軽量性に優れた弾性率を有するため，弾性率を比重で除した比弾性率はほぼ金属材料に匹敵する．

そのため微生物セルロースのシートの優れた物性には，多くの関心が寄せられている．そこで，微生物セルロースに関する種々の構造分析の結果を示すと次のとおりである．

（1）微生物セルロースを構成するフィブリルは，幅 20〜50 nm と極めて細い．この細いフィブリルがゲル状物質からシートを作るときに，フィブリル相互が水素結合することによって強く結着し，剛性の高いシートとなる．

（2）繊維の特徴は，フィブリルの線配向性と面配向性である．ゲルに物質を面固定して乾燥させる際，フィブリルはシートを固定した面に平行に配向する．またこのようなことに加え，フィブリルで構成された薄膜は厚さ 1 μm と薄く，これが何層にも重なった積層構造を形成する．

（3）ゲル状物質から作られるシートは，フィブリルの網目構造を形成しており，相互に絡み合った緻密な構造となっている．

そこで，このような微生物セルロースを用いたシートの応用が注目されている．軽量で高い剛性をもつこのシートは，スピーカの振動板として利用されている．特に，音響関係に用いられる振動板は縦波伝播速度が高く，内部

損失の大きいことが必要条件である．比弾性率の高いこの素材は，縦波伝播速度が高く，特に高音域での再生特性がよい．

一般に，比弾性率の高いアルミニウム合金やチタン合金では，内部損失が小さいことが実用に当たって問題である．一方，このシートは内部損失の大きいことで残響音が速やかに吸収され，雑音が少ないなど，音の再現性にも優れている．そのため，微生物セルロースからできたシートは，これを振動板として使用することで音色の良い，非常に自然音に近い音が再生できる．そのため，このようなシートは高級ヘッドホーン用および高級スピーカ用などの高級音響製品の音響振動板として広く実用に供されている．

4.6 生物の接着機能

4.6.1 貝の優れた接着力

最近，機械や構造物では小型化・軽量化が盛んに行なわれている．このようなニーズに応えるために，接着接合は欠かせない技術である．特に，接着は面で接合するため，応力集中も少なく，車輛や高層建築などの軽量化の要求される建造物では，特に接着接合に期待するところは大きい．また最近では，接着が難しいとされていた水分をたくさん含む生体の接着や，水中での接着などにも新しい接着技術が展開されている．

しかし，接着の最も難しいとされている水中で，特に接着を得意とするものとしてフジツボ類，ホヤ類などのほか，多くの付着生物がいる．このような生物は，自分の生命を維持するために海中の岩をはじめ，水中に存在する様々な物に付着する．この接着力は大変強力なもので，舟艇，船舶などの船底に付着し，船の航行を妨げ，造波抵抗を増大させるやっかいな存在である．またこのような付着生物は，海岸に建造されている建築物の周辺や，水の出入りする取水管，排水管などを閉塞させ，われわれの社会生活にも大きな損失を招いている．

このようなことから，付着生物の強固な接着は，これを取り除くためにも大変な苦労が強いられている．そのため，この付着生物を被着物からはく離させることばかりでなく，この強固な接着力を人為的に発現させ，これを工

業材料の接着に活用させるためにも，付着生物の接着のメカニズムには大きな関心が寄せられている．また，このような付着生物の強力な接着は岩礁に打ち寄せる激しい波に耐えて生命を維持するためのもので，この強力な接着強さには何か秘密があるものと考えられる．このようなことから，付着生物の接着に関する研究は，難接着と考えられている水中での接着を可能とした接着であるだけに，付着生物の接着機構の解明には多くの研究者が関心を寄せている．

そこで，付着生物の中でも代表的なものの一つである，ムラサキ貝の接着についての研究を紹介する．ムラサキ貝の類は，ムール貝などと同じ外来種の二枚貝である．明治時代に日本にもち込まれたこの貝は，その後十数年の間に急速に繁殖し，今では日本の沿岸ではごく普通にみられる貝である．この貝は，海岸の岩礁や岸壁，防波堤などに強固に貼り付いている黒っぽい貝であるというと，すぐ思い出す人も多いかと思う．この貝が付着する機構は，カキやフジツボのように殻を岩などの表面に付着させるのではなく，「足糸」と呼ぶ糸を，数本から，ときには数百本ほど周りに貼り付かせ，殻を岩に固定させるのである．足糸は，糸の部分と吸盤のような形をした「面盤」とからできている（図4.14）[9]．この面盤が岩などに付着する接着の役割を果たしている．しかもこの面盤は，岩ばかりでなく，金属，コンクリート，プラスチックといったあらゆる材料に付着できる．このように，ムラサキ貝は被着材を選ぶことなく接着するので，この面盤には，どのような物体にも接着できるような体液を被着材表面に放出して，接着を可能にするような不思議な機能があるのではないかとさえ思われているのである．

このような接着では，

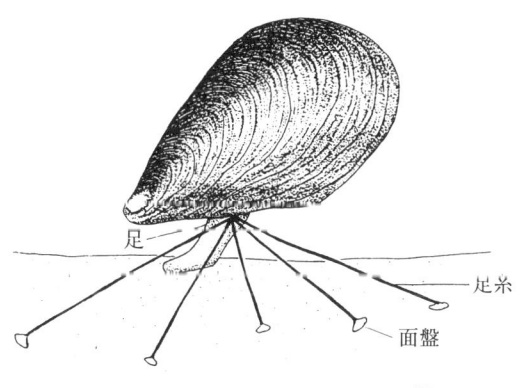

図4.14 ムラサキ貝の足糸と面盤[9]

生物が被着材の種類を区別して特殊な体液を被着面に出しているのか，それとも被着材の種類に関係なく接着できるようなプライマーのような役割をする物質がこのような接着を可能にしているのか，その正体はよくわかっていない．また強力な接着力により，これを被着材からはがそうとすると，面盤の糸の部分は切断されても，面盤は被着材からはがれることなく，強固に付着している．この足糸はタンパク質で構成されているが，岩に貼り付いた足糸は，水ではもちろんのこと，酵素や溶剤をもってしても溶けることがなく，簡単には精製できない．そのため，接着の秘密であるこの足糸の分析には多くの研究者が関心を寄せている．

このタンパク質は，第1，第2，第3のタンパク質という，それぞれ異なったタンパク質が機能していることがわかっており，これらがタンパク質のファミリーを形成していると示唆されている．そして，このタンパク質が面盤に存在して，接着の重要な役割を果たしていると考えられているが，まだその詳細な機能とその役割については解明されていない．

またこの種の研究には，アワビの強い接着力について研究したウェイト教授（米国）や，山本浩二教授（信州大）らの研究がある[10]．アワビの接着面に形成されるタンパク質の構造を分析して，その構成成分であるアミノ酸の種類や，その並び方が接着に重要な役割を果たしているといわれている．また，これと同じ組成をもつタンパク質を化学的に合成して，接着剤として再現しようとする試みもある．同研究グループではイガイ類の接着の状況を調べているが，接着の秘密はムラサキ貝と同じで，足糸（長さ2～3cm）と面盤（直径2～3mm）による付着機構が重

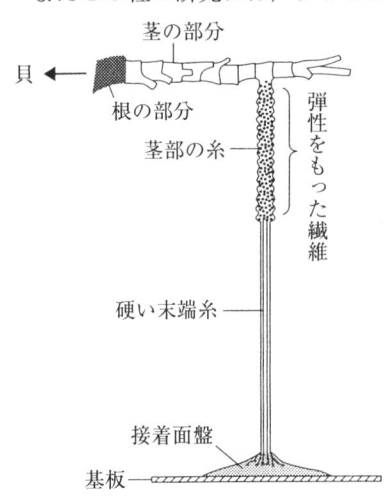

図4.15　イガイの足糸の構造（足糸は2～3cmの長さで，糸の数は種類によって数本から1000本に及ぶ）[9], [10]

要な役割を握っていることには異論のないところである（図4.15）[9],[10].

これを形成する接着性タンパク質は，最長で80の繰返しをもつデカペプチド（10個のアミノ酸単位）である．また付着生物のこのような接着は，化学的というより，むしろ物理的な接着に依存するもので，このような接着が生物の付着性を自由に制御できるようにさせていると考えられている[10]．そして，付着生物のこのような接着の機構は，接着を可能とするタンパク質系素材の開発をするための糸口となるかも知れないと期待されている．また，付着生物のこのような実態はまだ解明されないところも多いが，接着の可逆性と水中での接着に重要な機能を果たしている足糸と面盤と，これを構成している接着性タンパク質などに，その秘密があるのかも知れない．

4.6.2 付着生物と接着剤

付着生物の接着における足糸と面盤とによる接着のメカニズムは，工業用接着剤にも応用できそうである．すなわち，接着剤に接着の機能を付与するためには，足糸のような変形を許容することのできる緩衝的な機能が，接着には重要な役割を果たしているといえる．そのため，緩衝機能については工業用接着剤でも接着の重要な役割を担うものとして注目されている．

そして，このような接着の機構を取り入れた接着剤を「粘接着」と呼んでいる．これは，接着と粘着とのそれぞれの利点を活用したものであり，VHB（Very High Bond）と呼ぶアクリルフォームを用いた接合材である．この接合材は，住友スリーエムが実用化したものであるが，同種のものは日東電工（商品名：hyper joint tape）からも市販されている．この接着剤は，粘着剤の短時間接着と，接着剤の強力な接着強さとを活用したもので，構造用接着剤として広く実用に供されている．

この接着剤の秘密は，足糸と面盤との構成で行なっている緩衝機能として，接着層にアクリルフォームを介在させていることである．図4.16は，VHB接合材の構成を示したものである[11]．このアクリルフォーム基材は，アクリル酸エステルを重合したポリエステル酸エステルの共重合体を発泡体の構造としたものである[11]．これは，接合材を構成する基材の両面に優れた耐候性をもつ均一な感圧粘着剤を塗付したもので，シリコーン処理した平面

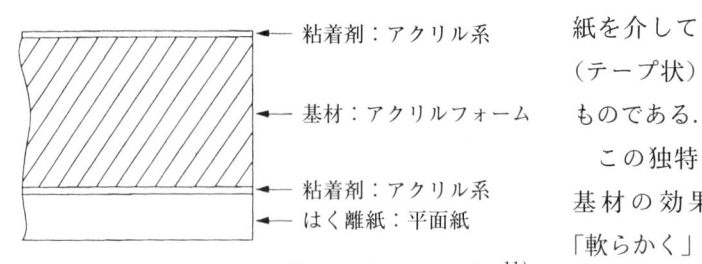

図4.16 アクリルフォーム接合材（VHB）の構造[11]

紙を介してロール形状（テープ状）に成形したものである．

この独特のフォーム基材の効果によって「軟らかく」かつ「強靭」に接着するという相反する接着性能を実現させた．したがって，従来の接着剤になかった短時間接着で，しかも強靭な接着力を発現させることができた．また，このような接着機構を介在させることによって，強固なはく離強さを付与させることができたのも，接合材の大きな特徴となっている（表4.4）．

特に，この接合材の優れた接着強さは，粘着剤の濡れ面積をわずかな加圧力で短時間に増大させることによって発揮できたことである．その秘密は，粘着剤が細い間隙や凹凸部に流れ込んで，VHB自身が被着材との界面に侵

表4.4 接合材の被着材別の はく離接着強さ〔単位：kN／m（kgf／cm）〕

接着体	接合材 一般用		耐可塑剤用	備考
	4950	4930	4945	
ステンレス（SUS 304）	6.7（6.8）	4.9（5.0）	6.7（6.8）	フォーム破壊
スチール（SPCCB）	6.7（6.8）	4.9（5.0）	6.7（6.8）	フォーム破壊
アルミニウム（H 4000）	4.5（4.6）	3.2（3.3）	4.1（4.2）	界面破壊
塗装スチール（ポリエステル系）	3.2（3.3）	2.9（3.0）	3.0（3.1）	界面破壊
ABS樹脂	3.1（3.2）	2.5（2.6）	3.3（3.4）	界面破壊
PP（P-900 プライマー使用）	4.3（4.4）	3.5（2.6）	2.7（2.8）	界面破壊
アクリル樹脂	3.1（3.2）	2.5（2.6）	3.5（3.6）	界面破壊
硬質塩ビニール	4.0（4.1）	3.1（3.2）	6.4（6.5）[a]	界面破壊
軟質塩ビニール	3.5（3.6）	2.9（3.0）	5.3（5.4）[a]	界面破壊
軟質塩ビニール（80℃×6h）	1.8（1.8）	1.6（1.6）	5.1（5.2）[a]	界面破壊
ガラス	3.5（3.6）	3.2（3.3）	3.4（3.5）	界面破壊

注）各種被着体VHBを特殊アルミ箔（130μm）を介して10kgローラにて圧着し，72h室温放置後，90°方向に300mm／minの速度で引きはがした際の接着力を示す．
フォーム破壊（一部界面破壊）

入し，接着面を埋めていく機構によるものである．また，この接着剤は粘着テープと同様に必要な幅に加工されており，あらかじめ貼り合わされたはく離紙をはがして必要な部分が貼付できるよう，作業性・操作性にも工夫されている．しかし最近の資源の有効利用では，この廃棄されるはく離紙を用いない接合材の開発も検討されている．

　アクリルフォーム材の代わりに，緩衝材として「微小球粘着剤」を用いたものがある．この粘着剤は，接合材のように構造的な分野に使用されるものではなく，ラベルやメモ用紙などの接着に用いられるものである．この粘着剤の特徴は，何といっても接着の可逆性を実現させたことである．接着の可逆性には，これを繰返し使用するため，接着力の持続性と耐久性が要求される．すなわち，このような接着では，繰返しの接着やはく離の繰返しに耐えるものでなければならない．またこのような，接着には接着の可逆性を期待する用途も多い．

　この粘着剤は，「ポストイット®」（住友スリーエム）と呼ばれており，従来の製品とは異なり，粘着剤を小さな粒状にして，それにガラスビーズを並べたような構造となっている．粘着剤に添加させる微粒子の直径や形状などにも物理的な因子を上手に工夫することにより，十分実用に耐える製品として開発されたものである．粘着剤と紙との接触面積が小さいために簡単にはがせ，接着剤の耐久性の向上にも寄与している．

　このように付着生物の接着から得られた接着の機能は，これをさらに詳細に調べることにより，工業用接着剤の開発にも積極的に応用し，実用性を高めることによって，さらに新しい技術の開発に活用できればと大いに期待されているものである．

4.7　天然系接着剤

　天然系接着剤として，有史以来，道路や建築物などの無機系材料を対象とした接着剤に天然アスファルトがある．しかし，この接着剤のほか生物由来の接着剤は多く，様々な分野に応用されている．その中には，動物の骨や動物の乳汁に含まれるタンパク質を素材とした接着剤がある．このような接着

剤は，古くから木材用の接着剤として仏像をはじめ多くの被着材に適用されてきた．

また20世紀に入ってからは，血液の凝固機序に従った接着剤として，新たにフィブリン接着剤なども生体用接着剤として開発され，生物由来の接着剤として注目されている．そして，このような接着剤は化学反応型の高分子系接着剤と区別し，生体材料や天然材料から注出された接着剤として，優れた生体適合性や環境にやさしい天然系接着剤として広く実用に供されている．

4.7.1 天然アスファルト

天然アスファルトが接着剤として使用されていたことを知る人は少ないと思う．天然アスファルトは，既に紀元前2万年頃から，接着剤として使われていた．現在では，道路舗装をはじめ，防水用，電気絶縁用などとして，接着の機能を活用した用途に用いられている．特に，舗装用アスファルトは再生して繰り返し利用できる有効な道路用の素材として広く実用に供されている．

この石油を原料とするアスファルト接着剤は，自然界に存在する天然系接着剤として古くから使用されてきた．わが国では，天然アスファルトを使って，狩猟用の槍などに石を付けたものや，土偶の補修に用いたものなどが縄文遺跡から発掘されている．

天然アスファルトが大規模に使用されたのは，紀元前3800年頃，チグリス・ユーフラテス河流域（現在のイラク）に栄えたメソポタミア文明である．この地は，現在では大規模な石油の産地である．当時としても，天然アスファルトが豊富に産出されたこともあって，天然アスファルトは接着剤として「物と物とをくっつける手段」として活用された．イラクのウル地方で出土した紀元前2700年頃の「ウルのスタンダード」の壁画には，貝殻や宝石がこの天然アスファルトで接着されており，今なおはがれることなく維持されている．

古代メソポタミア文明は，その後，古代バビロニア帝国へとその技術が継承され，天然アスファルトも建築用接着剤としてレンガの接着をはじめ堅牢な建造物の接合材として活用された．またレンガを敷き詰めた道路なども，

この天然アスファルトを用いて固めたものである．

　旧約聖書に出てくる「バベルの塔」は，古代メソポタミアの人々に語り継がれていた物語の原形だとされているが，その実在が古代バビロニア帝国の首都バビロンで確認されている．天然アスファルトを用いたこの建物の建造技術は，その優れた接着力によって実現したものである．

　このように，天然アスファルトは現在でも道路舗装用の結合材として広く用いられており，しかも再利用可能な素材であることを考慮すると，天然アスファルトの活用にも，さらに新しい道が拓けるのではないかと思われる．

4.7.2 にかわ系接着剤

　動物の結合組織である皮や骨，腱などに含まれるタンパク質であるコラーゲンを加水分解して得られたものに，にかわゼラチンがある．にかわとゼラチンは本質的には同じものなので，動物の結合組織であれば，すべて接着剤として機能するものである．このにかわゼラチンは大量に入手可能であるということから，主にウシ，ブタなどの骨や皮などから採取される．このようなゼラチンが，なぜ接着剤として使用できるかというと，それが動物の結合組織を支える素材で，かつにかわ溶液は加熱により，溶融状態（ゾル）となり，冷却するとゼリー状態（ゲル）に変化するためである．すなわち，ゾル-ゲル変化の機能をもつことに依存する．しかも，このような変化が可逆的であるため，このゼラチンは接着ばかりでなく，はく離の容易な接着剤としても大いに期待されている．

　また，にかわ接着剤の特徴は，優れた初期接着性をもち，かつ硬化時間の短い短時間接着が可能である．したがって，このような特性を生かして，合成系接着剤の汎用化されている現在においても，紙工品用接着剤として広く使用されている．そこで，このにかわ接着剤の特長と欠点を列挙すると下記のとおりである．

　まず，長所として次の点が挙げられる
(1) 紙や木材などの親水性多孔質材料に対し，優れた初期接着性をもつ．
(2) 溶媒が水のため安全性が高い．
(3) ゾル-ゲル変化による加熱溶融，再利用が可能である．

(4) 乾燥皮膜は耐劣化性に優れている．
(5) ゼラチンの物性が容易に制御でき，操作性に優れている．
(6) 改質剤の適用が容易で，生分解性である．

一方，欠点としては次の点が挙げられる．
(1) 可逆性をもつホットメルト接着剤が熱に弱いように，水溶性のため，耐水性・耐湿性に劣る．
(2) 動物タンパクのため，にかわ溶液は微生物により加水分解し，物性の低下を招く．

しかし，にかわゼラチンは接着剤としてその長所を生かし，広く実用に供されている．

にかわ接着剤は，これを棒，板，粒子，または粉末とした乾燥にかわと，ゼリー状としたコンパウンドグルーと呼ばれるゼリーにかわとに分類される．乾燥にかわは，1.5〜3倍の水に一昼夜浸漬させ膨潤した後，湯煎上で約60℃に加熱溶解して使用する．しかし，乾燥にかわは保存性や作業性などに問題のあることから，コンパウンドグルーがにかわ接着剤の主流となっている．コンパウンドグルーは，にかわゼラチンと水のほか，消泡剤，防腐・防かび剤，可塑剤などを配合し，接着剤としての機能を付与させることによって広く使用されている．特に可塑剤は，皮膜の柔軟性付与や製品の反りなどを防止させるだけでなく，接着性，タック性の向上，オープンタイムの調剤としても有効に機能を発揮する．

4.7.3 カゼイン接着剤

カゼインはリンタンパク質の一種で，動物の乳汁に含まれる主要なタンパク質である．したがって，多数のアミノ酸がペプチド結合（-CO-NH-）によって遂次結合した高分子化合物である．牛乳中にカルシウム塩が含まれるカゼイン（約3％ほど）を得るには，牛乳中に酸を添加することによってCaを分離し，カゼインだけを凝固沈澱させ採取する．

カゼインは，にかわゼラチンと異なり，冷水に溶解せず，アルカリ水に可溶する性質をもっている．したがって，接着剤の用途としてビール瓶のラベル用として広く使用されている．特にビール瓶のように，使用後，回収・洗

浄し，何回も再利用されるようなリターナブル瓶の接着に使用されている．カゼイン接着剤は優れたラベル接着性をもち，かつ高速接着性・耐水性などに優れた特性をもつため，従来のデンプン系接着剤に代わって広く実用に供されている．ラベルの種類としては，アルミ蒸着ラベル用やアルミラミネートラベル（アルミ箔ラベル）用として多く使用されているが，紙ラベル用としては余り用いられていない．

このように，天然系接着剤は優れた特性をもつものの，合成樹脂系接着剤の発達によってその用途は縮小傾向にあった．しかし最近になって，天然系接着剤は環境保全の立場からも脚光を浴び，生分解性であるなどの理由も手伝って，天然系接着剤に寄せる期待も大きく，各分野から注目されている．

4.7.4 フィブリン接着剤

(1) 軟組織の接着

生体用接着剤には血管や皮膚などの軟組織を対象とした接着剤がある．軟組織を対象とする接着剤は，骨や歯を対象とする硬組織の接着剤と異なり，生体との接着性に優れ，接着固化したのち生体内に吸収され，生体に為害性のないものでなければならない．しかし，軟組織を対象としている汎用のシアノアクリレート系接着剤は，高分子系接着剤のため体内での接着強さはあるものの，生体吸収性を満足するものではない．そこで生体由来のフィブリン接着剤は，このようなことから軟組織を対象とする生体用接着剤として大きな期待が寄せられている．

このフィブリンまたはフィブリノゲンを含む物質は，古くから生体損傷部の接着や止血などに試みられてきた．その後このような研究は，1910年頃からフィブリンの止血作用，実験的な神経接合，ヒトの植皮片の固定などを対象に注目され始めたが，基本的には十分な接着強さが得られないこともあって，新しい展開とはならなかった[12]．しかし1970年になって，Matrasら[13]が濃縮フィブリノゲンを用いたウサギ座骨神経断端の接合に成功したことで，再度フィブリン接着剤の医療分野での応用が盛んに行なわれるようになった．

生理的組織接着剤として用いられているフィブリン接着剤の有用性・有効

性について考えると，この接着剤は，止血機構のうち二次止血の機序に基づく止血剤を応用したもので，血小板や凝固障害に関係なく接着効果が期待できる．また，液状接着剤であることから，凹凸部や創部の深部にも適用が可能である[13]．さらに，この接着剤は生体にとって異物でないため，生体との組織親和性も高く，1週間程度で生体内に吸収され傷害を残さない．

しかし，フィブリン接着は二次止血の機序を応用した接着剤のため，出血量が多い場合には，その対応が難しく圧迫止血とならない．このような場合には，接着機能を補助するため，他の接合方法との併用により接着効果を高めることが必要である．また，フィブリン接着剤は，止血機序を基本としているため，血栓内への混入を避けなければならないことのほか，血液製剤であることからウィルス感染にも十分な配慮が必要である．

(2) フィブリン接着剤の応用

フィブリン接着剤は，表4.5に示すように，シアノアクリレート系接着剤に比べて，その接着強さはかなり低い．したがって，例えば消化管の結合など，高い接合強さの要求される部位では，接着剤による接着接合と縫合との組合せによる接合方法が実用化されている．また，フィブリン接着剤はこれまでの縫合接合のように，組織から血液や体液，体内ガスなどが漏出し，他に適切な処置法のないような場合においても適用が可能である．そのため，肝臓外科，肺外科，心臓血管外科および産婦人科領域における手術などにも用いられている．

このように，フィブリン接着剤は外科系領域で汎用されているが，その主な用途は，表4.6に示すように，手術時の血管や臓器からの出血を短時間で止める効果が期待されている．したがって，消化器，胸部外科，脳神経外科，形成外科，産婦人科，泌尿器外科，眼科などのほか，肺や鼓膜の穿孔部を筋膜片などで閉鎖するなど，その応

表4.5 フィブリン接着剤の接着強さ（1分後）

接着剤	gf / cm^2
アロンアルファ®	900 ± 173
バイオボンド®	42 ± 10
フィブリングルー	93 ± 14
NBCA / p (D, L-LA-co-ε-CL)	
90 / 10	1 313 ± 430
85 / 15	1 004 ± 357
80 / 20	427 ± 70

表4.6 フィブリン接着剤の臨床応用

消化器外科	消化管吻合部補強・閉鎖・止血,胆汁漏出の防止
心臓血管外科	微小血管吻合,代用血管の封鎖,吻合部針穴からの出血の止血,人工心肺後のヘパリン血の止血,血管吻合部の補強,血液の漏出防止
脳神経外科	肺切除後の空気漏れの防止,気管支傷の閉鎖,胸膜接着
産婦人科	卵管端吻合,腹膜,筋膜接着
形成外科	植皮片・創傷被覆保護材の貼付,創面保護,口腔粘膜・軟骨・骨接着,筋と骨接着,止血,充填,閉鎖,外傷性鼓膜欠損の閉鎖
整形外科	小骨片接着
泌尿器科	腎臓・尿管接着
その他(外科)	実質臓器の接着,肺切除面の止血

用範囲は広く多岐にわたっている.

また,フィブリン接着剤はシアノアクリル系接着剤と異なり,最終的には生体内に吸収されるので,吸収の度合は部位によって多少差はあるが,一般的に約1カ月間位の期間で,組織の修復とともに吸収されなくなっていく.

さらに,この接着剤は,創部に対して膠着性を示すフィブリンの現象を利用するだけでなく,繊維芽細胞の増生,毛細血管の新生など,臓器の修復に寄与することでも知られている.このようなことからフィブリン接着剤は,生体用接着剤として将来的にも大いに期待されている接着剤である.

4.7.5 ウルシ(漆)接着剤

ウルシは,輪島塗りで代表されるように,現在では塗料としての用途が一般的である(5.5参照).ウルシの原料はウルシの木からとれる樹液である.ウルシは,金箔を貼る接着剤として古くから仏像などの装飾や修復などに用いられてきた.金箔の接着では,ウルシ接着は京都にある有名な金閣寺の外装にふんだんに使われている.

一方,仏像の製作にはウルシは接着剤として欠かせないものであった.仏像の作り方に「乾漆(かんしつ)」という技法がある.これは,麻布にウルシを塗って重ねてから型を抜くもので,平安時代にはこの技法が多く行なわれた.興福寺の阿修羅像などはこの技法によるものである.その後,「寄せ木つくり」とい

う技法が行なわれるようになった．この方法は，仏像の手足など，部分部分を別々に作って接着で貼り合せるもので，ウルシの接着剤が用いられた．

ウルシは，植物の樹脂であるため木材との相性もよく，日本や中国といった「木の文化」を中心とする国では，木材用の接着剤として好んで使われた．また，木工用接着剤としてウルシとにかわを混ぜて使うことも広く行なわれていた．植物性と動物性の接着剤を混ぜたこの接着剤は，いずれも強い接着強さをもつものである．したがって，仲のよい間柄のことを「膠漆の交わり」というのも，古くからこのような天然系接着剤が，広く使用されていたことを物語っているものである．

ウルシは，このように接着剤としての歴史は古く，塗料として用いられるようになったのはその後のことである．このように，ウルシは天然系接着剤として優れた接着特性をもつものとして，十分に検討する余地のあるものと思われる．

4.7.6 澱粉糊

家庭用接着剤として最も馴染みの深いものに澱粉糊がある．これは，わが国が稲作文化圏に属していることと無縁ではない．米を主成分とするこの接着剤は，古くからわれわれの生活には身近なものであった．特に紙を被着材とする接着は，合成樹脂系の接着剤が汎用されている現在においても，澱粉糊はわれわれの生活には欠かせない接着剤である．古くは，米を蒸した「おこわ」のようなものが主食であった．この蒸した米を押しつぶしたものが糊の原料である続飯として用いられた．

このほか，軟らかく炊いた粥を姫飯といって，このような糊を特に姫糊として平安時代の頃から愛用されていた．また，このような澱粉糊は紙の接着剤として特に優れたもので，小麦粉を水で煮て作った糊も澱粉糊の一種である．障子貼りに用いられたこの澱粉糊は，刷毛で塗りやすく，粘り直しもでき，しかもはがすときには水で濡らせば，はがれるという障子貼りには最適な接着剤である．

そのほか澱粉糊の用途は広く，現在でも洗濯糊のほか，傘貼りの接着剤としても用いられている．この澱粉糊は，雨に濡れるとはがれるものの，これ

を傘貼用の接着剤として古くから使用してきた．これには，先人が試行錯誤の末みつけた接着の秘密がある．それは，この糊には柿の渋が入っており，渋の作用によって水にも強い澱粉糊が，実用化されたというわけである．このように，わが国では植物由来の接着剤として，澱粉糊は優れた特性をもつ接着剤として広く実用に供されている．

参考文献

1) 傾斜機能材料研究会〔(社) 未踏科学技術協会 (編)〕: 傾斜機能材料 (1993) p. 34.
2) Heinrich Hertel : Structure Form and Movement Reinfold Pub. Co. (1963) p. 30.
3) E. N. Marieb : Human Anatomy and Physiology Laboratory Manual, The Benjamin / Cummings Pub. Co. Inc. (1985) p. 57.
4) 瀬尾 寛 (松永 是・本宮達也 編著): バイオ素材のはなし―第2版, 日刊工業新聞社 (1996) p. 73.
5) 目崎茂和・小橋川共男: サンゴの海, 高文研 (1989) p. 93.
6) 森 啓: サンゴふしぎな海の動物, 築地書館 (1986) p. 75, p. 115.
7) 小松計一: シルクへの招待, サンエンスハウス (1997).
8) 山中 茂・朝倉哲郎 (松永 是・本宮達也 編著): バイオ素材のはなし―第2版 (1996) p. 9, p. 21.
9) 井上広滋 (松永 是・本宮達也 編著): バイオ素材のはなし―第2版, 日刊工業新聞社 (1996) p. 251.
10) 竹本喜一・三刀基郷: 接着の科学, 講談社 (1997) p. 168.
11) 海老原康: 1994年度 構造接着委員会報告 (1995 - 5) p. 14.
12) I. M. Taylor : Sung - Gyonnec, Obst. (1943) ; 76 ; p. 366.
13) H. Matras et al. : Wen. Med. Wochenschr (1972) ; 122 : p. 517.

第5章　植物の構造と機能

　植物は，動物とは異なり静止した状態で，自然界に耐えて生命を維持している生物である．そのため，植物は運動機能をもつ動物とは異なり，自然界での気象現象の変化や激しい風雨などの厳しい環境に耐えなければならない．したがって，植物にはこのような生育する環境の違いにより，植物特有の機能や優れた物性が培われている．また，植物は動物と同じように，このような外的因子に対応することで，木材や竹材のようなすばらしい天然材料を生み出している．すなわち，植物といえども，生物特有の外的因子に対して感知，修復機能や情報機能を発揮して，厳しい自然界に耐えている．

　ここでは，木材や竹材をはじめ，われわれが生活の中で利用している植物の構造や物性などについて検討する．特に，植物は木材や竹材で代表されるように，これを工業材料として活用しようとする試みは古くから行なわれてきた．これも，木材や竹材が優れた特性と機能をもつ材料であるからである．またそのような中で，人間は木材や竹材をはじめ，多くの自然が生み出す植物資源を人間の知恵により利用し，活用してきた．ここでは，われわれが日常生活の中で利用してきた木材や竹材ばかりでなく，そのほかの多くの植物について，それを構成する組織や構造などについて，生体材料と種々の植物との関わりについて検討する．

5.1　木材の構造と物性

5.1.1　木の種類と生態

(1) 木の生態

　わが国は気候が温暖で，かつ適当な雨量にも恵まれているため，森林資源に大変恵まれた環境にある．したがって，木材資源に恵まれていることもあって，わが国には世界でも最大の木造建造物といわれる東大寺の大仏殿（高さ48 m，間口57 m，奥行50 m：図5.1）をはじめ，多くの国宝級の木造建造物をみることができる．しかし最近では，このような建築用木材も樹木の乱伐によって国内では十分まかないきれず，北欧やカナダからの輸入材に頼らなければならない状況になっている．また合成木材は，このような状況を少

しでも緩和させるために考えられた木質系の人工材料である．このようなことからもわかるように，木材の有効利用のためにも天然材料を活用するための新しい技術開発が大いに期待されている．そこで，このような優れた特性をもつ木質材料の組成と構造について考える．

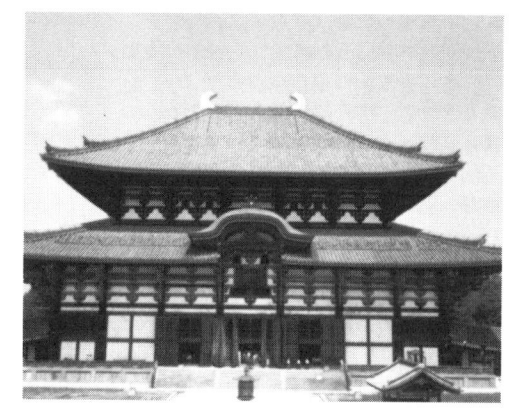

図5.1 東大寺大仏殿

　木は，根，幹（茎），葉の三つの要素で構成された天然材料である．「木に竹を接ぐ」といった言葉が異種材料の特徴的な組合せとして用いられているように，木は竹と異なったものである．木は，竹などと異なり成長が遅い．しかし木には，樹齢300年を数え，高さ30 m，直径5 mを超えるような天然記念物となっている屋久杉のような大木もある．このように，木は竹とよく比較されるが，竹は竹の子から急に成長して数カ月で竹本来の姿となり，木のような形成層もなく年輪もない．そのため，竹は木と草との中間にあって，より木に近い植物であると考えられている．また木は，竹や草などに比べて寿命が長く，大きくなるのに適した構造をもっている．

(2) 針葉樹と広葉樹

　樹木は，大きく針葉樹と広葉樹に分けられる．広葉樹は，冬になると葉を落す落葉広葉樹と，1年中葉をつけている常緑広葉樹とに分けられる．針葉樹は中心に真直ぐに伸びた幹があり，そこから枝が周囲に張り出している．葉の形は，マツやスギのように尖ったものや，ヒノキ，アスナロのように鱗片状となったものがある．

　一方，広葉樹は幹が途中から枝分れしているので，幹と枝との区別をつけられないものが多い．広葉樹の葉は針葉樹に比べ幅広で，繁ると全体が丸い形になって，その外形も針葉樹とは異なっている（図5.2）[1]．しかし，例外

第5章 植物の構造と機能

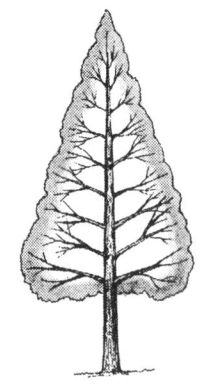

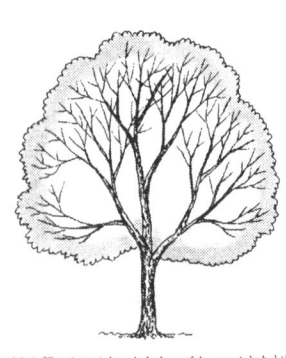

(スギ, ヒノキ, モミ, シラベ, アカマツなど)　(カシ類, クスノキ, ケヤキ, ブナ, エノキなど)
(a) 針葉樹　　　　　　　　(b) 広葉樹
図5.2　針葉樹と広葉樹の樹態[1]

的には柳のように広い葉をもった針葉樹もある.

また広葉樹は, 針葉樹に比べて樹種が非常に多い. わが国では, 針葉樹は50種類ほどであるのに対して, 広葉樹は1300種類以上あるといわれている. 木のように移動することのできない植物には, 樹木の育った環境によって, その姿, 形にも様々なものがある. 例えば, 山の傾斜地に育つ樹木は平地のものとは異なる. スギやヒノキのような針葉樹は, 急斜面でも比較的真直ぐな幹をしている. しかし, 幹や葉は谷側によく繁るが, 山側では枯れ上がって葉も少ない. これは, 山側の部分は真直ぐな幹と谷側の枝や葉によって光がさえぎられるためである. 一方, 谷側では太陽の光を受けるため枝もよく繁っている.

急斜面に生えるミズナラなどの広葉樹は, 幹は谷側に大きくのり出し, 斜めに伸びて, 太い幹を四方に張り出させている. そのため, 樹木は地面にほぼ垂直の方向に生長する(図5.3)[2]. 特に, 急斜面では雪による影響も大きい. 春の雪どけ時期では, 大量の雪が東側の急斜面(谷頭)に吹

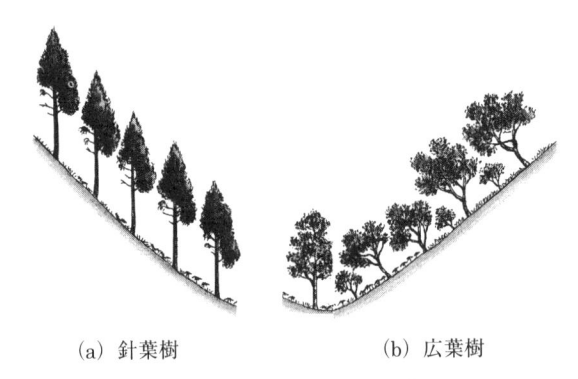

(a) 針葉樹　　　　　　　(b) 広葉樹
図5.3　斜面に育つ樹木[2]

きだまりを作り，これが堆積して雪の底部が滑る底雪崩が起きやすい．そのため，樹木や草は大きくはぎとられ，岩が露出することも少なくない．また，このような雪崩の影響がやや少ない斜面では，吹きだまりの雪の重みで，幹は谷側に湾曲し，一般に低木樹が多くなる．

強い風を受ける海辺や高い山では，その樹形も独特な形をしているものが多い．海岸の樹木は，海から陸の方向に吹く風によって曲がり，風の抵抗を少なくするため樹高も低く，その形は少しずつ変化していく．風が吹き抜ける山の頂上付近の尾根すじなどでは，定規で線を引いたように樹高がほぼ同じ高さとなっているのも，このような風による影響のためである．

落葉広葉樹であるブナ林は，保水力に優れていることから「緑のダム」と呼ばれている．これは，一度に大量の雨が降っても広葉樹は，一般に水を吸収することができ，針葉樹より水を貯えることができるからである．特に，落葉広葉樹は，秋に葉を落すことで様々な養分を地上に還元してくれる．しかし，針葉樹は落葉する葉の量も少ないうえ，木自体がもっている殺菌力によって落ち葉は分解されにくい．

ブナのような落葉広葉樹の落ち葉は微生物によって分解されると，そこに含まれる養分は雨によって流出される．そのためブナ林に降った雨には，特にカリウム（K）やカルシウム（Ca）が多く含まれている．

このように樹木は，その種類によって形態や構成が異なるばかりでなく，長い年月の間に環境に対する対応や，生育の状況などによっても変化していく．そして，木は環境に順応できる範囲で強く生き続けているのである．

5.1.2 木材の構造

図5.4は，層状に形成されるアカマツの年輪の状況をモデル化したものである[3]．木材は，図に示すように，その切断方向によって横断面（木口），年輪に平行に切断した径断面（まさ目）と，年輪に垂直に切断した触断面（板目）とが木質材料の特徴的な部材を作り上げている．また四季の変化に敏感な木材は，年輪がその成長過程を正確に刻んでいる．

木口をみると，木質材料は長手方向（幹方向）に中空角断面をもつセル構造により構成されている．このセル構造は，木の幹方向に成長することによ

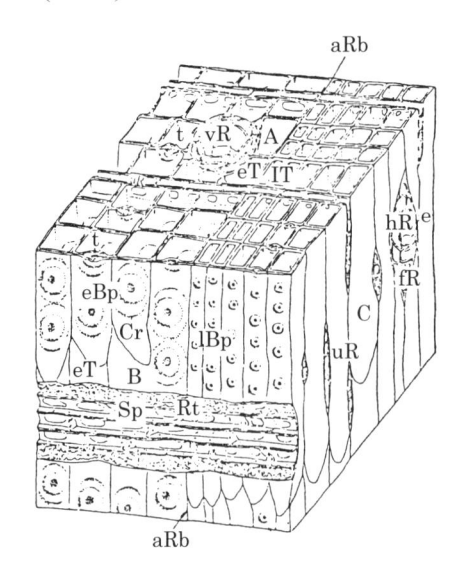

第5章　植物の構造と機能

り，長手方向に優れた機械的特性を生み出している．また硬い組織で囲まれたセル構造は，さらに年輪の硬い層で円周方向に強化されることにより，木材の剛性が保持されている．図5.5は，この中空角断面のセル構造をさらに拡大したものである．マイクロフィブリルと呼ばれるこの繊維状組織は，細い繊維がヘリカル状に巻き重ねられており，しかもそのヘリカル角が層ごとに異なった複雑な組織構造を形成している．

A：横断面（木口）　　B：径断面（まさ目）
C：触断面（板目）
eT：春材部仮道管　　IT：夏材部仮道管
uR：単列放射組織　　eBp：春材部有縁膜孔
lBp：夏材部有縁膜孔　Cr：クラスレー
t：トールス　　　　　Rt：放射仮道管
aRb：年輪界　　　　　Sp：単膜孔
vR：垂直樹脂道　　　 hR：水平樹脂道
fR：紡錘型放射組織　 e：エピセリウム細胞

図5.4　アカマツの組織図[3]

アカマツのような針葉樹の細胞は，そのほとんどが仮導管と呼ばれる軸方向に長軸をもつ細長い中空形である．仮導管は，根から水を吸い上げたり，葉や幹の重みを支えている細胞である．すなわち，仮導管は機能をもつ構造材料を形成しているといえる．しかも，その一部は髄から樹皮に放射線状に細胞組織を作り出している．この放射線組織は，木が生育している間，内部への樹液や栄養分を送るパイプの役目を果たしている．そのため，針葉樹の放射組織は細く，これが仮導管と交叉することにより，針葉樹の強いねじり特性を生み出している．

木を構成する細胞の大部分は形成層を構成するが，これが幹や枝を太くする．この形成層の細胞は，北半球では，春から秋にかけて作られるものと，

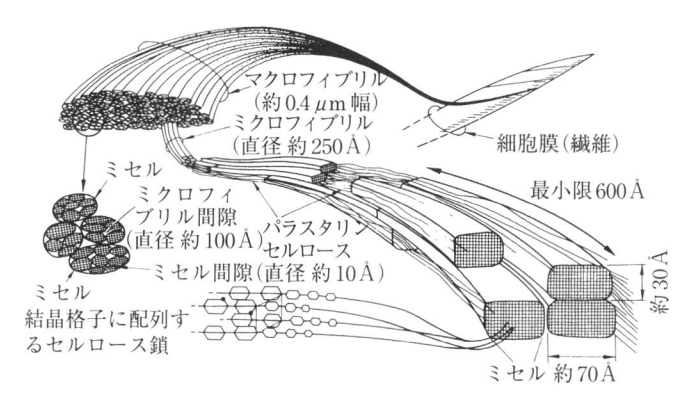

図5.5 アカマツのマイクロフィブリル組織

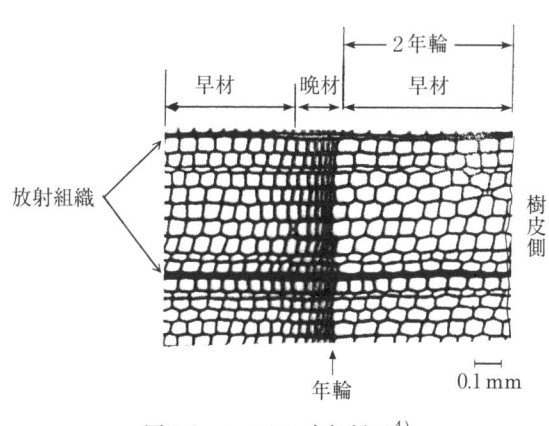

図5.6 ヒノキの木部断面[4]

夏から秋にかけて作られるものとではその大きさと形が異なる．前者は細胞の形が大きく，細胞壁が薄い．また後者は逆の構造を形成する．そして，これらを早材(春材)，晩材(夏材)と区別している(図5.6)[4]．年輪は，この晩材に相当するもので，これは仮導管の占める割合が大きいため，色が濃く，硬い層を形成している．すなわち，仮導管のでき方の違いによって年輪は生じるのである．

これに比べて，ブナやケヤキなどの広葉樹の断面は複雑である．これは，形成層を構成する細胞の種類が多く，その形や大きさが異なっているからである．針葉樹では水分や栄養分を運ぶ仮導管が葉や幹の重みを支えているが，広葉樹ではこれが導管と木部繊維とに分化した構造となっている．そのため，広葉樹の年輪は，仮導管の大きさが季節の違いによって変わるだけではなく，導管の数も変化する．またケヤキやクリなどにも年輪があるが，針

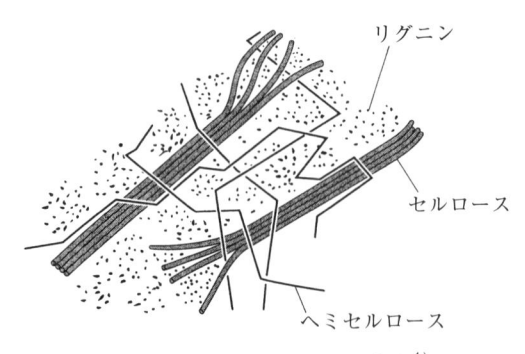

図5.7 細胞壁を構成する3成分[4]

葉樹ほど顕著なものではない．しかも，導管のでき方が季節の影響を受けにくいため，ブナ，サクラ，ラワンなどの広葉樹では年輪はまったく現われない．

木は針葉樹，広葉樹にかかわらず，木の細胞のほとんどは細胞壁で囲まれた空腔になっている．したがって，木の軽量性と優れた機械的特性はこのような構造に依存する．細胞壁は葉，幹を支えるもので，これはセルロース，ヘミセルロース，リグニンの化学的な3成分によって構成されている（図5.7）[4]．

木の柔軟性と強さは細胞の骨格をなすセルロースによるもので，これは高分子多糖（ブドウ糖：$C_8H_{12}O_6$）の長い繊維である．この長い繊維が多数からみ合って束になっているために，木の優れた機械的特性が発現される．ヘミセルロースは，セルロースの束が分散しないように結び付ける役割を果たしている．セルロースの束が優れた機械的特性を発揮できるのも，ヘミセルロースの働きに依存する（図1.6参照）．

このセルロースの間隙にリグニンが入り込み，繊維強化プラスチックのマトリックスのような役割を果たしている．しかも，このリグニンは外から水や微生物の侵入によって，木材が腐蝕しないように防御している．しかし，木綿や麻などの繊維には，このリグニンがほとんど含まれていないために，このリグニンは木や草の性質の違いにも大いに関係しているのである．

5.1.3 木材の年輪と層構造

木材の物性は年輪の分布状況にも関係している．通常，年輪の疎密度は木材が生育する気候に関係するということは既に述べた．例えば，季節の変化が余り顕著でない熱帯の地域では，木材の年輪は，はっきりとは現われない．また，植物の成長が活発でない冬の時期には年輪を構成する密の層が形成さ

れ，夏には疎の層が形成される．

しかし，このような季節の変化に加え，木材をはじめとする植物は風雨の影響を受けて年輪の分布は微妙に変化する．年輪が同心円状に形成されないのは，このようなことにも依存する（図5.8）．大きな負荷応力を

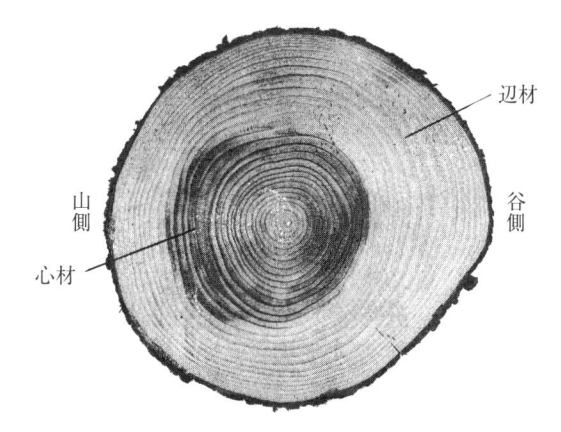

図 5.8 生育期に負荷を受けたスギの横断面

受ける部位では，年輪は密に分布することにより，木材は強化される．山間に育つ樹木は，山風や谷風により山側の年輪は密になり，谷側の年輪に比べ強固なものとなっている．

このようなことは動物の骨の増殖についても同じである．生体材料の場合は，このような状況の中で，特に圧縮応力が骨や木質材料の生育に影響するのではないかと指摘されている（このことは地球の重力の加速度とも関係しているのではないかと考えられている）．またこのような状況をみてもわかるように，木材のような植物は，自然の外力に耐えるため，様々な感知機能と，それに対応する生物特有の修復・回復機能をもち合わせている．

木は伐採されるまでは，水分を多く含み，柔軟性にも優れている．古くから木材を伐採して薪を作るには，生木のうちに切断しろといわれている．木材は，伐採され細胞の成長が止ると，細胞壁が少しずつ厚くなり，加工しにくく，固くなる．さらに，細胞にはリグニンが充填されてくる．その結果，細胞壁は構造的にも強くなり，木質材料として厳しい使用に耐える強靭な組織が形成される．このような細胞壁が強化される過程を木質化といっている．この木質化は，細胞内の細胞質が失われることによるものである．このようなことは，成長過程にある生木の中でも行なわれている．成長過程にある木の細胞の寿命は短く，春に生まれたものは夏にはもう細胞壁が厚くな

(124)　第5章　植物の構造と機能

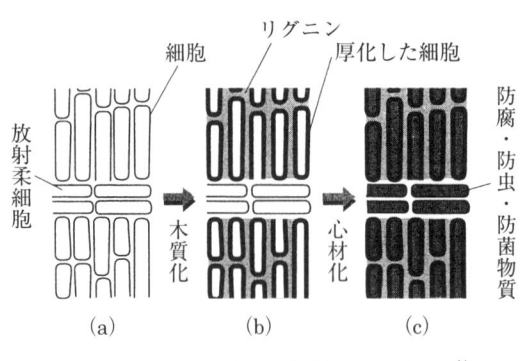

図5.9　木の細胞変化（木質化・心材化）[4]

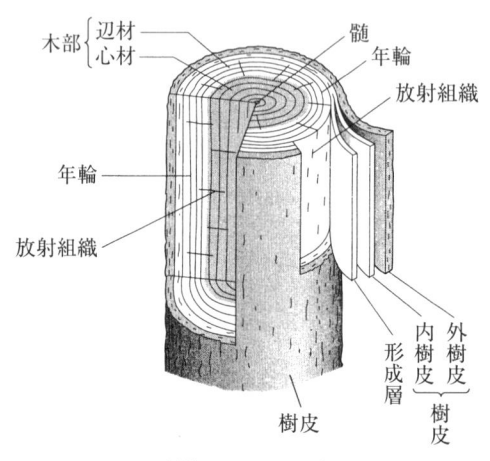

図5.10　樹幹のマクロ構造（ヒノキ）

り，リグニンとなって死んでしまう．木の細胞変化の継続的な維持は，木質化された細胞がさらに完全な死に至るために，心材化といった過程を経ることによって行なわれる（図5.9）[4]．

木材の表面を木口の面からみて，樹皮に近い白っぽい部分を辺材と呼び，内部の黒っぽい部分を心材ということは既に述べた．この心材が木材の樹幹の成長を促す．したがって，木の成長は形成層で細胞が作られ，また作られた細胞が大きくなることによる（図5.10）．また作られた細胞の大部分は木質化によって半年ほどで死んでしまうが，これが木材の固い層を構成している．そして栄養分を貯える柔細胞は生き残り，この柔細胞の寿命が樹種によって異なる．木は心材化した固い層の間に存在する軟らかい細胞が生命の維持活動を続けている．

このように，木は死んだ細胞で構成される固い層と，生きた柔細胞とが層状に構成されることで，木の強靱性と柔軟性とが保たれている．木は，まさに固い層と軟らかい層の積層構造によって，木材特有の性質が生み出されているといってよい．

5.1.4 木材の機械的特性

木材は，中空角断面で構成されたセル構造が集まって木質材料のマクロ組織を形成している．そのため，木質材料は長手方向（幹方向）ばかりでなく径断面，触断面に対しても異方性をもった複雑な構造と特性をもっている．また，木材を構成している化学成分は，セルロース，ヘミセルロースおよびリグニンが主な成分であることは既に述べた．

この中でも，セルロースは木材の引張強さを保持しているもので，その理論的強さは約 5.88 GPa と大変大きい．セルロースのヘリカル角（長手方向と繊維とのなす角）を約 $60°$ とすれば，長手方向の引張強さは繊維強化の理論を適用して，$5880 \times \cos^2 60° = 5880 \times 1/4 = 1470$ MPa と簡単に求めることができる．しかし，セルロースで構成される木質繊維の長さは 5 mm 程度と短いため，実際のアカマツの引張強さは，約 588 MPa とその値は理論値の約 2/5 程度である．

このような物性値は，木材から繊維を採取するときの蒸解による損傷や繊維長などを考えれば，ほぼ妥当な数値である．また中空角で構成されるセルの内部構造は，木質材料の生命を維持するための水分，養分，光化学物質の通路として重要な生体機能を果たしている．

木材の物性を表示するとき，横断面，径断面，触断面を表現するため，図 5.11 に示すような L 軸，R 軸，T 軸が一般に採用されている．そこで，各軸と各面に関する各種木質材料の物性値を示すと表 5.1 のように与えられる．木材の物性は表に示すように，針葉樹と広葉樹によってその物性値は異なるが，長手方向の物性は，一般に圧縮強さに比べて引張強さの大きいことが特

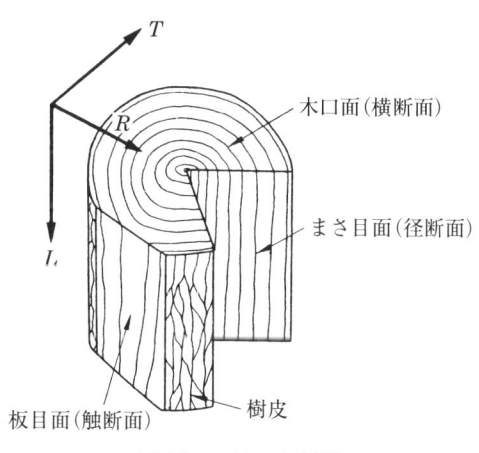

図 5.11　木材の 3 断面

表 5.1 各種木質材料の物性値

樹種	圧縮比例限応力 σ_{cp} (MPa)						圧縮強さ σ_c (MPa)	引張強さ σ_t (MPa)						せん断強さ τ (MPa)		最大比例変形度（繊維方向）		最大変形比（繊維方向）
	L	R	T	45°-LR	45°-RT	45°-TL	L	L	R	T	45°-LR	45°-RT	45°-TL	柾目面 (R)	板目面 (T)	ε_{0c} ($\times 10^{-4}$)	ε_{0t} ($\times 10^{-4}$)	k_{0c} (圧縮)
針葉樹																		
スギ	22.5	1.37	0.86	3.33	0.29	1.76	27.4	54.9	6.86	2.45	7.35	3.43	3.43	6.37	7.35	35	100	0.90
エゾマツ	27.4	1.86	1.18	3.43	0.34	2.65	34.3	108	7.84	3.43	10.3	4.41	5.39	98.6	8.37	30	100	0.90
アカマツ	27.4	2.45	1.76	5.00	0.78	3.82	40.2	127	9.31	3.92	12.7	5.88	6.86	10.3	10.8	40	100	0.50
広葉樹																		
ブナ	31.4	3.53	2.16	6.57	1.86	5.10	48.0	108	18.1	8.82	27.0	8.33	13.2	12.3	15.2	40	100	0.35
マカンバ	31.4	3.63	3.14	—	—	5.19	49.0	141	—	—	—	—	—	16.7	18.6	35	100	0.55
キリ	19.6	1.57	1.18	—	—	—	24.5	50.9	4.41	3.92	—	—	—	5.88	44.1	45	100	0.80
ミズナラ	23.5	4.61	1.86	7.64	1.76	5.19	38.2	134	13.7	9.80	19.6	6.86	16.2	13.2	13.7	40	100	0.30
ケヤキ	33.3	6.66	5.10	9.41	4.02	7.35	54.9	118	16.7	12.25	21.1	11.8	20.1	19.6	16.7	50	100	0.40
ニセアカシア	25.5	6.37	4.80	—	4.51	—	51.0	135	16.2	10.78	—	—	—	14.7	17.2	35	100	0.40
イチイガシ	46.1	5.59	3.63	8.72	3.72	6.66	63.7	164	19.6	7.84	33.8	15.2	12.7	19.1	24.0	40	100	0.40
アピトン	46.1	2.84	1.76	4.21	1.96	3.53	63.7	164	8.33	4.90	12.3	—	11.3	11.8	11.3	30	100	0.55

徴である．そして，その値は木材の種類によって多少異なるが，木材の引張強さは圧縮強さの 2〜5 倍と大きい．これは硬い年輪層が圧縮によってマイクロ座屈をするためである．また年輪の半径方向と接線方向との物性を比べると，引張強さおよび圧縮強さとも半径方向が接線方向に比べて大きい値を示している．

したがって，木材は長手方向と円周方向に異方性をもつばかりでなく，圧縮と引張りに対して異なった力学的特性をもつ特異な材料である．また表 5.1 には，LR 面で構成される板目の面内せん断強さが，他のせん断強さに比べ多少大きいことが示されている．そして，木材のせん断強さは，針葉樹に比べ広葉樹の方が一般に大きく，各断面のせん断強さは針葉樹の方が変化の激しいことが示される．

このように，年輪の構成が顕著に現われる針葉樹では，広葉樹に比べて，その機械的特性は年輪の影響を特に受けやすく，針葉樹は異方性の特徴をもった優れた木質材料を生み出しているといえる．

5.1.5 木材の機能的特性

木材の軽量性は多く人々が関心を寄せている機能的特性の一つである．しかし，このような特性のほか，木材は多くの優れた機能的特性をもっている．その主なものを挙げると，下記のとおりである．

（1）電気的特性
（2）吸音・遮音特性

（2）の吸音・遮音特性については，木の軽量性と併せて第 6 章 (6.2) で述べるので，ここでは主に木材の電気的特性について検討する．

（1）電気抵抗

木材の電気的特性は，水分の含有率で，その物性は大きく変化する．特に，水は一般に電気の良導体のため，木材の電気抵抗は含水率によって大きな影響を受ける．そこで，木材 10 cm^3 の電気抵抗を調べると，その値は通常 $10^9\,\Omega$ 程度である．しかし，乾燥した全乾状態における電気抵抗は，10^{13}〜$10^{18}\,\Omega$ と急激に増大する．一方，木材の含水率を飽和状態とすると，電気抵抗は $10^6\,\Omega$ 程度に低下する．このように木材の電気抵抗は含水率によって大

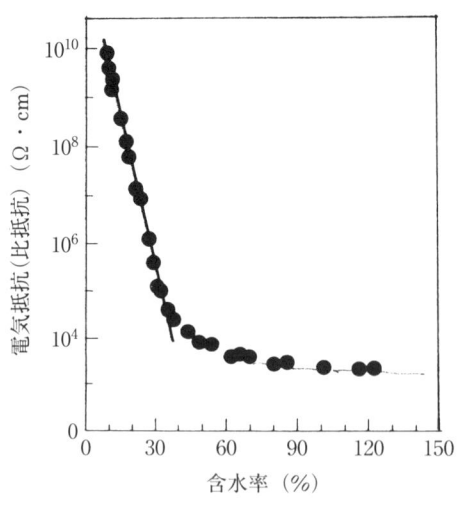

図5.12 木材の電気抵抗と含水率との関係

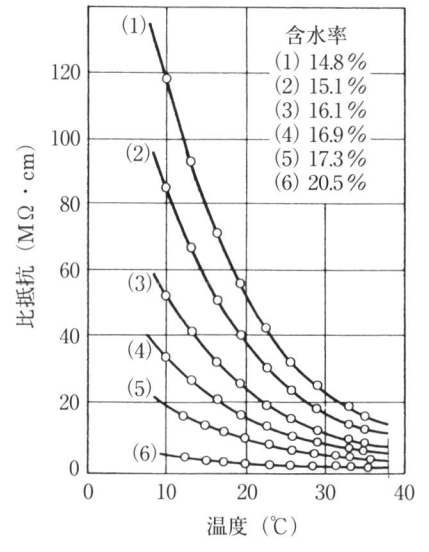

図5.13 木材の電気抵抗（比抵抗）と温度との関係[5]

含水率
(1) 14.8 %
(2) 15.1 %
(3) 16.1 %
(4) 16.9 %
(5) 17.3 %
(6) 20.5 %

きく変化する．

　図5.12は，このような電気抵抗と含水率との関係を示したものであるが，含水率が30％以上になると，電気抵抗はほぼ$10^4 \Omega \cdot cm$程度と一定値を示す．このように，木材の電気抵抗は含水率の変化によって敏感に変化するため，含水率をコントロールすることで，木材の電気抵抗を自由に変化させることができる．なお，ここで示した木材の電気抵抗と含水率との関係は直流に対する特性である．

　一方，交流に対する電気抵抗は周波数の大きさによってその状況は異なる．特に数kHz以下の周波数に対する電気抵抗は，直流の場合とほとんど同じである．しかし周波数が10 kHz以下になると，木材の電気抵抗は小さくなり，含水率による影響も直流の場合と同じように著しく変化する．

　木材は比較的熱伝導性の悪い材料であるが，木材の電気抵抗は温度の変化によって影響を受ける．一般に，木材は温度の上昇に伴い電気抵抗は小さくなる．これは，温度の上昇によって電子の流れである電荷

が，木材の中を活発に流れるようになるためである．このような状況は，海水にさらされた木材が食塩やその他のイオン化しやすい物質を吸収し，電気の流れを活発化させ，電気抵抗を低下させる現象とよく類似している（図5.13）[5]．

（2）誘電率と圧電特性

物質が電気を誘い込んで物質内に電気を貯えることのできる能力を誘電率という．したがって，誘電率は絶縁体の物質や構造などの性質を知るうえで重要な定数である．図5.14のような平行な電極板（平行コンデンサ）に電圧を加えると，電極板には電気（正しくは電荷）が貯えられる．しかし，この平行な電極板の間に物質（絶縁体）を挿入すると，貯えられる電荷の量は変化する．このように，変化する電荷の量は物質を構成する分子の中で，電子または原子がその位置を変え，移動することによって生じるもので，貯えられる電荷の量は物質によって決まる固有の値である．

したがって，誘電率は両電極板の間を真空にしたときに蓄えられる電荷を1とし，挿入する物質を変えることによって得られる電荷の量として与えられる．表5.2は，このようにして求められた木材および，各種材料の誘電率を示したものである．全乾木材の誘電率は比重によって異なるが，通常，その値は20程度である．しかし水の誘電率は80程度と大きいことから，木材の含水率の増大によって誘電率も増加する．図5.15は，各種木材の誘電率と含水率との関係を示したものである[6]．図中のパラメータは木材の比重を示したもので，誘電率は比重の増大に伴い増加する．これは，木材の比重が空洞率と関係することから，空洞部の少ない比重の大きな木材

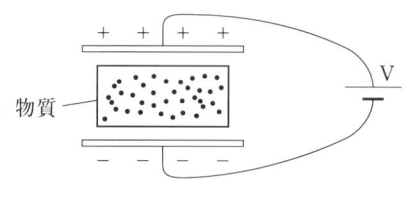

図5.14 平行コンデンサ

表5.2 木材および他の物質の誘電率

物質	誘電率
空気，気体，真空	1
パラフィン	2
ナラ（全乾）(f-⊥)	2.46
ナラ（全乾）(f-∥)	3.64
セルロース（乾燥）	6.7
水	81.0

f-⊥：繊維直角方向，f-∥：軸方向

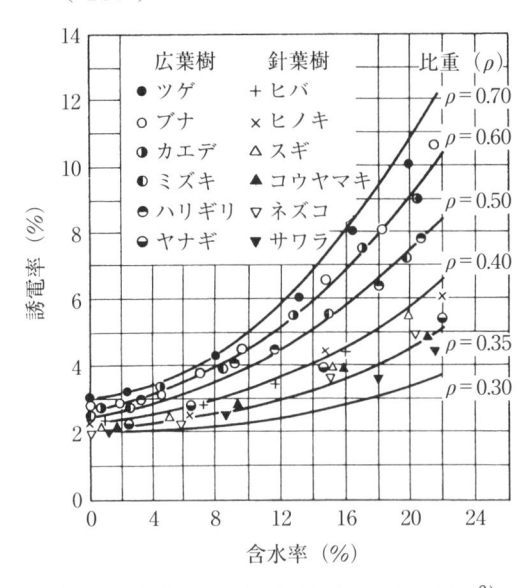

図5.15 各種木材の誘電率と含水率との関係[6]

ほど，含水率の影響を受けやすいことを示している．

また木材に微小な力や振動などが加わると，材料の内部には電気を生じる，いわゆる圧電効果（ピエゾ効果）のあることがわかっている．これは，木材を構成している主要成分の一つであるセルロースの結晶によって生じる．この圧電効果は，木材の繊維に振動を加えることによって生じる機械的信号を電気的な信号に変える要素である．したがって，このような特性をもつ材料を知能材料に組み込むことにより，センサやアクチュエータとして機能させることができる．当然，この特性は逆圧電効果として電圧を加えることで機械的信号として取り出し，機能させることも可能である．このように，木材は軽量性などの機能に加え，優れた電気的特性をもつ材料であることから，様々な用途にその応用が期待されている．

5.2 竹材の構造と形態

5.2.1 竹の構造

植物の中でも，竹は木材と同様，古くから建築用材料として使用されてきた．また竹の優れた耐水性は，カゴやザルの素材としても活用されている．特に，竹は優れた柔軟性と大きな変形に耐える不思議な特性をもっている．しかもこの種の材料は，いったん伐採されると，強さ，弾性率とも急激に増大する．しかし，自然界で生育している竹の物性は，強さ，弾性率とも決して高いものではない．むしろ弾性率の低いことで，竹や木材は自然界の厳し

5.2 竹材の構造と形態

い外力に耐えることができるのである．

図 5.16 は，孟宗竹の横断面を示したもので[7),8)]，竹の柔組織には維管束と維管束鞘が分散しており，柔細胞がこれを取り囲んでいる．そして，このような組織が表皮近傍では密に，内側では疎となった傾斜構造をもつ基本組織を形成している．竹の組織は，維管束の周りを維管束鞘が取り囲んだような状態で，維管束は道管と師管とで構成されている（図 5.17）[8)]．

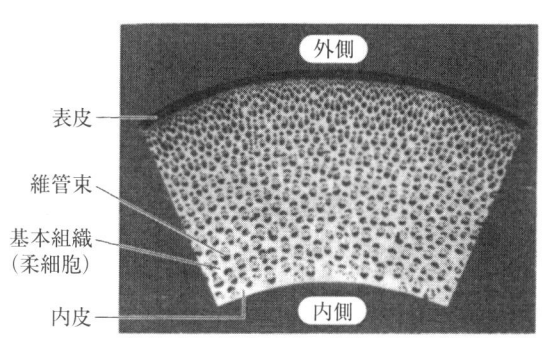

図 5.16 孟宗竹の横断面（繊維束の分布）[7),8)]

このような状況は，サザエの貝殻構造でみた層構造とは多少異なる分散構造であることがわかる．この維管束の大きさと分布状況をさらに詳細にみると，外側（表皮側）では大きく疎になっている．すなわち，同じ大きさの維管束がその密度を変えるというだけではなく，その大きさと分布状態を規則的に変えていることである．

この断面構造は，維管束を強度メンバーと考えれば，竹の稈部は外側に強

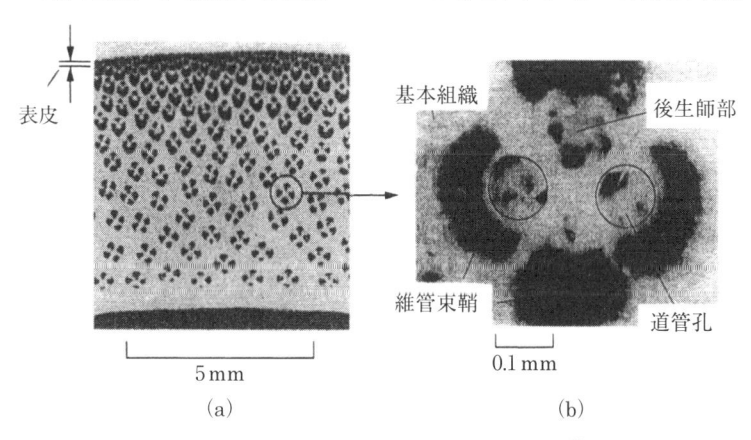

図 5.17 竹の維管束の部位とその内部構造[8)]

い層を配置することによって,傾斜機能を有効に活用したものとなっている.曲げモーメントやねじりモーメントを受ける稈部に生じる応力は,内側に比べて外側が大きい.また内部に生じる応力は,曲げモーメントに対しては垂直応力が抵抗し,ねじりモーメントに対してはせん断応力が対応する.しかも,維管束がその大きさと分布状態を変えることによって,内側に比べて外側を合理的に強化しているもので,稈部は力学的にも外力に十分対応できる構造となっている.特に,応力の高い表面層近傍を強化することは,少ない断面積で大きな負荷に耐える理想的なもので,構造的にも大変優れたものであるといってよい.

竹は,木と比べて枝や葉の大きさに比較して高さが高く,稈部は細い構造をしている.そのため,円筒状の断面はねじりに耐えるように多くの節をもち,節の間隔を変えることによって剛性の調整を行なっている.しかも当然,根本から上部に行くにつれて断面そのものも細くなって,柔軟性に優れた構造を形成することで,応力の緩和と分散を有効的に,かつ自由に行なえるような構造になっている.

5.2.2 竹の柔軟性

竹は円筒状の稈部によって支持されている.しかし,竹は根元と上部とではその組成は同じでも,形状は変化している.また稈部を構成する維管束鞘の分布や構造は,稈部の物性と竹の柔軟性などにどのように関わっているのだろうか.そこで,このようなことについて実験した野方教授(岐阜大学)の報告を紹介する[8].

図5.18は,高さ13mの孟宗竹の根元より1m,5mの部分A,Bについて,稈部の厚さ t と,外径 D_0 と内径 D_i を示したものである.また

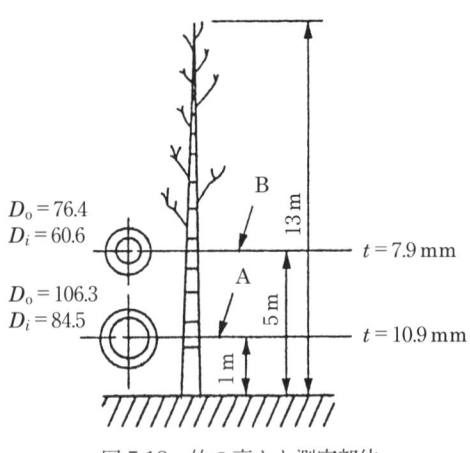

図5.18 竹の高さと測定部位

図 5.19 は，孟宗竹の根元から上部に至る各断面の繊維束鞘含有率を調べたものである[6]．竹の外径は A 部で 106.3 mm，B 部で 76.4 mm となっているので，A 部に対して B 部の外径は 0.72 と，28 % 程度と細くなっている．このような断面の形状寸法は竹の生育した環境に依存するもので，厳しい外力の環境では，断面の低減率はさらに増大するものと考えられる．

図 5.18 は，竹の高さ約 13 m，そのうち根元より 1 m の A 部と，5 m の B 部について竹の断面の内側から外側（表皮）に向かって，繊維束鞘の分布状況を示したものである．A 部の肉厚は 10.9 mm，B 部の肉厚は 7.9 mm となっている．また，繊維束鞘含有率の変化は，断面の内側から外側に向かって調べたものである．繊維束鞘含有率の肉厚部に沿った変化は，A 部，B 部では余り変化はない．しかし，いずれの部位でも繊維束鞘含有率は，内側に比べて外表面では 60 % から 70 % と高くなっており，A 部に比べて B 部の方が全体的に繊維束鞘含有率の高いことが示される．

また，内側および外表面部とも，繊維束鞘含有率は根元より上部に行くにつれて高くなっている．これは，全体の高さが 13 m ほどであるので，根元から 1 m および 5 m の部分は，まだ根元に近い部分であるため，このような傾向がみられるのである．しかし，さらに最上部近傍になれば，全体的に繊維束鞘含有率は，肉厚面に沿って均一化し，柔軟性の高い断面に変わっていくと予想される．このように，竹は稈部の物性と寸法の変化を巧みに活用し

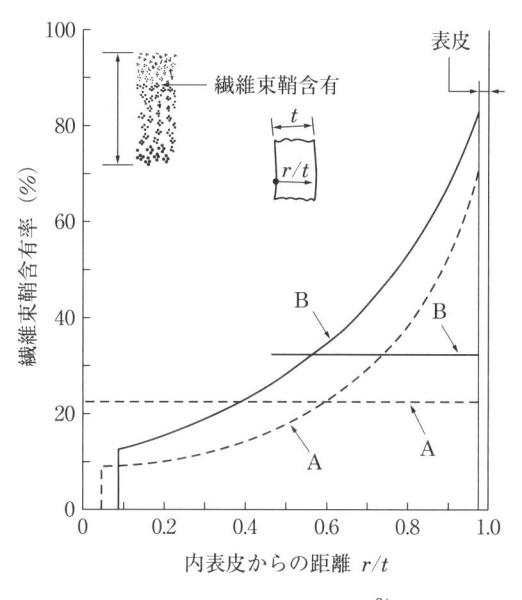

図 5.19 竹の維管束鞘分布[6]

図5.20 竹の引張強さの分布(桿部)

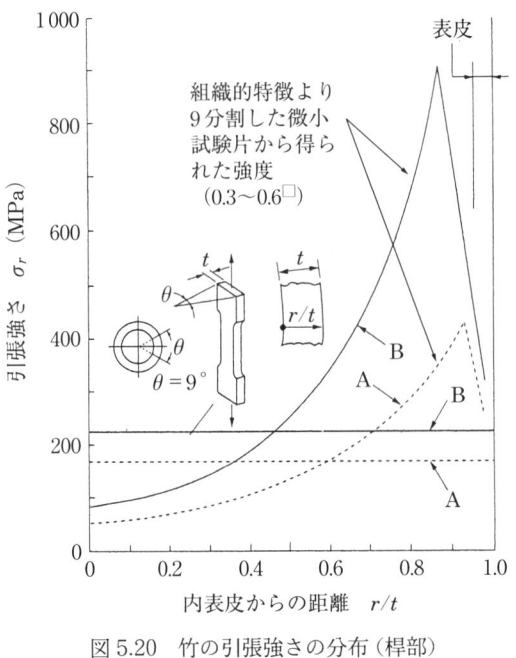

て,優れた柔軟性を発揮している.

図5.20は,竹のA部,B部の引張強さを肉厚の内側から外表面に沿って変化していく様子を示したものである.A部はB部に比べて肉厚に沿った引張強さの変化は小さく,平均引張強さはA部はB部に比べて約50〜60 MPaほど,低いことが示されている.また,肉厚に沿った両部の引張強さの変化は,A部に比べてB部が大きく,内側に比べて外表面が大きくなっている.その大きさはA部では約4倍,B部では約9倍弱と,B部はA部に比べて変化の割合は大きい.これを図5.19と比べてみると,肉厚面に沿った繊維束鞘含有率の変化に比べ,引張強さの変化の方が大きいことがわかる[8].したがって,このように同じ繊維束鞘含有率でも,繊維束の力学的効果はそれぞれの部位によって異なり,特に外表面近傍のものほど繊維束の果たす役割の大きいことが示される.

5.2.3 竹の割裂性

竹は,桿部で裂けやすい性質をもつ特殊な直交異方性材料である.これは,竹の繊維,維管束鞘が縦方向に並んでいるためで,このような竹の性質を割裂性という.この桿部の割裂性を阻止しているのが,一定間隔に存在する節である.竹の繊維組織は,節のところでは縦方向だけでなく,円周方向にも伸びているため,桿部の裂目は節のところで止まっている.これは,竹にとって曲げやねじれに対する座屈の防止に加え,外力に対する割裂性の

阻止のため，大きな役割を果たしている．竹の弱点である割裂性は，特にねじれによって大きな影響を受けることである．しかし，このことに対しては円周方向に伸びた節の繊維組織が，竹のねじれ強さを強化させている．

一方，このような竹の割裂性は，ザルやカゴの素材として活用されている．稈部の縦方向に並んだ繊維，維管束鞘の優れた弾性特性によって，複雑な形状の竹製品を容易に作ることができる．孟宗竹などは，これをさらに細く裂いて，用途に応じて弾性特性の優れた表皮の部分を活用することによって，耐食性の優れた水切れのよいザルの素材として用いられている．このように，水を吸収しにくい表皮の性質は，竹の優れた割裂性とを組み合わせ，古くから竹製品として利用されている．

同様な用途に，茶会などで使う茶筅がある．柔軟性が要求されるこの茶筅は，直径3 cmほどの細い竹の稈部を用い，これを80～120等分と細く裂いて作られる．高温に熱せられた湯を撹拌するために使用される茶筅は，表皮の緻密層は柔軟性と耐水性とをもち合せた優れた素材を生み出している．そのため，プラスチックはその優れた特性と加工性をもってしても，竹製の茶筅の代替品としては，到底 満足されるものではない．

5.2.4 竹の形態と物性

竹は断面が円筒であることから，同じ断面積でも中実な丸棒に比べて大きな曲げモーメントやねじりモーメントに耐えることができる．これは，円筒殻が曲げやねじりに対して，表面層の大きな応力を有効に分担するため，少ない材料で大きな負荷に耐える軽量な構造体であるからである．このような形態によるメリットは，ヒトの体重を支える骨の断面についても同じである．

また竹は，このような負荷に耐えるように円筒状の竹の表面では，厚さ方向に対して，軸方向の引張強さが外表面から内部へと変化している．図 5.21 は，その 例を示したものであるが，外側の竹の層の引張強さは，内側のものに比べて6～7倍程度大きい．このような竹の特性は，繊維組織の太さばかりでなく，分布密度の変化によってその物性が維持されている（図 5.20 参照）．

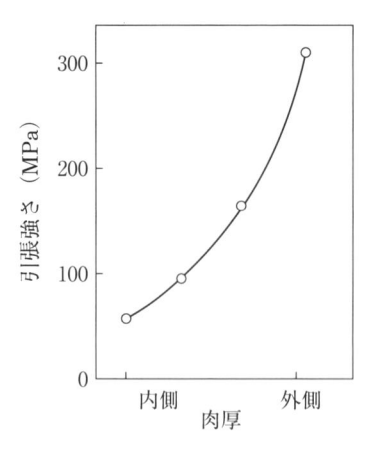

図 5.21 孟宗竹の引張強さと肉厚部位との関係

竹の引張強さが肉厚方向によって変化するのは,負荷の大きさにも依存する.例えば,竹は大きな曲げモーメントを受ける根元の部分では肉厚は厚い.また肉厚方向の物性の変化は,強さばかりでなく,当然弾性率についても同様である.

しかし,竹の上部では柔軟性が要求されるため,肉厚は薄く,肉厚部の物性の変化も少ない.また竹は,内側と外側の引張強さを変えることで,大きな負荷にも耐える構造となっている.仮に竹の平均引張強さを 175 MPa とすると,これはアルミ合金ほどの強さである.そこで,竹と同じようなものをアルミ合金で作ったとすると,この程度の強さのもので竹のような大きな,強い構造体ができるとは考えられない.これは,竹が軽量な素材で構成されていることと,竹の円筒殻が節をもつことで,軽量なアルミ合金でも実現できないような大きな構造体を作っているのである.

このようなことから,竹は決して優れた物性をもつ材料ではないが,竹は軽量性と節をもつ円筒殻の構造によって,大きな負荷に耐えることのできるすばらしい構造を作り上げているといえる.

5.3 植物繊維と紙

5.3.1 紙の再生利用

紙の発明は文化伝承の出発点であるといわれている.この紙の原料は木材であることはよく知られている.現在,地球上で生産されている紙の約 93 % は,木材のパルプ繊維から作られている.木材資源の有効利用がいろいろととりざたされている中で,コピー用紙や新聞紙などに使われる紙は,年々急速な勢いで増え続けている.

わが国では,新聞紙の生産量は 1990 年度で年間 140 万 ton であった.そ

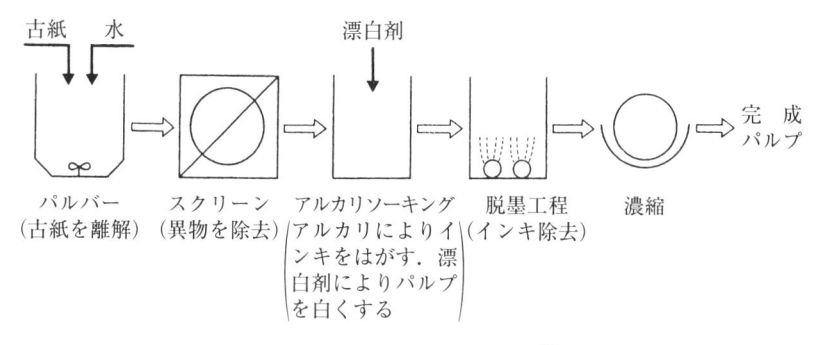

図 5.22 古紙再生の処理工程[9]

のうち約 40 % ほどが，回収古紙の再生紙によって作られている．これを木材に換算すると，古紙 1 ton は樹齢 30 年の立木 20 本に相当するというから，年間ほぼ 60 万 ton の古紙再生の木材使用量は，立木 120 万本分に相当することになる．したがって，これだけの大量の木材が古紙再生により伐採されずにすんでいるのである．

特に，紙の使用は文化のバロメータであるといわれるように，情報化の急速な展開が行なわれている中で，紙の使用量はますます増大することを考えると，紙の再生にはさらに効率のよい技術の展開が要望される．このようなことから，最近では国際的にもペーパレスの情報化も進んでいる．

そこで古紙回収の技術について簡単に述べる（図 5.22）[9]．まず，回収されてきた古紙は界面活性剤を用い，水分と印刷インキを除去し，これを繊維状に分解する．この過程で溶液中の異物は除去され，漂白剤によってパルプは白くなる．これにアルカリを加え，繊維からインキを取り除く．この作業をさらに完全に行

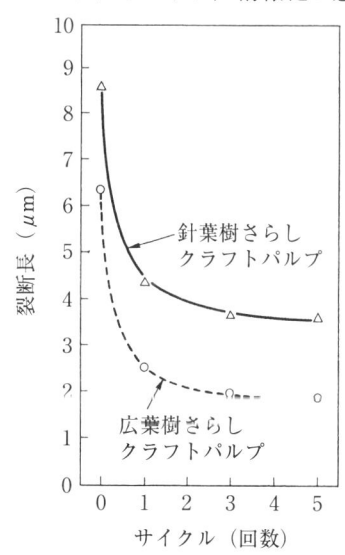

図 5.23 化学パルプのリサイクル回数と裂断長との関係[9]

なうための最終工程として，インキを細い泡に分散させ，除去して，古紙パルプあるいは脱墨パルプとして再生する．

このような工程で問題なのは，リサイクルの回数を重ねることにより，紙の強さが低下することである．これは，リサイクルの工程を経ることで，繊維が短く，固くなるためで，実際にはリサイクルにも限度がある（図5.23）[9]．そのため，最近では古紙を普通紙と同じく使うには古紙をソフトに仕上げる技術が開発されている．

このように，古紙再生の技術は木材資源を有効に活用するだけでなく，古紙再生に要するエネルギーについても，これを木材から新たにパルプを作る場合に比べて，1/3程度と小さいことも大きなメリットとなっている．

5.3.2 木材繊維と非木材繊維

紙の原料は木材であり，そのほとんどが木材のパルプ繊維であることは既に述べた．しかし紀元前3000年頃，エジプトで文字の使用とともに始まったパピルスは，ペーパ（paper）の語源になっている紙の原料である．しかし，このナイル川流域に自生するパピルス草（カヤツリグサ科）は，茎の高さが2～3mと高い多年生草木であって，紙の原料は現在のような木材ではなかった．

したがって，パピルスは茎の部分を細長く薄片に切り出し，重ね合わせたもので，現在のように1本，1本ばらばらのパルプ繊維を集めたものではなかった．紙と呼ぶことのできるものは，紀元前100年頃，中国で作られたもので，これが大麻や苧麻（チョウマ）の繊維を原料とした麻紙の登場となったのである．

その後，紙の発明は蔡倫によって，西暦105年に記録用材料として紙の製法が確立され，広く世界中に伝わった．使用された原料は木材と同じ植物繊維であるが，その原料は麻，綿，コウゾ，ミツマタ，ガンピ，ワラなどの木材以外の繊維であった．

現在のように木材を原料とする紙の生産は，19世紀半ば砕木パルプを製造する方法が，ドイツで開発されたことで急速に高まった．したがって，現在では非木材繊維の使用は，紙の全使用量の7％たらずと限られたものとなっている．しかし，紙の需要の増大と木材資源の乏しい中国やインドなどで

は，現在でも，一般紙の原料としてこのような非木材繊維が多量に使用されている．また，このような非木材繊維は特殊紙や薄葉紙など，素材の優れた特性を活用した用途に用いられている．

非木材繊維として用いられる植物繊維は，その種類も多く，また植物によってその性質も様々である（表5.3）[9]．

表5.3 主な非木材繊維と木材繊維の寸法[9]

植物繊維の種類	繊維の長さ（mm）	繊維の径（μm）
亜麻	20〜40	10〜30
大麻	5〜50	16〜50
ケナフ	2〜6	14〜33
コウゾ	6〜20	14〜31
ミツマタ	2.9〜4.5	4〜19
綿リンタ	2〜12	12〜38
麦ワラ	0.7〜3.0	7〜27
稲ワラ	0.6〜3.5	5〜14
バガス	0.8〜3.8	10〜64
竹	1.5〜4.4	7〜27
マニラ麻	2〜8	16〜32
木材（針葉樹）	2〜4.5	20〜70
木材（広葉樹）	0.8〜1.8	10〜50

一般的には，大麻，苧麻，コウゾ，ミツマタのような双子葉植物では，内皮の靭皮繊維が用いられるが，綿のように種子の表面からとれる種子繊維のほか，麦ワラ，稲ワラ，アシ（葦），竹などの単子葉植物では，茎幹部の繊維が，またマニラ麻，サイザル麻などでは，葉繊維などが使用される．したがって，非木材繊維の原料は，その化学組成や繊維以外の構成要素も異なるため，その性質や特徴も植物の種類によって異なっている．特に，紙として使用するところは大変広く，その使用目的も異なるので，そのニーズも多岐にわたっている．

例えば，わが国で広く用いられている和紙は，独特の風合いに加え，墨に対する適当なにじみなどの要求もあって，古くからこのような紙の原料にはコウゾや，ミツマタが使用されている．また，タバコの巻紙などでは，タバコの味（喫味），通気性・燃焼性などに加え，強さ，風合いなども要求されるために，木材繊維ではなく，大麻や苧麻を原料とする靭皮繊維が用いられている．さらに紙として耐久性の要求される紙幣も特殊なものである．これは，折り曲げに強く，ニセ札に対するチェックや透かし模様のほか，独特な手ざわりなど，一般紙とは異なった特性の要求もある．特にこの分野では，ニセ札の横行もあって，新しい工夫も盛んに進められているが，このような素材には，ミツマタやマニラ麻などの原料が用いられている．

植物から採取されるこのような紙の原料も，紙の大量消費と特殊な用途の拡大によって，最近では新しい技術の展開が要求されている．特に紙の需要増大は，その原料が植物繊維であり，天然資源であることから，有効的な活用が世界的な問題として取り上げられている．

5.4 藺草(イグサ)の構造と機能

5.4.1 藺草の断面構造

畳表の原料として広く用いられているイグサはイネ科の多年生植物で，原産はインドである．茎の直径は 1 mm ほどであるが，良質のものでは 160 cm ほどに成長する．細くて背の高い茎が，倒れずに真直ぐ伸びるのは少々驚きである．自然界では，このような形態でも十分に生息できるが，実際に栽培されているものは，一辺が 20 cm 四方ほどの大きな網をイグサの上に覆せ，イグサを支えている．しかし，イグサの細くて長い茎が倒れないのは決してそれだけではなく，それにはイグサ自身のもつ断面の優れた構造に秘密がある．イグサの断面は竹やイネなどと同じ円筒状をなしている．茎の心にはスポンジ状の充填物があって，しかもこの芯にはハニカムのような蜂の巣状のコアが形成されている．そして，このコア材がイグサの弾力性と柔軟性を生み出している．このように，一見何の変哲もない細長い茎をもつ植物が倒れることもなく自然に生息できるのは，この茎の断面構造にその秘密があるのである．

5.4.2 藺草の機能

イグサのこのような構造は畳表として加工されたとき，多くの特徴的な特性を生み出している．まず，イグサの優れた弾力性は当然のこと，軽量でかつ優れた遮音性をもつことである．また，木材と同じく湿度の調整機能に加え，優れた保温性は快適な住宅環境を作り出している．特に高温多湿のわが国では，湿気の調整は住宅環境の整備として重要なテーマである．畳の湿気調整機能は，畳 1 枚で約 500 ml の水分を吸収・放出できるため，イグサの湿度の調整機能は，ほかの材料では得ることのできない，抜群なものであるといってよい．

さらに最近の研究によると，畳は空気中の有害な窒素酸化物や，また最近話題となっているシック・ハウス症候群の原因とされている，様々な化学物質の吸収・分解をする効果のあることがわかってきている．そのため，イグサを使ったフィルタを用い，部屋の空気浄化に役立てようとする活用法も考えられている．このように，自然界に生息する植物には，われわれが平素余り気のつかない生物の秘密，天然材料の秘密があるのである．

5.5 漆(ウルシ)の秘密

5.5.1 漆塗料

漆器は，ウルシで表面加工した器(うつわ)のことで，ウルシは木質材料の塗装技術としてアジアを中心に発達してきた技術である．また漆器類は英語でJapanということからしても，日本の漆器が古くから外国人の目には，精緻な美しい工芸品として写っていたことが想像される．このようなウルシが，近年になって注目され出したのは，ウルシの優れた光沢性とその耐久性にある．1000年以上も経ったウルシ塗りの宝物が，今なお光沢を失うことなく，その美しい姿をわれわれにみせてくれている．

ウルシ塗料はウルシの木の樹液を素材としたもので，塗料や接着剤として古くから使用されてきた（4.7.5参照）．ウルシの樹液は，木に傷をつけることにより滲出する液体で，これを掻きとってウルシ塗料として使っている．樹液の滲出量は，樹齢10～15年のもので，1本当たり120～200gというから大変貴重なものである．最初，乳白色をした樹液は油分中に水滴が分散したエマルジョンで，その組成，品質なども天候，採取時期のほか，採取した部位によって異なる．したがってウルシ塗料として使用するには，これをブレンド調合した樹液（ウルシオール50～70％，ゴム質5～7％，糖タンパク質2～3％，酸素1％，水20～30％）を45℃以下で2～4時間ほど撹拌し，含水率を3％程度に調整する．ウルシを塗った工芸品は温度20～25℃，湿度70～80％の室内で1晩乾燥させ，表面を炭研ぎし，平滑にした面に樹液を擦り込んで乾燥させる．ウルシ塗装においては，研ぎ－塗り－乾燥といった工程を数回繰り返すことで，美しい表面が完成する．このようにウ

ルシの塗装工程においては，樹液の配合から塗装の手順など，簡単には説明できない多くの技が隠されている．そのため，ウルシ工と称する塗装専門の技術者が養成され，この技術は今なお伝承されている．

このような技術に加え，加飾技工といった様々な図柄や模様を写し出す技術もあって，工芸品作者として多くの人間国宝も生れている．しかし，人間は知恵を駆使することで，耐久性の優れたウルシの塗装技術を育んできた．そしてこのような優れた天然材料には，まだ他に新しい用途があるかも知れないと考えている．またこのような優れた特性をもつウルシは，アレルギー体質の人にとっては，カブレを生じさせる大敵でもあるので，取扱いには十分な注意が必要である．

5.5.2 塗装表面の秘密

ウルシの塗装技術は，ウルシの優れた特性を活用しようとして，多くのウルシ工が試行錯誤のすえ生み出したものである．現在では，ウルシは耐久性の優れた美しい塗装として珍重されているが，その秘密はウルシ塗料ばかりでなく，この塗装工程にもある．ウルシの樹液は，酵素や酸素の働きによりウルシオールが固化したものである．このとき，ウルシ塗料は45℃以下にすることが必要である．これは，45℃以上では酵素の働きが失われるからである．また，ウルシは酸素に触れて表面から乾燥するため，乾燥室は，高温・高湿により乾いた表面を湿らし，酸素の供給を促進させる必要がある．

このように，ウルシが塗装表面に固着するには，塗料の温度と硬化過程における湿度の調整が微妙に影響する．このことをウルシ工の先人は多くの失敗を重ねることで学びとったのである．また，ウルシ塗装では樹液の成分であるウルシオールが酵素や酸素と反応して，固い構造の分子を生成し，固い表面を形成している．

このような技術によって育まれたウルシ塗装の表面が，なぜ1000年も経った今でもなお光沢をもち，かつ長い年月の使用にも耐えてきたのか，不思議に思う人も多いかと思う．そこでウルシ塗料に関する熊野谿従先生（東京大学 名誉教授）の研究の一部を紹介する[10]．

ウルシの樹液や，それから精製して作られた塗料の乾燥膜の物性を調べ

と，樹液は酸化劣化しやすいが，ウルシ塗料は優れた耐久性をもつことがわかる．耐久性のあるウルシ塗料は，表面を構成する粒子が小さく，それがウルシ膜表面に集合している．粒子の直径は $0.1 \mu m$ と細く，緻密で外殻の多糖（主）－糖タンパク－ウルシオールからなる層を形成し，これが酸素により酸化されやすいウルシオール分を内包している（図 5.24）[10]．

外殻の多糖が酸素の粒子内部へ拡散し，ウルシオールの酸化を防止している．そして，このような構造により，仮に粒子を取り巻くウルシオール分が劣化しても，粒子が飛散して隣接

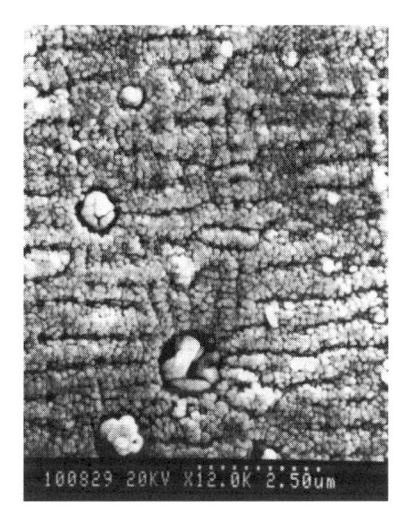

図 5.24 エッチングした黒目ウルシ断面の走査型電子顕微鏡（SEM）写真（ウルシの耐久性素子．大きい粒子は $1 \sim 2 \mu m$ のゴム質粒子）[10]

する層の粒子によって新しい表面が現われるというのである．このように，ウルシの表面は劣化に対しても，このような自己再生の機能もっている．まさに生体材料のもつ優れた再生機能がこのようなところにも発揮されているのである．そのため，塗付したウルシが全部塗付面から消失するまで表面の光沢は失われることなく，優れた耐久性が確保される．ウルシの塗装が同じ工程を繰り返すのも，このような再生機能をもつ強固な積層面を作るためである．すなわち，薄い層を何層にも積み重ねることによって，長期間の使用に耐える表面層が形成されるのである．

ウルシ塗装は粒子の耐久性素子を活用したものであり，これと対照的なのが樹液の膜である．樹液エマルジョンの水滴中に溶けたゴム質は，乾燥するウルシオール含窒素物の乾燥中に $1 \sim 2 \mu m$ の粒子として分散し，これが海島構造を作り，ウルシオール分の保護を受けない．したがって，樹液膜は容易に酸化されるが，塗装膜の表面は長い年月の経過にもわずかな酸化はみられても，表面の分解はないことが表面状態の分析結果からも明らかになっ

ている.そしてこのことは,ウルシの光沢が厳しい使用にも耐え,保持される秘密であるといえる.

5.6 ココヤシの活用と形態

ココヤシは熱帯地方に育つヤシ科の植物で,単子葉植物の仲間である.シュロ,ナツメヤシ,アブラヤシ,サゴヤシ,ニッパヤシなどはその代表的なものである.このヤシ科の植物は217属,2500種と,その種類の多いのも特徴である.最適な生育条件は,平均気温25～27℃,年間雨量1500～2500 mmで,日照時間は年間2000時間以上である.

熱帯の島々でみるココヤシは,沿岸部,河口部など,海や河の周辺にある平地に生育し,その生活環境は大変厳しい.そのうえ,この木は幹の高さが20～30 mもあり,高いものでは35 mほどのものもある.また樹齢は,少なくとも30年以上であるといわれている.幹の太さは品種によって大きく異なり,品種分類の目安にもなっているが,熱帯の植物特有な樹態をした独特な樹木であるといえる(図5.25).

5.6.1 ココヤシの活用

ココヤシは,熱帯の人々にとっては日常生活を支える重要な植物であって,その果実は食糧となっている.ヤシ殻は,燃料や活性炭として利用し,幹は木材の代替として活用している.また葉は,屋根材として使用されるなど,生活に密着した利用方法が古くから展開されてきた.

ココヤシからは多くの工業製品も作られている.ココヤシ油は,油脂工業製品をはじめ,マーガリンなどの食品加工製品,タワシなどをはじめとした多くの日常雑貨製品などの原料として使用されている.またココヤシを構成する植物繊維は,その優れ

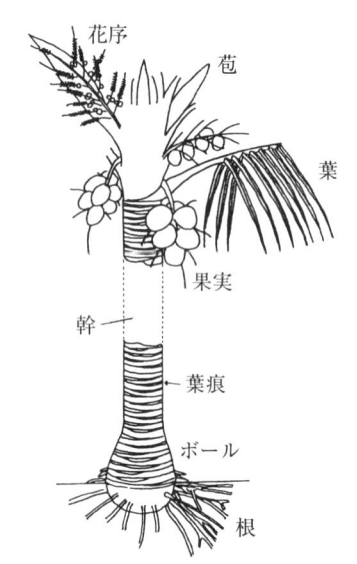

図5.25 ココヤシ木の外観と主要部位

5.6 ココヤシの活用と形態

た特性が高く評価されており，新しい用途が盛んに模索されている．

このように，古くからココヤシは有用な植物と認識され，その利用方法については多くの人々から関心が寄せられていたが，最近では，特に天然資源の活用の一環として注目されている植物の一つとなっている．

図5.26は，ココヤシ果実の主な利用分野を示したものである[8]．中でも，ココヤシ油は油脂の原料として注目されている．油脂原料は動物性と植物性とに大別されるが，ココヤシ油は，当然 植物性油脂に属する．この種のものには，ナタネ油，ダイズ油，綿実油，ヒマワリ油，パーム油，パーム核油などの多くのものがある．油脂は，1分子のグリセリンに3分子の脂肪酸がエステル結合したもので，脂肪酸の種類によって油脂の物理・化学性質は異なる（図5.27）[11]．

ココヤシとパーム核油の脂肪酸組成は非常によく類似したもので，この脂肪酸組成が他のものと異なることから，これはラウリン酸系油脂といわれている．ラウリン酸を主成分とするこの油脂は，空気などによる自動酸化に対して強く，安定性に優れていることが特徴である．しかし，ココヤシ油は加

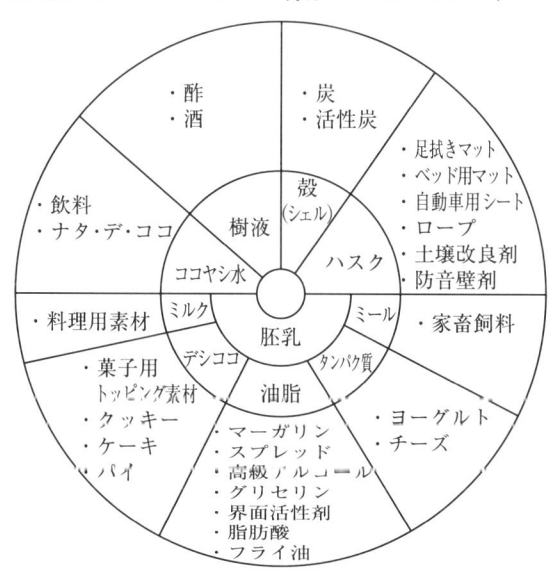

図5.26 ココヤシ果実の利用分野[8]

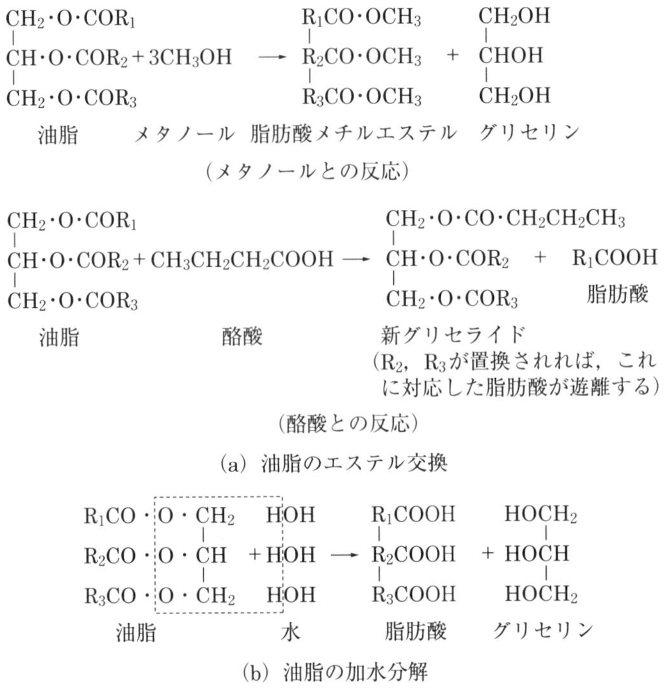

$$\begin{array}{l}CH_2 \cdot O \cdot COR_1\\ CH \cdot O \cdot COR_2 + 3CH_3OH \\ CH_2 \cdot O \cdot COR_3\end{array} \longrightarrow \begin{array}{l}R_1CO \cdot OCH_3\\ R_2CO \cdot OCH_3\\ R_3CO \cdot OCH_3\end{array} + \begin{array}{l}CH_2OH\\ CHOH\\ CH_2OH\end{array}$$

油脂　　　メタノール　脂肪酸メチルエステル　グリセリン

(メタノールとの反応)

$$\begin{array}{l}CH_2 \cdot O \cdot COR_1\\ CH \cdot O \cdot COR_2 + CH_3CH_2CH_2COOH \\ CH_2 \cdot O \cdot COR_3\end{array} \longrightarrow \begin{array}{l}CH_2 \cdot O \cdot CO \cdot CH_2CH_2CH_3\\ CH \cdot O \cdot COR_2\\ CH_2 \cdot O \cdot COR_3\end{array} + \begin{array}{l}R_1COOH\\ \text{脂肪酸}\end{array}$$

油脂　　　　　　酪酸　　　　　　　新グリセライド
　　　　　　　　　　　　　　　(R_2, R_3 が置換されれば，これ
　　　　　　　　　　　　　　　に対応した脂肪酸が遊離する)

(酪酸との反応)

(a) 油脂のエステル交換

$$\begin{array}{l}R_1CO \cdot O \cdot CH_2\\ R_2CO \cdot O \cdot CH \\ R_3CO \cdot O \cdot CH_2\end{array} \begin{array}{l}HOH\\ +HOH\\ HOH\end{array} \longrightarrow \begin{array}{l}R_1COOH\\ R_2COOH\\ R_3COOH\end{array} + \begin{array}{l}HOCH_2\\ HOCH\\ HOCH_2\end{array}$$

油脂　　　　　水　　　　脂肪酸　　　グリセリン

(b) 油脂の加水分解

図 5.27　油脂のエステル交換と加水分解[11]

水分解によって劣化しやすく，石けんに似た臭いを発生する．このような劣化に対しては，包装形態の工夫によって水分や微生物の浸入を防止したり，レシチンなどの界面活性剤を添加することで対応している．一方，この油は融点が低く，わずかな温度変化で短時間に融解し，また粘度の低いことなども大きな特徴である．

　したがって，食品関係では様々なニーズに対応できる植物油として有用である．特に，わが国では食用としての植物油の占める割合が年々増大しており，その量は全体の 70～85 % となっている．また，このような状況をみてもわかるように，植物油に対する需要は世界的にみても同様である．特にこの傾向は，発展途上国における油脂使用量の急激な増大に伴う問題が取りざたされているだけに，ココヤシ栽培の活性化は，ただ生産量の多いフィリピ

5.6 ココヤシの活用と形態　（ 147 ）

ンを中心とする東南アジアだけの問題としてだけでなく，グローバルな視点から先進諸国の果たす役割も大きいかと考えられている．

ココヤシの油脂としての利用について，その特性と活用状況について述べたが，ココヤシの用途はここで取り扱った果実ばかりでなく，このほかにも天然素材としての優れた特性をもつ生産性の期待できる植物であることから，将来に向け十分検討に値する天然系材料と考えられている．

5.6.2 ココナツヤシの葉

生体の形態と負荷応力との関係は骨や関節ばかりではない．このような状況は植物にもみることができる．竹の節は，曲げ剛性やねじり剛性を上げるため，根に近い部位では節の間隔は狭く，肉厚は厚く，上部に行くほど節の間隔は広く，肉厚は薄くなって全体の直径も細くなっている．すなわち，竹は直径の変化ばかりでなく節の間隔と肉厚などとを上手に調整することによって，曲げ剛性やねじり剛性を理想的な形に組み立てている．スギやヒノキの年輪も風の方向や枝の大きさによってその間隔は異なる．また針葉樹は，特にねじれに弱いため，大きな枝も少なく，風の抵抗も小さいため，厳しい外力にも耐える構造となっている．

図 5.28 は，ココナツヤシの葉の付け根と葉の形状を示したものである[12]．ココナツヤシは大きな葉をもつ熱帯に育つ植物である．したがって，葉を支える茎の負担は大きく，幹と茎との付け根には大きな曲げモーメントやねじりモーメントが生じる[13]．

そのような負荷に耐えるために茎と幹との付け根では，茎は網目状の繊維によって幹に巻き付いたような状態で固定されている．またココナツヤシの葉は，多くの光エネルギーを吸収するため，その面積は広くなっている．したがって，茎に加わる負荷も大きいが，茎と幹との付け根近傍では，茎の断面は三角形断面を形成し，茎の曲げ

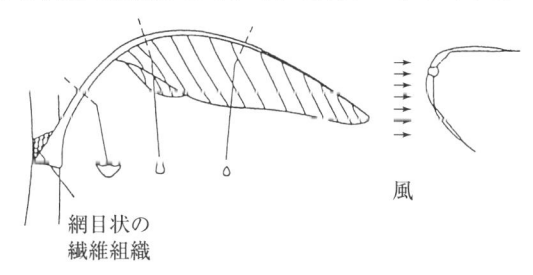

図 5.28　ココナツヤシの茎，幹と葉[12]

剛性,ねじり剛性を低減させている.

そのため,風などの外力に対して,葉は茎の柔軟性を生かして外力をまともに受けることなく,曲げ変形や,ねじり変形によって,外力の負担を軽減している.そして,茎は葉の先端部に近づくにつれて細く,円形断面へと変化している.ココナツヤシのような大きな葉は,風による外力に耐えるため,葉の形を大きく変えて風の抵抗を軽減し,外力に対する負担の低減を行なっている.また,昼の直射日光を受けるときや風雨のときなどは,大きな葉は曲げ剛性やねじり剛性を変化させて,外力に対応できる優れた機能を発揮している.このように,生物はわれわれの気がつかないところで,生命を維持するための様々な工夫を行なっている.

表 5.4 は,同じ断面積をもつ円形断面と半円形断面の断面二次モーメント I,断面係数 Z,極慣性二次モーメント J を比較したものである.当然,半円形断面は x 軸と y 軸に対してそれぞれの値は異なるので,各軸についてそれらの値が求められている.曲げ剛性を決定する I は,半円形断面では $I_x/I_y = 0.3$ となって,ココナツヤシの自重方向の曲げ剛性は,それと直角方向のものに比べてほぼ $1/3$ と小さい.このことが葉の付け根での茎の剛性を低減させている.しかし,ねじり剛性を決める J は,円形断面のそれに比べて半円形断面では 1.27 倍と大きくなっている.すなわち,半円形断面はねじり剛性の優れた断面であることがわかる.

したがって,大きな葉は自重方向に対しては,曲げ剛性の低減で茎の付け根の負担を小さくしている.しかし,ねじり剛性は大きくなるため,葉の付け根ではねじれにくいために,光エネルギーを十分に吸収することができる.また大きな葉に加わる負荷に耐えるため,幹との取付け部は,強固

表 5.4 等断面積を有する各種断面 I, Z, J

断面形状	I_x	I_y	Z_x	Z_y	J
円	1.0	1.0	1.0	1.0	1.0
半円	0.6	2.0	1.2	1.5	1.27

I_x, I_y:断面二次モーメント　Z_x, Z_y:断面係数
J:極慣性二次モーメント

な繊維状組織によってしっかり守られている[13].

また，曲げ応力を決める断面係数 Z は，いずれの方向に対しても半円形断面では円形断面に比べて大きくなるので，半円形断面を有する葉の付け根部での曲げ応力は低く，大きな負荷にも耐えられるようにできている．このように，ココナツヤシは茎の断面形状を変えることにより，外力に耐える構造を合理的に形成し，厳しい自然界に耐えている．

参考文献

1) 前田禎三・谷本丈夫：森の樹木, 学習研究社 (1988) p. 33.
2) 文献1), p. 43.
3) 牧　廣・島村昭治 (編)：複合材料技術集成, 産業技術センター (1976) p. 187.
4) 岡野　健：木材のはなし, 日本規格協会 (1988) p. 50.
5) O. Takechi & O. Inose : Sci. Rep., Matsuyama, Aqr. Col. Vol. 10 (1953) p. 13.
6) 梶田　茂 (編)：木材工学, 養賢堂 (1961).
7) 志村史夫：生物の超技術, Blue backs (1999) p. 52, p. 58, p. 67.
8) 野方文雄〔(社) 未踏科学技術協会編〕：「傾斜機能材料研究」, 傾斜機能材料, 工業調査会 (1993) p. 344.
9) 繊維学会 (編)：おもしろ繊維のはなし―第2版 (1993) p. 325.
10) 熊野谿従：色材, **70**, 12 (1997) p. 46.
11) 杉村順夫・松井宣也：ココヤシの恵み―文化, 栽培から製品まで―, 裳華房 (1998) p. 21, p. 85, p. 93.
12) S. A. Wainwright et al. : Mechanical Design in Organisms, Prinston Univ. Press (1975) p. 260.
13) 宮入裕夫：機械材料の強さと機能, 日刊工業新聞社刊 (2001) p. 199.

第6章　生体機能と物性の活用

　動物や植物などの生物を構成する素材に要求される特性は，生体のもつ基本的な機能的特性ばかりではなく，生体を支持する機械的特性も重要な要素である．古くは土器や石器などの生活必需品などに加え，狩猟用具などにも動物の骨や角(つの)などのほか，多くの天然材料が生活の中に広く取り入れられていた．また木材資源の豊富なわが国では，木質材料は貴重な天然の建築用材料である．

　このような生物や天然材料に由来する素材は多く，自然界には工業材料として利用できるような多くの優れた素材が存在する．中でも，特に木材，竹材などをはじめ，天然系繊維などはその種類も多く，優れた機能を有する材料である．また，このような天然素材は，これを人為的に生産することのできる素材として育てていかなければならない素材である．

　本来，生物を構成する素材は，生物が自然界で生存し続けるために構成されたものである．したがって，その素材の構成や物性は，生物が自然界に生存するために，厳しい環境に適応できるようになっている．このような素材の中には人工的に作ることの難しいものもある．しかし，生物や生体材料の特有の特性や機能を組み合わせることによって，工業材料として実用に供されているものも多い．

　ここでは，このような生体や生物を構成する生体材料の物性を有効に活用することばかりでなく，生体の多機能性を構築している構造の仕組みなどについて検討する．そして，その中から生体材料のもつ，優れた特性とその活用方法について検討することで，生体材料ばかりでなく，広く天然材料の特性を上手に活用するための手法が模索できればと考える．

6.1　植物の物性と機能

6.1.1　土壁の構造と機能[1]

(1) 土　壁

　ワラ（藁）やカヤ（茅）は壁材などの心材として，また屋根の素材などとして古くから使われてきた．特に，土壁はワラと土とを複合化させ，土の補強

材として機能させることで，優れた保温性・遮熱性・遮音性などに加え，天然素材のもつ独特な色感と温かみを与える壁材として広く利用されてきた．またこの壁材は，温度の変化や湿度の調整にも順応できる建築用材料とし欠かせない重要な素材である．

ワラは，適当な長さに切断して土を結合させるための強化材，補強材の役割を果たしている．特に土壁の心材は，竹を編んで格子状に組んだコメに，壁全体の重量を均等に支持させた独特の複合構造を作り出している．また，ワラは土の熱伝導率の低い特性を活用して保温性を確保するとともに，内部の細い空隙に閉じ込められた空気層をもつことで，独立気泡の断熱層を形成している．さらに，比重の大きい土の特性を生かし，周りの騒音をシャットアウトする遮音性も併せもっている．このような構造のものは，土壁のほか，家々を仕切るための土塀などにも広く用いられている．土塀は，遮音性・耐久性に優れ，かつ重量感もある素材である（図6.1）．しかし最近では，このような素材も，施工費の高騰と素材の確保の難しさにより，さらに住宅の近代化に伴って，徐々にその影をひそめつつあるのは誠に残念である．

（2）ガラスウールの壁材

土壁に代わって登場してきたのが，ガラスウールをアルミ箔で包んだ断熱材兼防湿材としての壁材である．この軽量な乾式の壁材の出現によって，工期の短縮と施工費の低減が可能となった．まさに近代の合理性に基づいた建築材料の開発である．しかし，このような壁材の欠点は遮音性にある．内部の空気層がその特

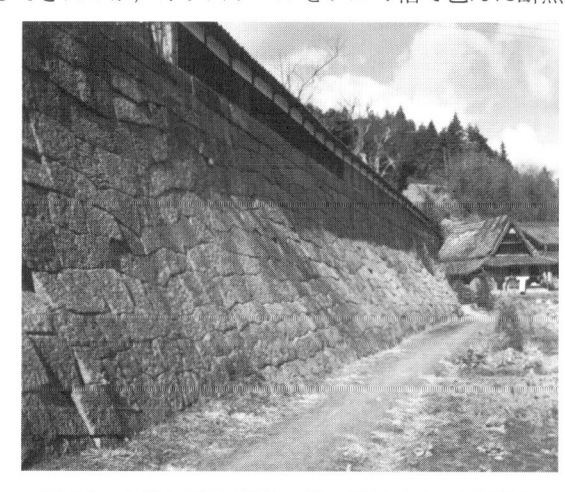

図6.1 土塀と石垣（柳生の里・家老 小山田屋敷跡）

性を低下させている．すなわち，ガラスウールの壁材の軽量性は，遮音性を低下させる要因となっている．したがって，この壁材の遮音性は，まだ土壁の域には達していない．

　狭い土地に大勢の人々が住むわが国では，壁材に対する遮音性のニーズは特に高く，過去にはピアノの騒音がもとで，「ピアノ殺人」といった事件も発生している．このような事情もあって，現在でも高級住宅や高級建築では，土壁はまだ欠かせない建築用の主要構造体であるといってよい．そこで，わが国のような地震国では軽量な建築用材料が大いに歓迎されていることもあって，このガラスウールの壁材は広く実用化されたものの，これからはこのような矛盾に挑戦し，克服していかなければならない．

　この合理性を優先させたガラスウールの壁材は，住宅で最も大切な遮音性能の大変低いのが欠点であるが，軽量な壁材としては十分に実用に供するものとなっている．したがって，現在の壁材は遮音性を犠牲にして，軽量性・断熱性・合理性を重視したものであり，その意味では現在の壁材は，まだ完成の域には達していない．

　このような壁材ひとつをみてもわかるように，各々の素材に関するニーズが高いだけに，広い用途に対応するためには単一の素材の特性ばかりでなく，各々の材料がもっている特殊な機能を活用することが必要である．その一つとして素材の特性を生かす複合化の技術があるが，将来に向けてこのような技術をどのように克服するかが大きな課題である．

6.1.2　茅葺き屋根と屋根構造[1)]

　最近の戸建住宅では，瓦葺きの屋根を目にすることは少なくなった．特にわが国のような地震国では，瓦葺きの屋根は瓦の落下する危険性が高いばかりでなく，大きな重量に耐える住宅の構造自体が，軽量性，経済的な見地から考えても不可能である．そのため，最近では無機系材料を用いた厚さ5〜8mm程度の薄い瓦が，耐久性の優れた瓦として用いられている（図6.2）．しかし，住宅環境で大切な，遮熱性・断熱性が悪く，特に遮音性の低いことが大きな欠点である．このような状況をみてもわかるように，近代科学が生み出した合理性に基づく建築材料にも，まだまだ十分検討しなければならな

い問題も多い.

(1) 茅葺き屋根

そこで，古くから屋根材として用いられてきた茅葺き屋根の構造について調べてみる（図6.3）．カヤは，ワラなどと同じイネ科の植物で竹によく似た構造をしており，内部には空洞もあり，節もある．軽量でかつ独立した空洞は，熱伝導率の低い材料を作り出している．またカヤの表面は，水を寄せつけけない防水効果をもつすばらしい建築材料でもある.

屋根材は，軽量でかつ耐水性が要求され，それに加え保温性に優れた材料でなければならない．特に茅葺き屋根は，カヤを積み重ねた各層の間に空気層がある．その断熱層をカヤの構造と積層構造とを組合せることによって，適当な換気をしてくれるなど，屋根材として優れた特性をもつ構造となっている．しかし，耐火性能については十分なものではない.

最近は，このような茅葺さ屋根も少なくなったが，一つの素材でこれだけの優れた特性をもつことができるのも，カヤ自

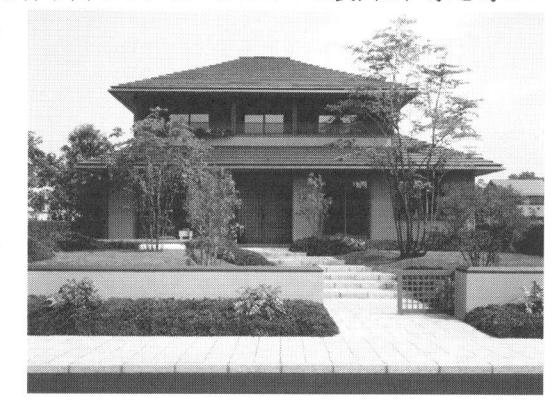

図6.2 合理性に基づく軽量なセラミック製屋根（(株)ミサワホーム提供）

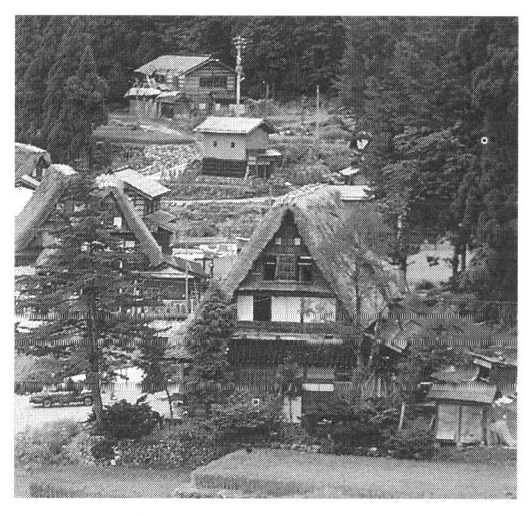

図6.3 茅葺き屋根（合掌造り）

体が単純な構造でなく,一方向強化材で構成された幹部と節とにより構成され,かつ内部に空気層をもち,表面は防水処理の施された優れた構造になっているからである.すなわち,素材そのものが屋根材として基本的に優れた物性であるのに加え,素材の構造と形状,さらには表面の性質などによって,屋根材としてこれを優れた構造に作り上げているのである.

しかし,カヤは植物性のため,害虫によって食いつくされることも稀ではない.そのため,合掌造りのような大きな建物の屋内では,常時クヌギのような火もちのよい木材を燃やし,煙を出すことで害虫の駆除を行なっている.この煙によって作られた表面層は,害虫の駆除ばかりでなく,カヤの耐食性・耐久性を向上させている.このように,古い素材といえども,先人が実用に供してきた素材には,多くの人々の生活の知恵と,永年の経験により素材の特性を活用するための工夫がなされてきたといってよい.

(2) 軽量な屋根材

最近では,このようなものに代わって軽量な屋根材が開発されているが,これらは,軽量な無機系素材を基本素材とすることで,断熱特性は多少あるものの,まだ決して十分なものではない.表6.1は,各種材料の熱伝導率を示したものである[2].金属系や無機系材料などに比べて,プラスチック系材料や木材のような天然系材料の熱伝導率は低い.一方最近の密閉された屋根構造では,換気のための通気性がもち合わされていない.しかしその反面,施工性・耐久性ははるかに向上し,維持・管理も簡単になったが,温・湿

表6.1 各種材料の熱伝導率[2]

物質	温度(℃)	熱伝導率(kcal / (m・h・℃))
銅	0	347
鋼(ステンレス)	0	21.1
ガラス(パイレックス)	30〜75	0.937
コンクリート	常温	0.860
木材(スギ,エゾマツ,比重0.30〜0.45)	20	0.08
木材(ヒノキ,ラワン,比重0.46〜0.60)	20	0.11
木材(ミズナラ,ブナ,比重0.61)	20	0.14
合板(比重0.55)	20	0.11
シージングボード(比重0.3〜0.4)	20	0.045
ポリスチレン	常温	0.0688〜0.103

度の調整は現状では難しい．特に，室内での湿気の蒸発は住環境の悪化を招いている．そのため，湿気の調整と温度の管理には，エネルギーを必要とするエアコンディショニングによって何とか切り抜けているのが現状である．

したがって，これからの屋根材の開発には，茅葺き屋根のカヤの性質のような屋根材としての基本的な素材の物性と，温・湿度の調整に関するメカニズムなども含めて再度検討することが必要である．そして，屋根材としての防水性能は当然のこと，軽量性・遮熱性・遮音性・通気性など，カヤの屋根材の特性を生かした新しい考え方が，これからの素材の開発には大切であると考えている．

6.2 木材の軽量性

6.2.1 軽量性と異方性

木材が軽量な建築材料であることは，多くの人々が認めるところである．水に浮くほど軽量な建築材料は木材のほかにないといってよい．木材の軽量性は樹幹の構造にある．ヒノキは，1年間に直径方向に約 5 mm ほど成長するというが，直径 30 cm ほどの木になるには 60 年間ほどの年月が必要である．この成長速度は竹などに比べ大変遅い．また樹幹の構造は，中心部より大きく分けて，髄，木部，樹皮の三つの部分から構成され，木部は内側の色の濃い心材と，外側の色の薄い辺材とに区別される（図 6.4）．

このように，木は組成の異なったマクロ的構造に加え，層状に構成された年輪によって，柔軟性と強靭性とを兼ね備えた軽量な素材を構成している．図 6.5 は，木材をはじめプラスチック，金属などの各種材料の比重を示したものであるが[3]，木材の比重 ρ は $\rho = 0.1 \sim 1.0$ と，プ

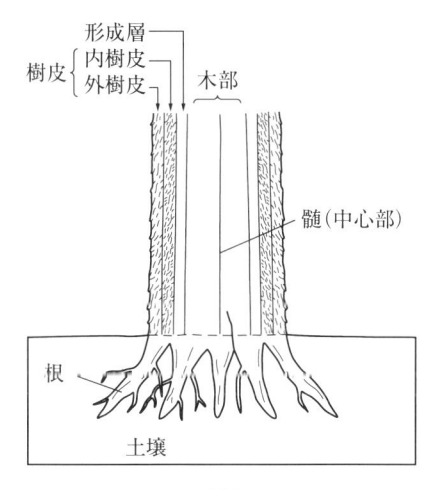

図 6.4 樹幹の構造

<比重>

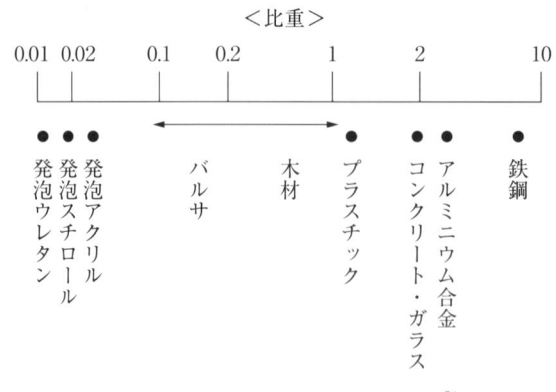

```
0.01  0.02   0.1  0.2      1      2            10
 |     |     |    |        |      |             |
 ●     ●     ●    ←──→     ●      ● ●           ●
発泡  発泡  発泡   バルサ    木材   プ  コ ア     鉄
ウ    ス    ア                    ラ  ン ル     鋼
レ    チ    ク                    ス  ク ミ
タ    ロ    リ                    チ  リ ニ
ン    ー    ル                    ッ  ー ウ
      ル                          ク  ト ム
                                      ・ 合
                                      ガ 金
                                      ラ
                                      ス
```

図 6.5 木材および各種材料の比重[3]

ラスチックより低い値となっている．

図 6.6 は，木材の引張強さと圧縮強さとを金属，無機，プラスチックなどと比較したものである[3]．木材は，図に示すように圧縮強さに比べ，引張強さの優れた材料である．これは，年輪の固い層での座屈破壊が，圧縮強さの低下の要因となっている．しかし，木材は圧縮に強いとされているコンクリートとほぼ同じ圧縮強さをもっている．

表 6.2 は，木材をはじめとする各種材料について，軽量材料の指標である圧縮強さを比重で除した比強度について調べたものである．その結果，金属

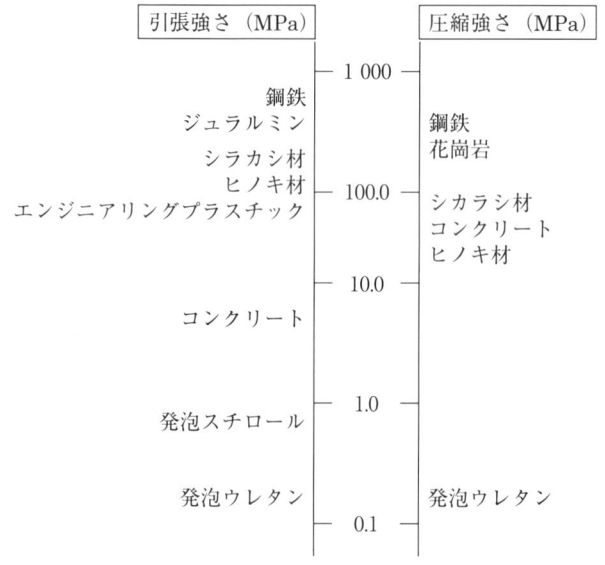

引張強さ（MPa）		圧縮強さ（MPa）
	─ 1 000 ─	
鋼鉄		
ジュラルミン		鋼鉄
シラカシ材		花崗岩
ヒノキ材	─ 100.0 ─	シカラシ材
エンジニアリングプラスチック		コンクリート
		ヒノキ材
	─ 10.0 ─	
コンクリート		
	─ 1.0 ─	
発泡スチロール		
発泡ウレタン		発泡ウレタン
	─ 0.1 ─	

図 6.6 木材と各種材料の強さの比較[3]

表6.2 木材および各種材料の圧縮強さと比強度

材料 \ 物性	比重 ρ	圧縮強さ σ_c (MPa)	比強度 σ_c/ρ (MPa)
木材（アカマツ）	0.5	50.0	100.0
軽量コンクリート	1.7	20.0	11.7
普通コンクリート	2.4	25.0	10.4
ガラス	2.5	100.0	40.0
アルミニウム	2.7	200.0	74.1
鉄鋼材料	7.9	450.0	57.0

系材料，無機系材料に比べて，木材は優れた軽量特性をもつことがわかる．参考までに各種材料の比重と圧縮強さも示すが，木材の比強度の高いのは木材の比重が0.5と，他の材料に比べ小さいためである．また，木材は年輪をもつため基本的には異方性材料であり，特に板の採取方法によって（細胞の配列，配向），その特性は大きく変化する．このような異方性は，木材に存在する木目によって生じるもので，このような特性は木材の軽量性と併せて木材の優れた特徴でもある．

図6.7は，木材の長手方向を $\theta = 0°$，半径方向を $\theta = 90°$ として，木目の方向によって変化する木材の引張強さ F を，木目の角度 θ の関数として表示したものである[3]．$\theta = 0°$ の引張強さ F_0 を 100% とすると，$\theta = 45°$ では $F_{45} = 15\%$ と，F_{45} は F_0 のほぼ $1/6 \sim 1/7$ と小さくなっている．また，木材の弾性率も強さと同じく，木目の方向（木理角）によって変化する．したがって，$\theta = 0°$ で得られた弾性率は，木理角 θ の増大に伴い低下する．

そのため，このような異方性を活用すれば，木材の用途もさらに広い範囲に利用できる．緩衝材としての

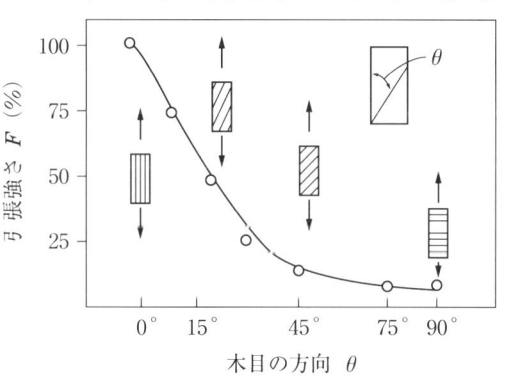

図6.7 木材の引張強さと木目の方向[3]

木材の使用は、弾性率の低い $\theta = 90°$ に相当する方向のもので、強度部材として使用する場合の $\theta = 0°$ のものとは区別しなければならない。また、このような木材の方向性に関する性質は、木材の吸湿性や熱膨張率などにも影響するので十分な注意が必要である。

なお、吸湿性に関しては木目の細いものは緻密な固い層であるから吸湿性も低く、耐水性の優れた層を形成する。北欧の木材は緻密な年輪で構成されているため、優れた耐久性をもつのはこのような理由による。またこのような異方性は、特に直交異方性と呼ばれ、一方向強化複合材の物性に近い異方性を示す。木材は含水率の影響を受けることから、このような性質は材料の機械的特性に影響するため、実際の使用においては十分な注意が必要である。

木材は軽量な素材であるが、これを上手に利用するには木材の優れた特性を活用するうえで当然であるが、このような異方性を上手に活用することも大切なことである。合板や合成木材は、このような木材の特性を上手に活用するための技術として開発されたもので、特に木材の軽量性の活用には、これらの特性を生かした新しい利用方法の開拓が強く望まれている。

6.2.2 バルサ材の軽量性

木材の軽量性は木質材料の優れた特徴である。わが国の東大寺の大仏殿(図5.1参照)のような世界最大の高層建築物が木材で建造できたのも、このような木質材料の優れた軽量性と、機械的特性に依存するものである。このような木材の中でも、キリ(桐)は特に軽量な木質材料として古くから珍重されてきた。しかし、わが国ではこのキリも現在では供給が十分でなく、工業材料として、キリに代わって南米から輸入されるバルサ材が広く用いられている。

バルサ材(balsa)のような軽量な木材は、材料の宿命として強さが低い。そのため、軽量な木材は台風やハリケーンのない赤道直下に広く生息する。この軽量なバルサ材は、サンドイッチ構造の心材として広く実用化されている貴重な材料である。サンドイッチ材の心材にはアクリルフォームやウレタンフォームなどのプラスチック発泡材もあるが、機械的特性の優れたサンド

イッチ構造を作るには，圧縮強さとせん断強さに優れた心材が要求される．したがってこの軽量なバルサ材は，このようなサンドイッチ構造の心材に要求される優れた機械的特性をもつため，合成樹脂系のフォーム材にはない優れた特性をもつ心材として広く実用に供されている．

バルサ材は，メキシコ南部からペルーを原産地とするパンヤ科の高木であるが，比重が極めて小さい（$\rho = 0.096 \sim 0.25$）のが特徴である．そして，この比重はコルクの1/2，一般木材の1/3程度と小さい．特に，木材は長手方向に成長することもあって，軸方向に優れた圧縮強さとせん断強さをもつ，軽量なサンドイッチ構造用の心材として有用なものである．

表6.3は，サンドイッチ構造に用いられるバルサ材の圧縮強さとせん断強さの最小強度値を示したものである．ここで，Tは木目方向，Lは板目方向，Rは年輪の半径方向である．表に示すように，バルサは材種の違いによって比重の範囲が広く，その比重の大きさによって物性値も大きく変化する．また，TL面，TR面のせん断強さには余り変化がなく，その特性値も優れていることからサンドイッチ用心材として広く用いられている．

表6.4は，バルサ材の比重の違いによって変化する基本的な機械的特性を示したものである[4]．いずれの物性も比重の変化に対して大きく変化し，引張強さ，圧縮強さについては，木目と板目とではその特性値にも大きな変化がある．

わが国では，キリは工業材料として使用されたことはなく，むしろ古くか

表6.3 バルサ心材の最小強度値

密度（g/cm^3）	温湿状態		圧縮強さ（MPa）		せん断強さ（MPa）	
	温度（℃）	湿度（%）	強さ	比例限	強さ	
			T	T	TL	TR
0.08	21	64	3.45	0.21	0.71	0.49
0.096	〃	〃	4.86	1.41	0.77	0.71
0.11	〃	〃	6.48	2.75	0.92	0.71
0.13	〃	〃	7.45	3.95	1.2	0.77
0.144	〃	〃	9.37	5.15	1.27	0.85
0.16	〃	〃	11.8	6.48	1.41	1.06
0.176	〃	〃	12.5	7.67	1.69	1.13

表 6.4　バルサ材の機械的特性[4]

特性	比重		
	0.0962	0.176	0.248
(1) 圧縮特性 (MPa)			
A. 木目方向 (エンドグレイン)			
比例限	35×10^{-1}	100×10^{-1}	162×10^{-1}
強さ	52　〃	134　〃	230　〃
弾性率	231　〃	535　〃	800　〃
B. 板目方向 (フラットグレイン)			
比例限	$(3.5 \sim 6) \times 10^{-1}$	$(7 \sim 10) \times 10^{-1}$	$(10 \sim 14) \times 10^{-1}$
弾性率	$3.6 \sim 11.2$	$9 \sim 26$	$14 \sim 38$
(2) 曲げ特性 (MPa)			
比例限	5.8×10^{-1}	120×10^{-1}	180×10^{-1}
強さ	95　〃	210　〃	315　〃
弾性率	190　〃	435　〃	645　〃
(3) 引張強さ (MPa)			
木目方向	95×10^{-1}	210×10^{-1}	315×10^{-1}
板目方向	$(5 \sim 8.5) \times 10^{-1}$	$(8 \sim 12) \times 10^{-1}$	$(11 \sim 15) \times 10^{-1}$
(4) せん断強さ (MPa)	$(11 \sim 12) \times 10^{-1}$	$(21 \sim 25) \times 10^{-1}$	$(30 \times 36) \times 10^{-1}$

ら建具,たんす,火鉢,細工物,下駄,楽器などの高級な家具製品の素材として珍重されてきた.特にわが国では,目の詰んだ良質のキリ材は群馬県などの北関東,福島県の会津地方や,岩手県の南部地方などが主な特産地であった.

キリは,木質材料の中では最も軽量で,耐湿性・耐火性に富み,しかも加工しやすい素材である.また,吸湿性の少ないこともあって寸法の狂いも少なく,音をよく伝えるなど多くの特徴をもった材料でもある.さらに,キリは木材の中では成長が速く,素材の生産性にも大変優れている.

そこで,わが国では娘が生れたらキリの木を庭に植え,お嫁に行くときにはキリのたんすをもたせるといった風習が古くからあった.しかし最近では,キリの生産量も減ってしまい,バルサ材と同様,わが国の需要の 90% 以上が中国や台湾からの輸入に依存している.特に国土の狭いわが国では,もはやこのような土地利用は経済的にも難しくなってきたためか,古里にも初

夏を彩る薄紫の花をみることも少なくなった.

6.3 木材の特性と機能

6.3.1 木材の有効利用（合板）

木材は，大きく分けて幹と枝と根とにより構成されている．そして，われわれが木質材料として古くから利用しているところは，幹の成熟した部分である．

幹の構造は，図 6.8 に示すように最外部は樹皮で覆われ，その内側は形成層となっている[5]．この形成層が年々内側に木材細胞を形成し，外側には樹皮細胞を生産していく．この過程で形成されるのが，1 年ごとに刻まれる年輪である．しかし，ラワン材などの南洋材には季節の移り変わりが明確でないこともあって，このような年輪が認められないものも多い．

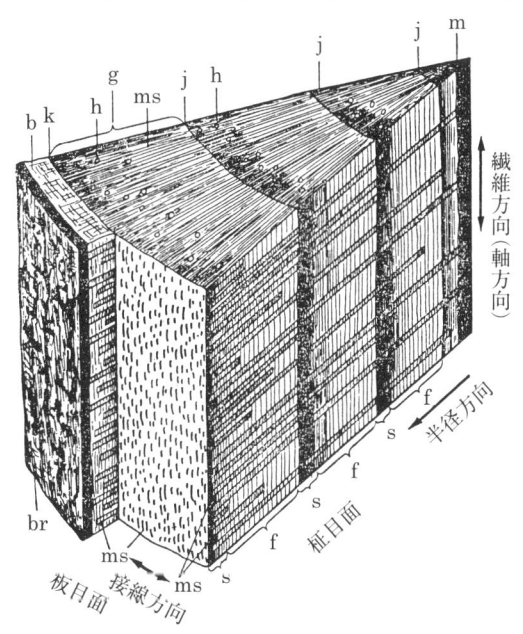

この年輪が木材の性質を決定する要因となっている．生長の早い初期にできたものを春材（早材）と呼んでいる．このような層は細胞の形も大きく，細胞膜は薄く，比重も小さい．一方，生長後にできたものを夏材（晩材）といって細胞の形は小さく，細胞膜は厚く，比重は大きい．この層の間隔は樹種によって異なるが，年輪が顕著である針葉樹の高さと太さとの関係など

b：内樹皮，br：外観皮，f：早材，h：樹脂道，g：年輪，j：年輪界，k：形成層，m：髄，ms：放射組織，s：晩材

図 6.8 アカマツ樹幹材の断面[5]

も，このような形成層の違いによって様々なものがある．しかし，このように生長した木材は木質材料特有の優れた特性をもつが，大きな欠点は均一な特性をもつ素材が定期的に生産できないことである．また，木材は水分の吸収によって膨張・伸縮を生じるため，長期間にわたって一定の形状と寸法とが保てないことである．しかし，このことは木材が生物であるための宿命であるともいえる．

そこで，異方性をもつこのような木材を組み合わせて，木質材料を工業材料として活用しようとする考えが芽ばえた．すなわち，異方性をもつ木材を合板のように組み合わせて使用しようとする考えである．この技術は，古くから仏像などの製作にも生かされてきた．

工業材料として合板が生産され始めたのは，産業革命後のことである．まず蒸気機関の発明により丸鋸や帯鋸などの加工技術の開発とともに，合板の技術は新しい産業として芽ばえた．すなわち，単板（ベニヤ）の製造技術が機械化されることにより，合板の製造技術の活発な展開が図られた．

ベニヤ製造の最大の発明は，1940年におけるJ.ドレッサーの発明によるロータリ単板製造用のベニヤレースである．これは，図6.9のように丸太を丸はぎ（大根のかつらむきと同じく）して，板目の単板を作る方法である[6]．木材を円周方向にはぎとることにより，均一なベニヤが取り出される．そして，この素材を重ね合わせて均質な木皮材料が生産され，合板の素材として供給されるようになった．

わが国の合板の製造では，当初北海道産の広葉樹（ブナ，カバなど）が合板用木材として用いられた．しかし関東大震災（1924年）後，南洋材のラワンが最適な合板用素材として認められ，国産の木材に代わって急激な発展をみた．このようにして，1969年にわが国での合板の製造は本格的に始まった．

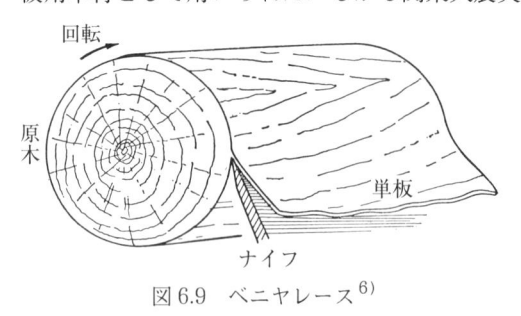

またこの過程には，当然，

図6.9 ベニヤレース[6]

合板を接合するための接着の技術が伴われなければならない．当初，合板の接着には膠（にかわ）が用いられた．しかし，1910年代に入って輸入のカゼイングルーが使用されるようになって，合板の性能は飛躍的に進歩した．その後，南洋材のラワン材の導入とともに，カゼイングルーに代わって安価な大豆グルーの供給などもあって，合板工業は活況を呈した．戦後（1945年以後），接着剤に合成樹脂が広く用いられるようになり，水に弱いといわれていた合板の欠点が克服され，現在では水に強い耐水性合板などが実用に供されている．

このように，工業用材料としては大変取り扱いにくい異方性をもつ木質材料が，現在では合板を基礎に新しい木質材料の利用方法として，新しい用途の展開が活発に行なわれている．このようなものには，合板の表層に化粧単板，あるいは化粧層を形成したメラミン樹脂化粧合板のほか，プリント合板にも様々な種類のものが実用化されている．これらの合板は，いずれも銘木合板の現代版として広く実用に供されている．また実際に，銘木から薄い木目の層を削り出し，これを合板や柱などに木材そのものを接着した，木質感をもった人工木材が広く実用に供されている．

合板に始まった木質材料の利用も，天然木の感触と優れた木質材料の独特な特性を活用するため，様々な工夫が行なわれている．この技術は，ただ不均質な木質材料を工業材料として有効に活用しようとすることばかりでなく，天然材料の優れた質感を人間の感性に訴えることのできる貴重な天然資源として，さらに新しい発展が期待されている．

6.3.2 木材を用いた温湿度の調整

校倉造り（あぜくらづくり）は，わが国独特な建築方法として多くの人々が関心を寄せている．特に，奈良の正倉院は校倉造りの代表的な建築物である．この建物の構造は，木材の吸湿性を利用して，建物内部の温・湿度の調整を自動的に行なうすばらしい空調機能をもっている．木材は，雨などによって湿気を帯びると膨張する特性をもつ．この特性は，建築材料としては建物の寸法を変化させ，構造物の形状に狂いを生じさせるもので，決して優れた特性であるとはいえない．特に，長く太い部材や接合部などでは，このような木材の特性に

より，建物には大きな狂いや損傷の生じることすらある．

そのため，古くからこのような木造建築の特性について，設計の段階から十分な注意が払われてきた．すなわち，建築用材料として使用するには，十分な乾燥が必要とされるのも，このような理由によるものである．表6.5は，各種木材の収縮率を示したものであるが，異方性をもつ木材では，収縮率も採取した方向によってそれぞれの特性値も大きく異なる．また，木材の収縮率は生材を基準として，生材から気乾までの収縮率，そして生材から全乾ま

表 6.5 木材の収縮率

産地	樹種	気乾比重	接線方向	半径方向	繊維方向
国産材	スギ	0.37	6.57	2.68	0.19
	ヒノキ	0.41	6.43	3.07	0.25
	アカマツ	0.58	8.93	4.82	0.20
	エゾマツ	0.43	9.02	3.87	0.18
	カラマツ	0.53	8.61	3.85	0.18
	キリ	0.29	5.16	1.43	0.17
	ケヤキ	0.62	6.29	3.70	0.65
	シラカシ	0.99	14.07	5.39	0.43
	カツラ	0.49	7.53	4.03	0.44
	ブナ	0.68	11.50	5.02	0.37
	マカンバ	0.65	7.58	5.24	0.44
南洋材	ライレッドメランチ	0.46	6.84	2.71	0.26
	イエローメランチ	0.48	7.42	2.48	0.20
	カロフィルム	0.60	8.07	5.11	0.32
	ホワイトメランチ	0.59	7.56	3.29	0.26
	アピトン	0.71	10.76	5.33	0.21
	ラミン	0.65	10.83	4.77	0.16
米材	ベイスギ	0.32	5.0	2.4	—
	シトカスプルース	0.40	7.5	4.3	—
	ベイツガ	0.45	7.8	4.2	—
	ベイヒバ	0.44	6.0	2.8	—
	ベイマツ（コーストタイプ）	0.48	7.6	4.8	—
ニュージランド材	ラジアタパイン	4.49	7.37	4.28	—

（注）国産材と南洋材の気乾比重は含水率15％，米材とニュージランド材の気乾比重は含水率12％のときの値（林業試験場報告1982などより作成）

での収縮率を，それぞれ気乾収縮率，全収縮率と呼んで区別している．収縮率は含水率によって変化するため，含水率15％のときの寸法を基準にとり，含水率が1％変化したときの収縮率を平均収縮率と呼んでいる．特に，木材は繊維方向収縮率に比べ，繊維と直角方向の収縮率は1桁以上大きい．また接線方向の収縮率は，半径方向の約1.6～2.0倍となっている．しかも，木材の収縮率は比重が大きいほど大きく，半径方向と接線方向の差は小さい．したがって，温・湿度の変化に伴う木材のこのような性質は，建築材料の大きな欠点として取り扱われている．

表6.6は，木材の比熱を他の材料と比較したものである．木材の比熱は，金属やガラスなどに比べて大きく，その値はほぼプラスチックと同等である．したがって，比熱の大きい木材は保熱性に優れた熱容量の大きな材料で

表6.6　木材および各種材料の比熱

物質	温度（℃）	比熱（kcal／(kg・℃)）
木材	20	0.298
アルミニウム	0	0.22
鉄	0	0.104
紙	0～100	0.279～0.320
ガラス（パイレックス）	10～50	0.119
ポリスチレン	20	0.320

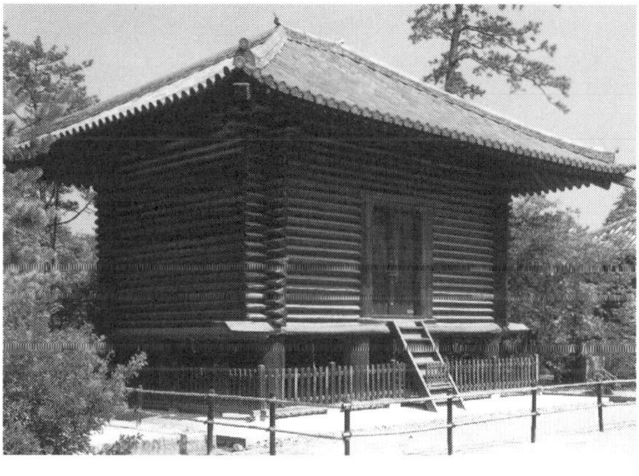

図6.10　東大寺　正倉院

もある．しかしわが国では，このような木材の性質がわかっていたのか，既に奈良時代に，このような材料の性質が建築物に活用され，貴重な宝物を保存するための倉庫として校倉造りが開発されていた（図6.10）．

この校倉造りの建築方法は，木材の膨張，収縮の欠点を活用したもので，まさに「禍転じて福となす」といった発想であるといってよい．この校倉造りは，貴重な宝物や資料などを安全に保存するための建造物として建築されたもので，当時としては人智を尽くして建設された建物である．特に，わが国のように湿度の高い国には，毎年「虫干し」などの行事が古くから行なわれていた．室内の温・湿度については，細かい神経と細心の注意を払う必要があるだけに，恐らく先人の苦労もわれわれの想像以上のものであったのではないかと思う．この校倉造りは，三角形断面をもつ柱を建物の周囲に水平に並べることによって，雨水や湿気で膨張する木材の膨潤性を利用し，室内の温・湿度の調製を行なったものである．したがって，雨降りの日には木材が水分を吸収し，木材同士が接触することによってこの接触間隔は狭められ，外部からの湿気の侵入が防止できる構造となっている．天気のよい乾燥した日は木材は乾燥して収縮し，その間隔は広く開かれ，外気の乾いた空気が室内に入ってくるようになっている．昔の人が考えた人工的なエネルギーを使用しない自然の空調装置である．

しかし，その原理は何も高級なものでなく，ただ木材が温湿度の変化で寸法が変化をするといった，いたって単純なものである．このように，温湿度によって変化する木材の膨張，収縮は，一見材料の大きな欠点ではあるが，これを有効に活用する方法が古くから考えられていたことには，われわれも少々驚かされるところである．このように，材料の物性もただ単一的な目的に活用するだけでは，その機能は十分に活用できないが，視点を変えれば，このような新しい機能として，材料はその特性を十分に発揮することができる．

また吸湿性のある材料では，その性質が材料自身の熱伝導率を急激に低下させる．特に冬の厳寒期には，吸収された水分が木質内部で凍結し，木材の熱伝導率を増大させる．この現象は，また材料の断熱特性の低下となって

室内の温度を急激に低下させる．しかも，このような水の浸入は，木材の劣化を招く恐れもある．また自然の環境変化を考えると，水の浸入は木材に様々な悪影響を及ぼしていることも事実である．

そして，このような現象を先人は十分に理解していたかどうかは明らかではないが，木材の表面処理には古くから様々な工夫がこらされていたようである．木質材料の塗料には古くからべんがらが使われているが，神社仏閣の朱塗りの塗装も，このような材料の表面処理技術と何か共通したものがあるのかも知れない．

6.4 表面の加工技術

表面の加工技術として現在でも広く実用に供されているものに，ウルシによる加飾法が古くから伝承されている．このウルシ塗りの技術については5.5節で詳述したが，最近では伝統的な輪島のウルシ塗りなどは，大変高価で貴重なものとなっている．このウルシの表面は，永年これを使用して表面層が劣化しても，層状に構成されているため，使用年月の経過とともに新しい層が表面に現われ，表面層の光沢はなかなか失われない．特に漆器類は，英語でJapanといわれるほどに，日本古来の塗装技術として芽ばえたものである．

わが国のウルシ技術は，仏教の伝来（538年）とともに来日した仏具師によって広まった[7]．その後，平安時代にウルシ工の基礎が築かれ，室町時代には加飾技工ができ上がり，鎌倉時代には庶民にも漆器が普及した．このように，長い歴史の中で築き上げられた塗装技術によって作り上げられたウルシ塗装は，正倉院の玉虫厨子にみるように1000年以上の年月を経た今もなお，その美しさと光沢を保っている．

ウルシの耐久性は，風化による劣化現象を観察することで明らかになっている．図6.11は，ウルシの表面の風化の状況をモデル化したものである[8]．ウルシオールから作られる表面層が，屋外暴露などの光化学的劣化などを経て除去されると，横並びの第一列の粒子が平滑な面を形成する．次に，第一列の粒子を縫合しているウルシオール分が光化学的劣化を受けると，第一列

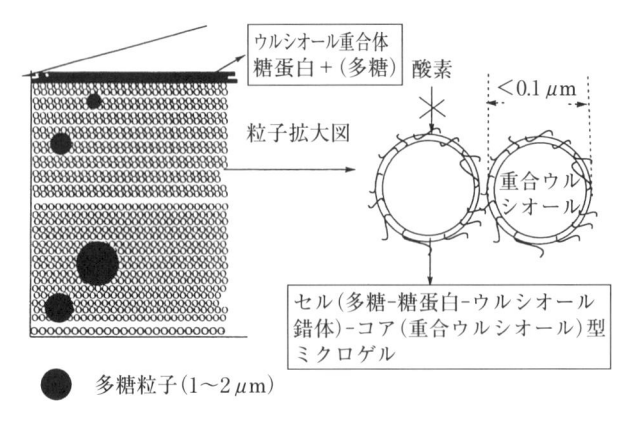

図中ラベル:
- ウルシオール重合体
- 糖蛋白＋（多糖）
- 酸素
- 粒子拡大図
- <0.1μm
- 重合ウルシオール
- セル（多糖-糖蛋白-ウルシオール錯体）-コア（重合ウルシオール）型ミクロゲル
- 多糖粒子（1〜2μm）

図 6.11　ウルシの表面の劣化モデル[8]

の粒子の除去（あるいは拭取り）に伴い，第二列の粒子が新しい光沢面を作る．このように，ウルシは自己再生型の塗料として機能する．そのため，表面層は光沢を保ちながら層が薄くなり，ついには基板が現われる．しかし，表面層では劣化に伴い，多糖粒子（1〜2μm）の出現によって光沢は低減する．

屋内でも蛍光灯下で同一の現象はみられるが，このような損傷は蝋色仕上げにより修復できる．しかし，原因となるゴム質をすべて錯体に変換できれば，蝋色仕上げは必要なく，常に高い光沢を保ち，風化劣化に対応できるウルシになるはずである．また蝋色仕上げの技術がなければ，欠陥の多いウルシ膜を形成するため，紫外線照射による分解によって多糖粒子は放出され，光沢は失われる．

ウルシは，表面でのこのような劣化機構に従い，その光沢は低下する．しかし，このウルシの性質は，塗装膜を重ねることによって十分に実用に供される．すなわち，ウルシの表面の光沢は強固なウルシの結合組織に依存する．またウルシは，表面を美しくする塗料としてばかりでなく，接着剤としての機能をもっている．専門分野では，塗料は接着の一分野として取り扱われているが，ウルシはまさに木材の組織の中を液体として存在している自然の塗料である．そして，この樹液が美しい塗料としての機能をもつとは何と

も不思議なことであるといってよい.

木目の特徴を生かした春慶塗りなども,このような表面加工技術の一つであるが,先人の木質材料に関する表面処理技術には,近代科学ではまだ解明できないような新しい技術が隠されているのかも知れない.このような状況をみてもわかるように,今や木材の表面加工技術は芸術品のための特殊な技術として捉えられているようであるが,このような技術にもまだ十分に検討する余地があると思われる.

6.5 竹の軽量性と柔軟性

6.5.1 中空断面と節

竹の特徴は,木材と異なり節と節とで囲まれた中空部をもつことである.図 6.12 は,竹の節の部分を拡大したものであるが,竹は節間盤によって中空部は規則正しく分割されている.このことが,竹の軽量性と柔軟性を生み出している.そして,この節間盤は負荷の状況を認識して,曲げモーメントやねじりモーメントの大きい根元の部分ではその間隔を狭くし,上部に行くにつれて間隔は大きくなっている.稈部の肉厚は,当然 根元が厚く,上部に行くにつれて薄くなっている.このように,竹は節の間隔や稈部の肉厚を負荷の状況に応じて調整できる優れた機能をもつ.またこのことは,竹の強度的な面だけでなく,この構造が剛性面についても,竹は上部に行くにつれ,柔軟性に優れたものとなっている.したがって,竹は台風のような強風に対しても,まともに強い風雨を受けることなく,その構造からくる柔軟性を活用し,破損することなく自然に耐えている.

また,この中空部は竹の軽量性にも寄与している.特に,地面に垂直に建って曲げやねじりを受ける竹にとって,枝や葉に与えられる風雨によ

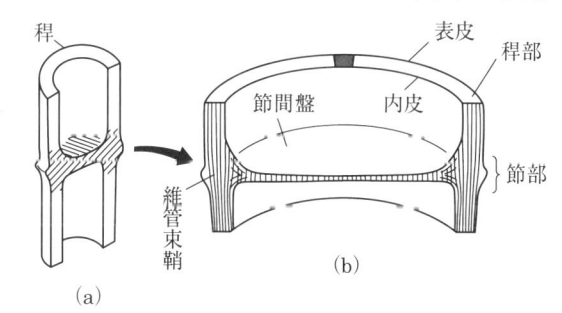

図 6.12 竹の稈部と節間盤

る外力は大きいだけに，この中空構造は理想的なものである．しかも，曲げやねじりを受ける部材では，力学的にも表面層に大きな応力を発生するため，中空の円形断面は理想的なものとなっている．そのうえ，この中空体に適当な間隔で節をもたせ，肉厚を微妙に変えることにより，高さに応じた連続的な柔軟性をもたせている．したがって，大きな外力に対しても，これを巧みに回避する竹の構造は，少ない素材を有効に機能させる自然界が作ったすばらしい構造体である．

一方，竹は中空部を区分している節間盤によって，その弱点である割裂性を補っている．竹の稈部が縦に裂けやすい割裂性は，竹の繊維の維管束鞘が縦方向に並んでいるために生じるものである．

しかし，稈部を一定間隔に区分している節のところでは，竹の繊維組織は縦方向だけでなく円周方向にも広がっている．そのため，稈部を走ってきた裂け目は，節のところでいったん阻止される．このように，竹の節は軽量性ばかりでなく，機械的特性の向上にも様々な形で寄与している．

また，竹は木材に比べてその成長の速いことでも，竹は生産性に優れた天然素材であるといえる．この竹の驚異的な成長速さは，竹の繁殖と節で区別された中空部をもつ構造にある．竹はその種類も多く，生息する地域も広いこともあって，大きく温帯性竹類と熱帯性竹類に大別される．温帯性竹類（マダケや孟宗竹）の繁殖は，地下茎の節にできた側芽から筍（たけのこ）が伸びて稈を形成する．そのため，地下茎のすべての節の側芽が発芽することはない．しかも，地上での稈の配置は分散することから，この種のものは散生型と呼ばれている．

一方，熱帯性竹類の繁殖は地下茎を経ることなく，既に成長を終えた稈の基部に生じた側芽が伸びて稈になり，地上での稈の配置は密集する．したがって，この種のものは群生型と呼ばれて，節は一定間隔に配置されている．

このように，繁殖の仕方が異なっても稈は中空で，節のあることが，竹の優れた成長速度を促している．特に節をもつことから，各節間の成長は独立した蛇復状成長と呼ばれる特異な成長によって，竹の成長はそれら稈部の総計として現われる．

6.5 竹の軽量性と柔軟性

また構造的には，この中空円柱がタケノコの時期から外力を受けることにより，外部からの刺激が竹の内部まで入り，これが細胞の成長を促すのである．もちろん，生物の成長にとって過大な外力は好ましいものではないが，竹はその柔軟性によって応力の緩和を行ないながら，細胞の成長に適した負荷が加わることにより，細胞の増殖，成長を促進している．したがって，竹の成長においては，このような過程の中で節の間隔も，周りの環境状況に応じたものとして形成されていく．

6.5.2 竹の軽量性

竹の軽量性は稈部が中空で，これが節間盤で強固に区分されていることにある．軽量で優れた強さと，高い弾性率をもつ材料を作ることは材料設計者の夢である．竹は，一方向強化材といった特殊な異方性をもつ素材で稈を構成させ，節間盤を適当な一定間隔に配することで，その中空断面は曲げやねじりに伴う座屈を防いでいる．

特に曲げを受ける円形断面では，曲げ応力が生じることにより円形断面は楕円状に変化する（図6.13）．このような変形を許すことによって，竹は曲げ強さばかりでなく，曲げ剛性をも急激に低下させることができる．しかしこの変形を適度に防止しているのが節を作っている節間盤である．このように中空断面の構造は，中実断面に比べて，少ない

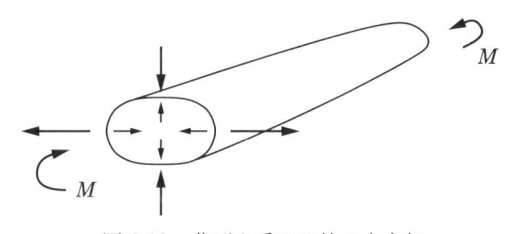

図6.13 曲げを受ける竹の中央部

表6.7 等断面積をもつ各種断面の慣性二次モーメント，断面係数および極慣性二次モーメント[9]

断面形状	I_{xx}	I_{yy}	Z_{xx}	Z_{yy}	J
● (y,x)	1	1	1	1	1
■	1.1	1.1	0.6	0.6	1.1
○	17.4	17.4	5.8	5.8	17.4
□	13.8	13.8	5.9	5.9	13.8
○	12.4	6.6	4.3	3.4	9.5
□	18.0	9.5	6.4	5.1	13.8
I	17.0	5.8	7.3	2.5	11.4

I：慣性モーメント（断面二次モーメント），
Z：断面係数，J：極慣性二次モーメント

素材で幅の広い優れた機械的特性を適宜得ることのできる特異的な形態である．

表6.7は，等断面の丸棒（円筒も含む）および角棒などの断面について，これを梁として用いたときの曲げ応力 σ と，曲げ剛性 EI（E：弾性率，I：断面二次モーメント）との指標となる断面二次モーメント I と，断面係数 Z を示したものである[9]．同じ材料を用いても，I が大きければ曲げ剛性は大きくなり，Z が大きければ梁の耐荷曲げモーメントは大きくなる．J は，丸棒のねじりに対する剛性と耐荷ねじりモーメントの指標を示す極慣性二次モーメントである．いずれの値も，中実断面の丸棒，角棒に比べて中空断面の丸棒，角棒の I，Z および J は，飛躍的に増大することがわかる．したがって，FRP製ポールをはじめ，閉じた断面をもつ梁などは，このような中空断面の構造を用いることで，機械的特性の優れた軽量部材を広く実用に供することができる．竹が中空断面の構造であることは，部材の軽量化のためにも，曲げやねじりを受ける部材の強さ，剛性の向上のためにも有効な手段となっている．

このような構造のものを人工的に作る方法として，長繊維にマトリックスレジンを含浸させ，繊維をマンドレル（型）に巻き付けて成形するフィラメントワインディング（FW）成形法がある（図6.14）[10]．しかし，竹の節に相当する節間盤のような円板を同時に成形できるような FW 成形法はない．そのため，曲げやねじりを受ける中空丸棒の設計では，円筒の肉厚を厚くして断面の変形を阻止している．

しかし，このような強化方法は力学的手法としては決して有効な方法でないだけでなく，部材の重量軽減

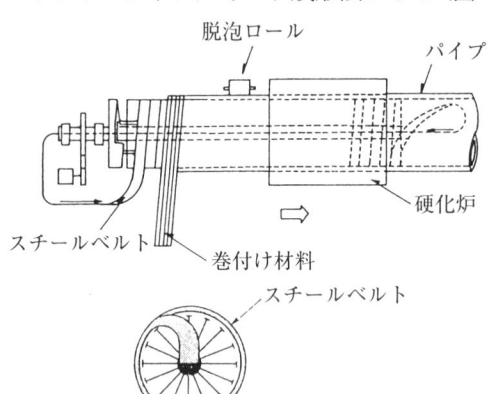

図6.14 連続フィラメントワインディング（FW）成形法[10]

には逆行する方法である．しかし現在の FW の成形技術では肉厚を増すといった単純な手法を講じるしか解決の道はない．したがって，節間盤をもつ竹の中空断面は，部材の軽量化の面でも大変優れたもので，稈と節間盤の接合，円板の板厚の変化などを巧みに取り入れ，これを理想的な形態に一体化させている竹の構造は，まさに自然ならではの優れた技であるといってよい．

6.6 竹の高さと太さ

6.6.1 竹の高さと断面寸法

竹は木と比べて，幹の太さの割に背の高い植物である．また竹は，木と比べて種類によって太さや高さによる違いも少ない．一方，木はスギやヒノキのように枝が短く，背の高い木もあれば，桜や梅などのように真直ぐな幹もなく，枝も広く不安定な木も多い．このように，木は高さと太さがその種類によって異なり，その姿も様々である．

わが国の天然記念物として保護されているスギでは，高いものになればほぼ 70 m，太さは直径 7 m ほどのものがある．また北米のセコイアやオーストラリアのユーカリなどは，高さが 100～120 m に達するものも珍しくない．このような大木の大きさは，根の太さや葉の重量などにも深く関わっている．強風の吹く冬期に落葉する木は，風の抵抗もなく，木への負担も少ない合理的なものとなっている．しかし，竹は木ほどには余り高さや太さには変化のない植物である．また木と竹の太さを比べると，竹は大変細く，そのうえ稈部は中空断面をもつ柔軟性に優れた不思議な植物である．このように，竹や木のように自然界に存在する大型の植物の大きさや太さは，各々の

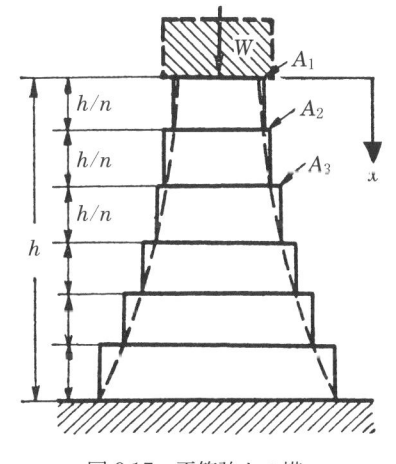

図 6.15 平等強さの塔

植物が構成する素材や形態に大いに関わっている.

そこで,単一の素材で建物のような高層の建築物を作ると,いったいどの程度の高さのものまで人工的に作ることができるかを考える.そこで塔のような高い建物を作るために,高さ h の塔の断面形状を次のような手順で決定する.

一様断面の高い構造物では,上部構造の重量はすべて底盤で支えなければならない.したがって,下部構造にどんなに強い材料を用いても,高い建築物にはその高さに限界がある.そこで,塔のような高い建物を中実の断面で構成するような場合について考える.図 6.15 は,断面寸法の変化する石のブロックを積み上げて作られる塔のような建物を想定したものである.塔の全高を h とし,これを n 等分し,その断面積を n 段階に変化させる.そして,各断面に発生する応力はすべて同じになるような平等強さの塔として,高さによって変化するこの塔の断面寸法を決定する.

各ブロックに生じる圧縮応力を σ とすると,力のつり合いより,最上段の断面積 A_1 は次のように求められる.

$$\sigma A_1 = W + \frac{\rho h}{n} A_1 \quad \therefore A_1 = \frac{W}{\sigma - \rho h/n} = \frac{W}{\sigma} \frac{1}{(1 - \rho h/n\sigma)} \tag{6.1}$$

ここで,ρ:積み上げて作る材料の比重,W:塔の上部に置かれる重量である.

次に,2 段目のブロックの下面に生ずる圧縮応力も等応力となるように設計すると,生じる応力を σ として 2 段目の断面積 A_2 は

$$\sigma A_2 = \sigma A_1 + \frac{\rho h}{n} A_2 \quad \therefore A_2 = A_1 \frac{\sigma}{\sigma - \rho h/n} = \frac{W}{\sigma} \frac{1}{(1 - \rho h/n\sigma)^2} \tag{6.2}$$

と求められる.そして,m 段目の任意の断面の下面に生ずる応力も同様に σ とすれば,A_m は

$$A_m = \frac{W}{\sigma} \left(1 - \frac{\rho h}{n\sigma}\right)^{-m} \tag{6.3}$$

となる.そこで,厚さ h/n のブロックを無数重ねて作られる,上部より x

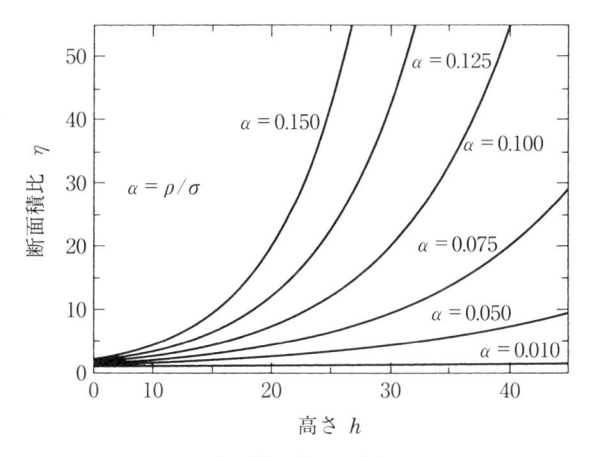

図 6.16　塔の高さと断面積比

の位置の塔の断面形状 A_x を求めると

$$\frac{h}{n} \to 0, \quad \frac{mh}{n} = x$$

とおいて，

$$\left(1 - \frac{\rho h}{n\sigma}\right)^m = \left(1 - \frac{\rho x}{\sigma} \frac{1}{m}\right)^m \xrightarrow[m \to \infty]{} e^{-\rho x/\sigma} \tag{6.4}$$

と書き改められ，上部より x の位置にある断面積 A_x は

$$A_x = \frac{W}{\sigma} e^{\rho x/\sigma} \tag{6.5}$$

と求められる．すなわち，中実な断面をもつブロックを重ね合わせて，材料が壊れないような理想的な断面寸法（等強度の塔）を考えても，塔の高さが増すにつれ自重によって全体の重量は加速的に増大するため，塔の断面積は指数関数的に増大させなければならないことがわかる（図 6.16）．

これは，あくまでも中実の断面で構成したときの理想的な塔の断面寸法を求めたものであるが，このような理想的な断面寸法でも十分に高い構造物の建設は難しいことがわかる．また，このような結果をみてもわかることは，最下段の断面積 A_∞ をなるべく小さくするためには，W/σ を小さくし，ρh

$/\sigma$ を小さくすることが必須の条件である．すなわち，σ を大きくし，ρ を小さくすることである．そのためには，当然のこと破壊強さの高い，比重の小さい材料が不可欠の条件である．

6.6.2 高層建造物

竹は，木と異なり中実断面をもたない．中空断面が中実断面に比べて優れた点は，等断面と耐荷モーメントとの関係（表 6.7 参照）でもわかったように，同じ素材，同じ断面であっても，中空断面は曲げモーメントやねじりモーメントに対して優れた耐荷性能をもつことである．このことから，高いことを売り物としているタワーの建設などでは，鉄骨鉄鋼のアングル材を用いた骨組み構造によって建築物の高層化は実現されている．しかし，鉄鋼は比重が $\rho = 7.8$ と，他の材料に比べて重い材料であるだけに，高層化の可能性も鉄を使う限り，鉄の破壊強さを上げ，構造の構成を変えない限り，超高層化の実現は期待できない．

超高層ビルの建設は 19 世紀末から始まった．20 世紀に入り，ニューヨークではエンパイアステートビル（1931 年建造，102 階，381 m）が建設された．その後，ニューヨークには世界一のビルと呼ばれた世界貿易センタービル（1973 年建造，110 階，412 m）のほか，シカゴのシアーズタワー（1974 年建造，110 階，442 m）の建造など，ビルの高層化は米国を中心に急速に行なわれた．

わが国では，地震国といったこもあって，ビルの高層化は少々立遅れたが，従来の剛構造に対して，変形によって外力を回避する柔構造といった新しい設計の概念が確立され，それに基づく建物の高層化が始まった．その第 1 号が 1968 年建設の「霞ヶ関ビル」（高さ 147 m）である．これをきっかけに，「貿易センタービル」（浜松町），「サンシャイン 60」（池袋）などの高層ビルの建設が首都圏を中心に行なわれ，わが国にも高さ 100 m 以上の超高層ビルが既に 170～180 棟ほどもある．

また，1993 年に施工された「横浜ランドマークタワー」はその名のとおり，タワーにふさわしく高さ 296 m というから，わが国のビルの超高層化もここ 20～25 年の間に霞ヶ関ビルのほぼ 2 倍強の高さとなっている．特に，

横浜ランドマークタワーのような超高層ビルでは，地震による振動を減衰させるため，最上階にはドラム缶で70本ほどの水を貯え，激しい地震に対し減衰効果が機能するようになっている．このように，超高層ビルの建設には地震国であるわが国においては，様々な対策と防御に対する方策が講じられている．そして，このような超高層化においても，その蔭には部材の組立て，工法などの新しい技術に加え，使用する材料などにも人間の知恵と工夫がこらされている．

6.6.3 竹の高さの秘密

人間が作る建造物の高層化では，限られた素材を有効に活用するために，単一の素材ばかりではなく，複合材料の適用などを考え，様々なニーズに応えるための素材の開発が行なわれている．炭素繊維を強化材としたCFRP（炭素繊維強化プラスチック）は，強さ，弾性率とも鉄鋼をはるかに凌ぐ素材として広く実用に供されている．しかし，従来の素材に比べて，超と名のつくような材料物性を得るためには，人工的な素材である限り，FRPでみるような繊維の特徴と成形技術を生かした異方性材料の活用が必要である．

例えば，CFRPが優れた機械的特性をもつのも，CFRPの強化材料である優れた特性をもつCF（カーボン繊維）があるからである．したがって，超高層の建築物を実現させるには，このような材料の異方性を考えた構造の開発が重要な課題といえる．このようなことは，竹の優れた機械的特性がその構造と形態にあることを考えても十分納得できるところである．

竹を構成する組織には，維管束（師管，道管）と維管束鞘とを取り囲むように柔細胞とが共存している．しかも，この組織が長い竹の構造を長手方向に強化させている．すなわち，竹は一方向に強化された直交異方性の典型的な構造である．しかも，強化材に相当する維管束と維管束鞘とがマトリックスに相当する柔細胞によって取り囲まれた構造が，外力の伝達には理想的なものとなっている．

ここまでは，竹，木，FRP（一方向強化材）の構成は基本的には同じ構造である．しかし，木に比べて竹が小さい断面にもかかわらずその高さを維持できるのは，節部と称する節間盤の存在と稈部で構成される中空部があるから

である．軽量で背の高い竹の構造の特徴は，理想的な断面形状である中空断面をもち，曲げやねじりに耐える節の構造とその間隔にある．また，竹が太さや高さに応じて節の間隔を変えることのできる構造であることは既に述べたが，稈部の肉厚の変化はこのような竹の物性にも大きく関与している．

木は，種類によっては落葉するものもある．木自身，冬の強風と雪の季節を迎えるため，身軽になると同時に風雨の抵抗を少なくしている．しかし，竹が葉を落とすのは枯れたときにしかみることはない．雪の降り注ぐ冬に，青い竹の葉と垂れ下がった枝は，冬の景色の特徴的なものである．多少の雪が枝についても，竹は大きく変形するが，まず雪によって枝は折れることはない，しなやかな曲線美をみせてくれる．

このような竹の特性は，断面が中実でないためにできる技である．材料が強くなると弾性率も必然的に上がってくる．人工的に作るCFRP（一方向強化材）などはカーボン繊維の含有率の増加に伴い，強さ，弾性率はほぼ比例的に増大する．一方，竹の稈部を構成している素材は一方向に優れた機械的特性をもった材料である．しかし，これが中空円筒を形成することで，竹には柔軟性が与えられ，その柔軟性が断面の小さな竹の高さを維持している．また厳しい風雨には，竹はこの柔軟性を生して，外力にまかせて枝や竹自身を大きく変形させ，過大な外力を巧みに避けている．このように植物の行動は，大きな葉をもつココナツヤシなどでは葉そのものが有効に機能しても，木自身には竹のような柔軟性は余り期待できない．

この竹の柔軟性は，大きな変形を許容できる中空状の円筒の構造と，優れた稈部の素材の構成による．しかもこの柔軟性は，外力を避ける手段として大変有効なものであり，このようなことは生物にしかできない特殊な機能である．

このような考えを導入したものとして，折りたたみのできる飛行機の翼や柔構造を基礎とした建物の設計など，人工物についてもいろいろのアイデアが展開されている．しかし，建築物や航空機などの人工的な建造物にとっては，負荷に耐えるための構造物の形態と物性の変化などは，構造設計の中でも最も難しい課題となっている．

6.7 天然系繊維の構造[11]

6.7.1 羊毛繊維の構造と機能

羊毛は，欧州の牧畜民族が古くから衣料用素材として使ってきたものである．わが国では，羊毛が衣料用の生地として使われたのは16世紀にポルトガル人が種子島に上陸した後のことで，その使用範囲も特殊階級の衣料用といった限られたものであった．したがって，わが国では羊毛の生地が一般庶民の間で使用されるようになったのは，羊毛が自国で生産されるようになってからである．

羊毛は紳士用服地として広く用いられているが，羊毛繊維は複雑な多層構造をもつことから，他の繊維にはない優れた特徴をもつ繊維である．そこで，羊毛繊維の主な特徴を挙げると下記のとおりである．

(1) 撥水性をもち，かつ吸湿性に優れている．
(2) フェルト化しやすい．
(3) 持続的に優れた弾力性をもち，クリンプ（捲縮）性がある．
(4) 難燃性に優れている．
(5) 酸化・還元性能をもつ．

図6.17は，羊毛繊維の形態組織を示したものである．内部組織は鱗状のクチクル細胞によって覆われている．またクチクル細胞の最外層は，エピチクルと呼ばれる疎水性の高い膜で構成され，その内部はエキソクチクルと呼ばれる高い架橋度をもつケラチン系タンパク層と，非ケラチン系タンパクとからなるエンドクチクル層とによる二重構造を形成している（この二重構造をバイラテラル構造と呼ぶ）．ま

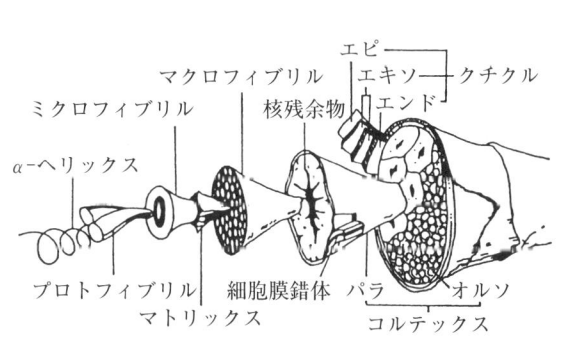

図6.17 ウールの形態組織図

たクチクル細胞の先端は，すべて繊維先端に向いており，繊維の摩擦係数に異方性をもつのはこのためである．

このような羊毛繊維の構造が繊維の性質にも大きな影響を与えている．例えば，繊維が水を吸収するときには，水はクチクル細胞間から侵入し，架橋結合の少ないエンドクチクルが吸水して膨潤する．そのため，クチクル細胞の反り上がりが，繊維の摩擦係数に異方性を与えている．このことが，湿潤状態での羊毛のフェルト収縮のしやすい要因となっている．このことから，湿潤状態でもフェルト収縮のない処理方法が行なわれている．これは，摩擦異方性が要因である．そのため，エキソクチクルを はく離させたり，繊維表面を樹脂被覆する加工法などによって，新しい商品も開発されている．

羊毛がクリンプ（捲縮）を生じるのは，繊維内部が二層構造（パラコルテックス細胞とオルソコルテックス細胞）に形成されており，この二層構造が羊毛の成長過程において毛嚢中で形成されるためである．また羊毛繊維の優れた弾性回復と弾性の持続性は，コルテックス細胞がマクロフィブリルの集合体であり，このマクロフィブリル中には，羊毛の結晶構造であるα-ヘリックス構造をとるケラチンが多く含まれているためである．したがって，ケラチン分子のジスルフィド架橋結合を還元，解裂すると，繊維の変形は容易となる．また変形後硬化すると，その形状を保った状態で架橋結合が再生される．

このような反応を利用した加工方法は毛髪にも施されており，パーマネントセットと呼ばれている．また，羊毛を創傷被覆材や衛生加工素材として使用する試みは，羊毛に酸化・還元機能や抗菌作用などのあることがみつけられたことによる．また，消臭繊維としての利用なども考えられている．

6.7.2 植物繊維（綿繊維）の構造と機能

植物からは様々な種類の繊維が採取されている．麻や綿の類はすべて生産可能な天然系繊維である．また衣料用繊維として使用されている植物繊維は，絹糸と同様，わが国では明治維新後の産業改革の原動力となった紡織産業の基盤を築いた素材である．戦後，合成繊維の急速な発展に伴い，天然系繊維である植物繊維の役割は以前に比べて多少は低減したかと思う．しかし，生産量では繊維総生産のほぼ50％が，このような植物繊維によって占

綿の生産地は，中国，米国，ロシア，インド，エジプトなどと広範囲に分布しており，その物性も産地によって異なる．綿の主成分は，セルロースと呼ばれる高分子材料で，各種麻繊維，レーヨン，テ

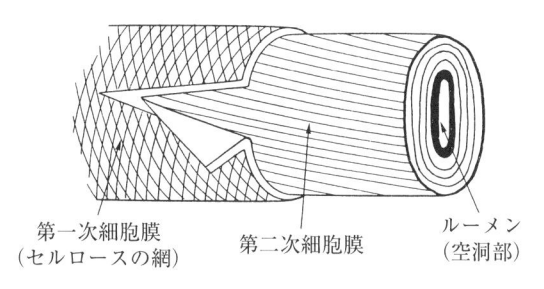

図6.18 綿繊維の模式図〔管状構造（第一次細胞膜）とら旋構造（第二次細胞膜）およびルーメンが特徴〕

第一次細胞膜（セルロースの網）　第二次細胞膜　ルーメン（空洞部）

ンセルなどの再生セルロース繊維と同じものである．また綿繊維の構造は，図6.18に示すような管状構造の第一次細胞膜と，ら旋構造をもつ第二次細胞膜とによって構成されており，中心部は空洞部のルーメンで構成されている．しかも，このような繊維は真直ぐではなく，天然のより（撚り）が加わった複雑な形態を形成している．そのため綿は，柔らかく，弾力性に優れ，肌触りのよい，ふっくらとした感触を与えてくれる．

空洞部は，綿の保温性と吸湿性とに寄与している．またセルロースは親水性のために，静電気の発生もほとんどない．しかし，中心部に空洞部をもつ構造は防縮性に欠け，しわになりやすい．そのため，湿潤時の引張強さが乾燥時に比べて大きく，反応性に優れているため，染色性も良く，軽量な繊維である．

このような綿繊維の防縮性の改良のために，様々な防縮加工方法が新しい技術として展開されている．特に最近の衣料用繊維は，カジュアル性や衣料としての機能性の要求が高いため，機能加工と呼ぶ天然系繊維の防縮性や風合い性の付与など，様々な機能性向上のための加工技術が展開されている．

そこで，機能性向上のための加工方法と称される主なものを示すと，下記のとおりである．
(1) シワ加工…新しいファッション感覚
(2) ストーンウォッシュ加工…使い古した感覚
(3) 抗菌・防臭加工

(4) 消臭加工
(5) 撥水加工
(6) 光沢加工・セラミックス加工

　このように，植物繊維においてニーズに適合した人工的な加工技術を展開し，合成繊維では得られない天然系繊維の優れた特性を求めて，様々な新しい技術開発が展開されている．

　また最近の衣料用繊維では，繊維の素材としての特性もさることながら，繊維の織布を工夫した様々な製品が開発され実用に供されている．メガネレンズ用の綿布，汗は放出するが冷たい外気の侵入を防止する保温性の優れた下着，撥水加工した繊維として織布を工夫したものなどがある．このように，天然系繊維の活用にも将来に向けた様々な展開が行なわれている．

6.8　軽量な遮音材・吸音材

6.8.1　軽量性と遮音性

　木材や竹は，建築材料における軽量な構造材料として古くから実用に供されてきた．これらの用途の中には，木材や竹のもつ加工性や利便性など，材料としての特徴も考慮されている．しかも，木材や竹の軽量性は厳しい自然環境に順応し，生きるために備わった植物本来の特性である．したがって，建築材料として遮音性などの要求される土壁では，木材や竹は壁の重量を支える軽量な材料として使用されている．土壁は，天然素材の特徴を活用した独特な建築工法といってよい（6.1.1 参照）．

　しかし，建築材料の軽量化が盛んに行なわれている中で，唯一実用化の難しいのが軽量な遮音材の開発である．住宅関連では，断熱特性の優れた壁材や耐久性の優れた屋根材は，軽量な新素材の開発によって，かなり実用性の高い素材が開発されている．しかし，軽量な素材で，かつ優れた遮音性をもつ素材の開発は大変難しく，このような材料の開発はわれわれの夢であるといってよい．特に，軽量性の要求される航空機の構造などは，軽量な遮音材料がないために長時間の楽しい空の旅が，ジェットエンジンの騒音による苦痛な長旅となることも少なくない．このようなことから，軽量な遮音材の開

発には木材や竹の軽量性に併せて，素材の特徴を活用した遮音性の優れた新しい構造体を模索しなければならない．

材料の機能化については，プラスチック系発泡材によって断熱材，緩衝材など，幅広い分野にその実用化が模索されている．この発泡材は，軽量で，施工性に優れたもので，建築・土木関係でも高い評価を得るとともに，道路や壁材などの素材としても広く用いられている．

従来，遮音性に関して，その特性を表わす指標として面密度といった概念がある．これは，比重に板厚を掛けたものである．遮音性能は，比重の大きなもので，板厚が大きければ面密度は大きく，遮音性能も優れたものとなるというものである．したがって軽量な遮音材は，まさにこの考え方に逆行するものである．すなわち，軽量な遮音材の開発はそれだけに難しく，その実用化にはまだまだ時間がかかりそうである．

そこで，このような問題を克服する手法として，材料によってエネルギー変換を行ない，遮音性能を向上させようとする考えがある．これは，いわゆる鈴構造（bell structure）と称する新しい概念に基づく，遮音材，吸音材である（図 6.19）[12]．この鈴構造は，ハニカム構造材のようなハニカムセルの中に軽量な粒子を分散させ，音のエネルギーをこの粒子の運動エネルギーとして材料の中で変換，消費させ，吸収させようというものである．残念ながら，このようなものはまだ実用には至っていない．しかし，ハニカムセルや発泡材のような空間をもつ構造材料においては，何かこのようなエネルギー変換

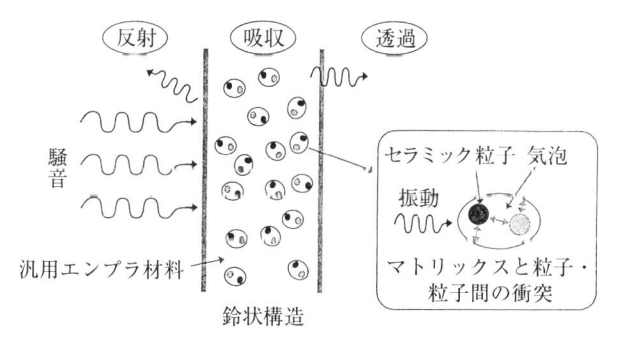

図 6.19　鈴構造の概念に基づく遮音・吸音材料 [12]

によって軽量な遮音機能をもった材料が開発できそうである．

6.8.2 遮音性と吸音性

音を遮る機能を遮音性という．音を遮蔽する機能においては，音が空気中を伝播する粗密波であることを考える必要がある．壁に当たった音の一部は反射し，残りは壁を透過する．そのとき，音エネルギーの一部が熱などに換わって，透過した音は小さくなる．したがって，壁の遮音性は透過したエネルギーの大小によって評価される．その結果，吸音性は全エネルギーから反射した分を差し引いたエネルギーで評価し，遮音性能は音の吸音性・反射性などをもとに評価される．

図 6.20 は，壁材におけるこのような音の伝播の状況を模式的に示したもので，壁の遮音性は同じ透過率の壁でも，反射率の大きいものほどその性能はよいこととなる[13]．しかし，材料の遮音性は音が材料を透過した時点で，どの程度小さくなっているかが問題である．その損失量を透過損失と呼んでいる．透過損失は，材料に入射した全エネルギーと透過したエネルギーとの比の対数を 10 倍したものとして表示される．

6.8.3 木材の透過損失

木材は軽量な天然材料である．軽量な材料は一般に遮音性は低いので，木材の透過損失には多いに関心が寄せられている．木材の壁体は，通常 合板を基材とした壁装材として用いられている．

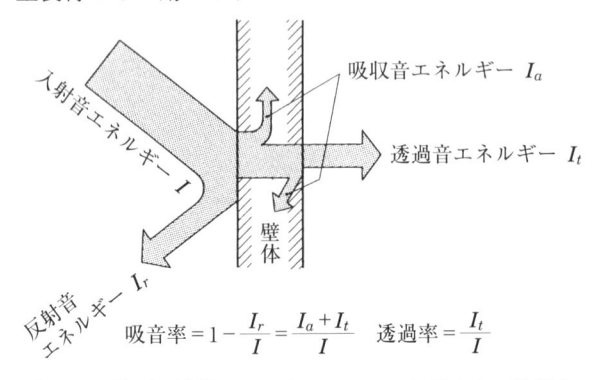

$$\text{吸音率} = 1 - \frac{I_r}{I} = \frac{I_a + I_t}{I} \quad \text{透過率} = \frac{I_t}{I}$$

図 6.20 壁面に投射された音エネルギーと吸音率・透過率との関係[13]

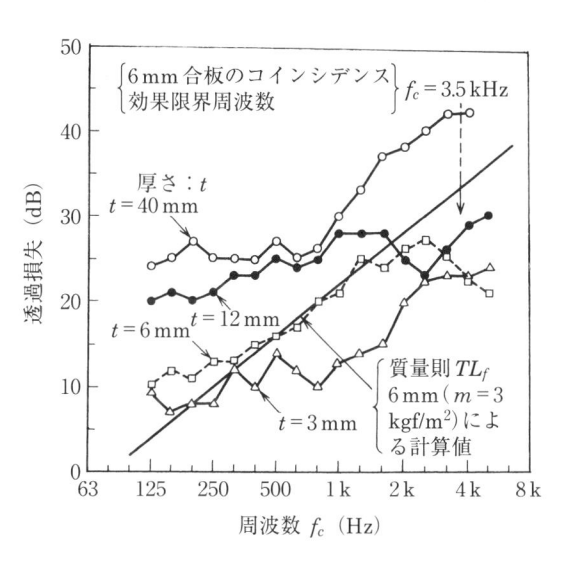

図6.21は，板厚の異なる各種合板の透過損失について，周波数依存性を示したものである[14]．一般に，透過損失は音の周波数 f_c の増大に伴い増加し，板厚 t の大きいものほど，当然透過損失も大きい．すなわち，低い音は通りやすいが，高い音は遮断されやすいことがわかる．また，透過損失はその定義からもわかるように，音圧が 1/10 に低下すれば透過損失は 10 dB となり，対数表示のため 1/100 に低下すれば透過損失は 20 dB となる．したがって，透過損失 30 dB は 1/1 000 になることを示す．

図6.21 合板（一体振動壁）の透過損失[14]

図6.22は，合板を含む各種材料の透過損失と面密度との関係を示したもので，ここに示すものは周波数 500 Hz のときの透過損失である．一般に，材料の遮音特性は前にも述べたように，材料の比重と板厚 t との積で表される単位面積当たりの重量（面密度）に依存する．また，透過損失は面密度の増大に伴い，直線的に増加すると考えられている．したがって，軽量で遮音性の優れた材料は，図に示す直線より上部に位置し，面密度の低いものでなければならない．例えば，同じ面密度で，同じ厚さであれば，ガラスなどに比べて，パーライトボードは軽量性に優れた遮音特性をもつこととなる．しかし，この図では板厚の異なる各種材料が一緒に示されているので，材料による遮音性能の違いを調べるには，同じ板厚のものについて比較しなければならない．

合板の遮音性についてさらに詳細に調べると，合板の透過損失は周波数の

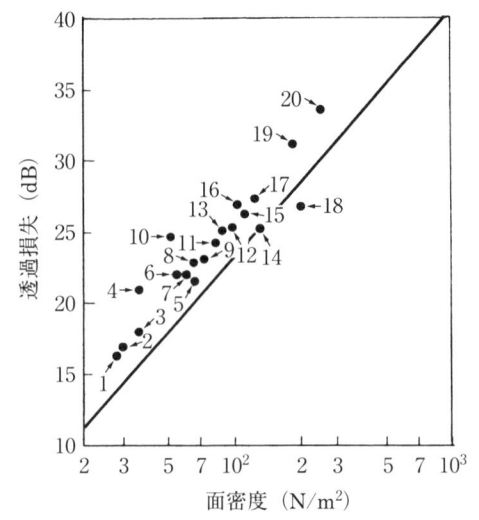

1：塩化ビニールシート（$t=2$）
2：合板（$t=6$）
3：ソフテックス（$t=12$）
4：バーチロン（$t=6$）
5：ガラス板（$t=8$）
6：バーチロン（$t=8$）
7：石こうボード（$t=6$）
8：リノリウム（$t=5$）
9：フレキシブルボード（$t=4$）
10：パーライトボード（$t=8$）
11：合板（$t=12$）
12：石こうボード（$t=9$）
13：バーチロン（$t=13$）
14：ホモゲンホルツ（$t=20$）
15：ガラス板（$t=5$）
16：フレキシブルボード（$t=6$）
17：鋼板（$t=1.6$）
18：合板（$t=40$）
19：フレキシブルボード（$t=10$）
20：鋼板（$t=3.2$）

図6.22　各種材料の透過損失と面密度との関係（500 Hz）
〔直線は質量則．（　）内の数字は厚さ（mm）〕

高い領域で低下することがわかる（図6.20参照）．この現象は，音の波長が材料中を伝播する波長と一致したときに生じるもので，これをコインシデンス効果と呼んでいる．

　軽量な合板の吸音性を上げる方法として，合板の表面に小さな孔のあいた板を貼付する方法が採用されている．これは，硬いコンクリートの壁面から数 cm～数十 cm 離して孔のあいた板を貼ることで，空気層が緩衝材となって音のエネルギーを吸収して，吸音効果を上げるものである．またこれとは別に，壁に孔のない合板を貼って，合板の振動によって音のエネルギーを吸

収する方法も行なわれている．

このような合板の振動では，共振する振動数の音に対しては，音の吸収性能が効果的に機能するので，軽量の合板は様々な形で遮音材としても利用されている．したがって，遮音や吸音性の効果を上げるため，音の種類や周波数などをもとに様々な手法が試行錯誤的に行なわれている．そして，このようなことからわかるように，木材を用いても軽量で遮音性の優れた材料は現状では，まだ十分満足できるようなものはないといってよい．

6.8.4 発泡材を用いた軽量吸音材

最近報告された軽量遮音材，吸音材には，発泡スチロールで構成された骨材を用い，特殊なセメントペーストでこれをおこし状に成形した軽量吸音材が発表されている[15]．この研究は，わが国で年間約 1 125 万 ton ほど廃棄物として投棄さている発泡スチロール廃棄物を再資源化・再利用化するための技術として展開されているものである．この吸音材の骨材は，次の手順で製造される．

(1) 廃棄物発泡スチロールの粗粉砕
(2) 遠赤外線による加熱処理による減容化
(3) 粉砕機による微粉砕化
(4) ふるい分けによる分別

このような構造による吸音材の骨材の強さは大きい．また，遠赤外線による加熱処理によって，1/20 程度に減容化ができる．そのため，30～50 倍発泡の一般発泡スチロールの取扱いにおいても，風による飛散や，静電気の発生を抑えることができる．

この材料の吸音性能により，成形物の中に連続した空隙を設けることで軽量な吸音性の優れた材料ができる．この吸音材は，スチロール骨材をセメントペーストで点接着させている．表 6.8 は，その構成素材とその比重とを示したもので，発泡スチロール骨材は，かさ比重が 0.25 と非常に小さい[15]．そのため，通常のセメントペーストでは分散しやすいので，無機の増粘剤と有機の増粘剤とを混ぜて，粘度の高いペーストとするような対策を講じている．また混練りの方法は，まず粉体およびスチロール骨材だけをあらかじめ

表6.8 発泡スチロール骨材の吸音材の構成[15]

種類	名称・組成	比重
水	水道水	1.0
結合材	普通ポルトランドセメント	3.15
増量材	パルプスラッジ粉末	2.3
骨材	骨材 F（4 mm 以下）	0.25（かさ比重）実績率 53 %
樹脂液	アクリル系エマルジョン	1.1
増粘材	天然の繊維状粘土鉱物からなる工業用無機原料	2.3
増粘剤	メチルセルロース	1.3
減水剤	ポリカルボン酸系	1.1

混練りし，その後，水や液状樹脂，減水剤などの液体を混入し，ペースト分がスチロール骨材に均一に被覆するようにしたものである．

6.8.5 発泡吸音材の性能

発泡スチロールを骨材とした吸音材は，かさ比重が 0.65 と小さく，曲げ強さは 1.5 MPa，圧縮強さは 6.0 MPa と優れた機械的特性をもっている．これは，当然 比強度でみるとコンクリートより高い．図6.23 は，凍結融解抵抗を調べたもので，相対動弾性係数の熱サイクルによる変化を示すものである．その結果によると，300 回の熱サイクルの繰返しに対する低下率は，12% と低いことがわかる．これは，「高耐久性鉄筋コンクリート造設計指針（案）解説」に規定されている[16]，高耐久性コンクリートの品質に関する下限値より高く，耐久性にも優れたものである．

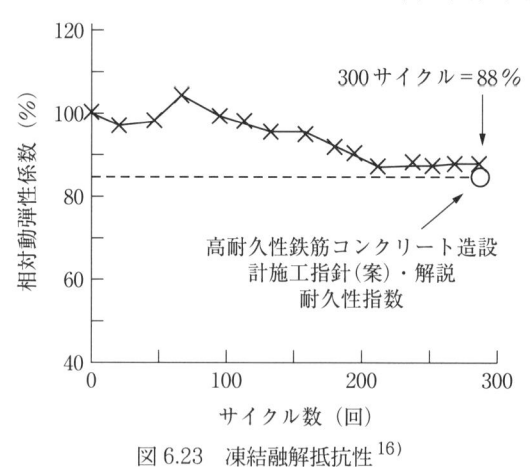

図6.23 凍結融解抵抗性[16]

また図6.24 は，残響室法吸音率の周波数依存性を示したものである[14]．空気層の有無でその特性は異なるが，空気層の存在は有効に機能

することが示される．この試験では，厚さ30 mmの吸音材の吸音特性を調べるため，剛壁に密着させて設置（空気層なし）したときと，通常の方法（空気層あり）とについて，その特性を調べたものである．空気層の厚さによって吸音特性は周波数に依存する．そのため

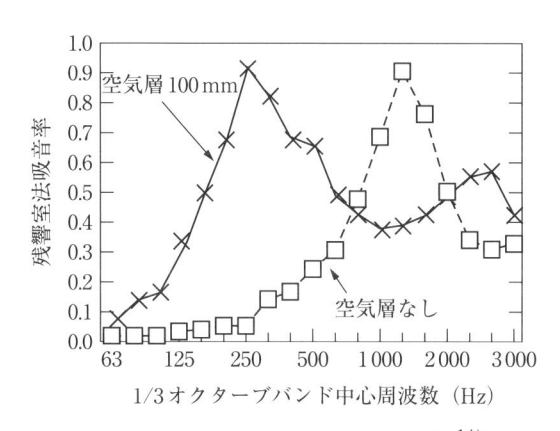

図 6.24　吸音特性に及ぼす空気層の影響[14]

空気層の厚さを制御することにより，使用目的に応じた周波数特性の吸音性能を得ることができる．

したがって，軽量な材料で吸音特性をもつ材料が実用化されていないだけに，このような発泡スチロールの廃材を骨材とした吸音材は有用なものである．また，この吸音材は空気層を調整することで，狭い範囲であるが，特定な周波数に対して優れた吸音性を得ることができるため，一定の周波数をもつ音に吸音材として使用すれば，このような軽量な吸音材は有効であることが期待されている．

このように，音を吸収したり，遮蔽したりするにはこのような特性をもつ材料に期待することろが大きいだけに，新素材の開発の一環として，遮音材に関する研究は将来に向けた大きな研究課題となっている．

参考文献

1) 宮入裕夫：機械材料の強さと機能，日刊工業新聞社 (2001) p. 14.
2) 岡野　健：木材のおはなし，日本規格協会 (1988) p. 38.
3) 佐道　健：木のメカニズム，養賢堂 (1995).
4) 宮入裕夫：サンドイッチ構造の基礎，日刊工業新聞社刊 (1999) p. 93.
5) 志村史夫：生物の超技術，Blue backs, 講談社 (1999) p. 53, p. 47.
6) 島村昭治：複合材料のはなし，産業図書 (1982) p. 150.

参考文献

7） 熊野谿従：(社)全国国宝重要文化財所有者連盟, 第13回通常総会講演要旨 (1998) p. 11.
8） 熊野谿従：色材, **70**, 12 (1997) p. 808.
9） 宮入裕夫：複合材料入門, 裳華房 (1997) p. 48.
10） 森本尚夫：FRP成形の実際, 高分子刊行会 (1984) p. 226.
11） 古賀誠一・宮本武明（繊維学会 編）：繊維のはなし―第2版 (1993) p. 82, p. 88.
12） 釼持 潔（日本複合材料学会編）：おもしろい複合材料のはなし (1997) p. 237.
13） 太田正光ほか：「木材のあれこれ」, 建築士と実務, オーム社, 10月号 (1984) p. 90, p. 93.
14） 浅野猪久夫（編）：木材の事典, 朝倉書店 (1982).
15） 田端 淳・田中秀明・長瀬公一：高分子, **49**, 12 (2000) p. 840.
16） 軽量コンクリート調合設計（案）・同解説, p. 52.

第7章　生体の機能と知能材料

　生体には骨や歯のような硬組織と，皮膚や血管のような軟組織があることは既に述べた．このような生体を一つの材料として捉えると生体材料には，従来の工業材料とは異なり，生体のみがもつ特殊な機能がある．この機能は，硬組織でも軟組織でも同じである．その生体のみがもつ機能とは，外的な刺激に対し，これを受け入れることのできる神経系や，知覚・触覚などで代表される感知機能である．この機能に加え，生体は外的因子によって感知した情報を最適化するための判断機能をもち，回復・修復といった応答を迅速に行なうことができる．

　工業材料の知能化は，そもそもこのような生体材料のもつ感知・判断・回復および修復といった生体機能を再現しようとすることから始まった．すなわち，知能材料の創成はこのような生体材料がもつ特有の知能の構築である．したがって，知能化された材料に期待される材料物性は，ただ材料が受けた損傷や破壊に対する材料の強化や回復ばかりではない．すなわち生体材料が受けた多くの外的因子に対して，生体はこれを選択的に防御・再生するための機能をもつもので，この手法も単一的な機能だけでは十分な対応は難しい．

　そこで，知能材料の創成は，本来，生体材料がもつ感知機能を活用して，材料の破損や損傷を未然に防ぎ，神経系によって情報網をひき，これを最適な条件で回復・修復し，再生する機能を実現させようというものである．そのため，外的刺激に対して，これらの情報をすばやく感知・認識し，最適な条件でこれを防御・再生するための機能をもつ材料を開発しようとするものである．

　ここでは，将来の工業材料の開発目標として重要と考えられる知能材料の構築について，生体機能と材料との関わりを検討し，知能材料に関する基礎とその実用化について検討する．また最近では，このような知能化技術は構造物の安全性やヒトの健康管理などにおいても新しい展開が行なわれている．したがって，ここではこのようなことも踏まえ，材料の知能化に関する基礎的な問題についても検討する．

7.1 生体と材料の知能化

7.1.1 知能化の考え方

材料の知能化とは，材料に外部環境の変化を感知させ，必要に応じて周辺の状況に適応した形で材料の性状や形状を変化させて，材料が自己修復することのできる知的機能を発現させる，夢の材料を開発しようとするものである．特に，高機能化・多機能化といったある一面的な機能に関心が寄せられていた従来の工業材料の開発に対して，材料の機能として，このような選択的な機能をもたせようとする考えは，有史以来はじめての試みである．当初は，このような材料開発への取組みは原子レベル，分子レベルで材料の構造を制御しようとする研究であった．したがって，どちらかといえば知能化を図ろうとするための基礎研究偏重型として始まった．そのため，この研究の中には，国家プロジェクトとして掲げられた研究などもある．しかしそのため，知能化技術の展開は型にはまったようなところもあって，産業界への還元なども後手に廻ってしまったきらいもあった．また材料の知能化技術を創出するための展開も，多くの研究者の考えていた目標と，実際にはかなり隔たりがあったことも否めない．

そこで，このような経緯を経て，具体的な目標を掲げ，実現可能な手法として，知能化技術に関する研究の新しい展開が始まった．すなわち，複合材料のような人為的に作られる材料に，このような生体機能を付加することにより，知的材料の創出を行なおうというものである．この手法は，新たな知能材料を開発するよりもはるかに効率的で現実的である．したがって，1990年代の中頃からは，このような考えが知能材料の開発における新しいテーマとして，複合材料の研究の中に積極的に取り込まれた．特に，従来の材料に欠けていたものは，ヒトの知覚神経に相当する部分であったため，材料の知能化には情報機能の必要性が強調された．そのため，ヒトの神経に似た機能をもつ光ファイバの機能に情報を伝達する手段として多くの関心が寄せられた．

ヒトの生命を守る航空機や大型建築物などでは，この光ファイバを人体の

神経のように材料や構造体の内部に張り巡らせて,光ファイバから得られる情報をマイクロチップの人工知能により,その情報を処理し,判断させる.その結果,必要に応じて形状記憶合金や圧電素子などの駆動機能をもつアクチュエータを使って,これをヒトの筋肉のように機能させることも可能である.このことは,現在の技術をもってすれば決して難しいことではなく,材料の物性がもつ機能と,情報関連機器との周辺技術の組合せで実現できる.したがって最近では,材料や構造物にこのような機能を与えることで,従来まったく受動的であった材料開発を,より有効的にかつ積極性のある機能として付与する新しい知能化技術の展開が行なわれている.

7.1.2 知能化と高機能化

材料の高機能化は材料開発の大きな柱である.しかし従来の高機能化技術は,工業材料として使用環境に十分に対応でき,使用目的に叶うような断熱性・遮音性・耐食性・軽量性やエネルギー吸収能などを構築することが材料開発の大きな目標とされていた.そのため,その高機能化の概念の中には,工業材料として広く用いられている,金属系・無機系・有機系材料のもつ優れた機能的特性をさらに向上させるための技術なども,高機能化のイメージとしてあった.事実,従来,工業材料の高機能化技術は,材料に関する基礎を築く新しい技術として活発な展開が行なわれてきたといってよい.

しかしここで挙げる材料の知能化は,高機能化には変わりはないが,従来の高機能化に関する概念とは異なるものである.この知能化技術は,従来の工業材料にはなかったもので,生体材料の機能をイメージした新しい概念である(図7.1).知能化の概念は,生体がもつ知覚・判断・応答といった新しい機能を工業材料,機械材料に付与しようとするものである.しかも,それぞれの要素が迅速に情報を取り交わすことによって,材料の知能化を実現させよう

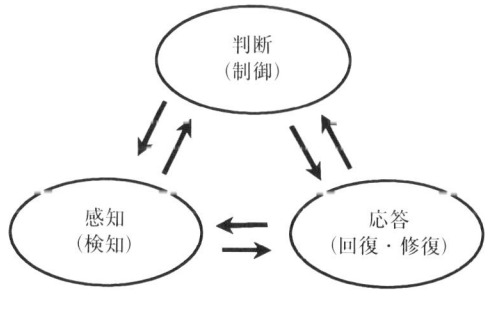

図7.1 生体の機能

とするものである．

　このような材料に対するニーズは，今や世界的な規模で高まってきている．その開発意欲の根底にあるものは，やはり従来の工業材料にはなかった生体のもつ優れた機能であるといってよい．特に，外的因子に対しこれを感知し，その対応が即座に応答できるといった生体材料の知能を工業材料，機械材料に導入しようというものである．この生体のもつ機能を工業材料，機械材料に付与することが可能であると考えるようになった背景には，プラスチック系複合材料が実現させた優れた材料機能と優れた成形加工技術に依存するところが大きい．特に，工業材料にも生体のもつ機能を付与することのできる，成形・加工技術の新しい開発が行なわれたことに依存する．

　生体材料のもつ機能を工業材料に付与することによって，負荷応力や周辺の環境の変化を感知し，材料自身がこれを認識し，その対応を選択的に行なうとともに，修復または復元するための機能をもつ材料の開発を進めようとするものである．この外的刺激に応答できる知的能力を，新しい機能として材料に組み込むことから，このような機能的特性の付与を特に材料の知能化と呼んでいる．

　この機能は，従来まさに生物のみがもつ特有の機能であっただけに，将来の材料開発を考えたとき，材料の安全性・健全性などに加え，このような機能特性を基礎とした材料への信頼性の向上などは，まさに21世紀を拓く材料開発のキーテクノロジーとなっている．そして，材料の知能化を英語ではsmart（スマート：賢い），intelligent（インテリジェント：知的），adaptive（アダプティブ：適応性）などと呼んでいるが[1]，どの言葉をとっても従来の材料とは異なったイメージをもつ新しい機能をもつ材料であるということができる．これは，環境や荷重状況によって影響を受ける材料の性質を，負荷の状況を判断して積極的に対応させようとするものである．しかも，このような機能を材料に如何にコンパクトに組み込み，工業材料として如何に実用に供するかが，材料開発の将来にとっては大きな課題となっている．したがって，このような知能材料は将来の新しい材料に対する大きな開発目標であるといってよい．

7.1.3 知能化の仕組みと構成

ヒトがもつ知覚機能を発現するためには，まず外的因子に反応できるセンサ要素が必要である．このようなものには，光ファイバや圧電素子，焦電素子などがある．そして，負荷や環境の変化を受けて，これを即座に判断したり防御するためには，この外的因子に対応するためのアクチュエータが必要である．このようなものには，形状記憶合金やバイメタルなどの材料がある．さらに，高度の知能化を実現するためには，これらの要素を制御し，最適化して，これに応答または指示を与えるための，プロセッサ要素が必要である．

これを順序だてて生体の機能に合わせて説明すると，センサ部はヒトの知覚的・感覚的な部分に相当するもので，視覚，聴覚，触覚（神経）などの感知機能がこれに相当する．アクチュエータ部は，センサ部の情報を受けて具体的に行動を起こす部分である（図 7.2）[2]．しかし，この行動は決して単一的なものであってはならない．すなわち，このような行動を起こすには，これを最適化するための頭脳に相当する部分として，プロセッサ要素が材料の知能化では，特に重要な部分として機能しなければならない．このような状況に際し，従来の材料では外的因子に対してその対応は一義的であったが，材料の知能化は同じ外的因子に対しても，これを最適な条件で対応できるよう

【人体構造】
- 五感でのセンシング（知覚）
  （神経による脳への情報伝送）
- 脳での判断（判断）
  （神経による筋肉への指令伝送）
- 筋肉による母体の動作（応答）

【知的構造体】
- 光ファイバによるセンシング（センサ知覚）
  （光ファイバによるCPUへの情報伝送）
- マイクロチップでの判断（プロセッサ判断）
  （光ファイバによる動作命令伝達）
- 形状記憶合金・圧電素子などによる母体の動作（アクチュエータ応答）

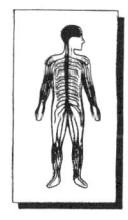

(1) 資源の有効利用
(2) 安全性，信頼性の確保
(3) 高機能，多機能化

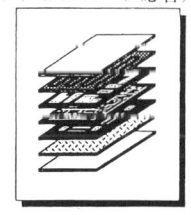

図 7.2　人体の知的材料および構造体の比較（外部刺激に応じて特性が変化する構造体）[2]

に様々な手法が用意されなければならない．そのため，プロセッサ部はこれを判断するための新しい要素として機能しなければならない．すなわち，従来の材料の機能化技術は外的因子に対して，その対応の仕方，防御の方法は単一的なものであったが，材料を知能化することで外的因子を詳細に分析でき，最適な対応を能率的に行なうことが可能となるのである．

外的因子の大きさやその種類，緊急性などを即座に感知し，材料自身はこれを的確に判断して，しかも最適な手段でこれを防御・再生・強化するなどといった新しい機能の構築が要求される．しかも，材料設計の段階で有効的にこれを材料内に組み込むために，外的因子に対してもこれを取捨選択できるような合理的な対応が必要である．したがって，この複雑な機能を材料に組み込むためには，機能をもつ各々の要素が小型化されなければならない．すなわち各々の要素の小型化に加え，これを材料の内部に組み込むための成形技術も重要である．現在では，このようなニーズに応えるため，知能化のための様々な技術の展開が盛んに行なわれているが，材料レベルでの実用化にはまだ少々時間が必要である．むしろ，建物や構造体のほか，様々な機械，器具などといった構造レベルや装置レベルで，このような知能化の機能を付与させることが盛んに実施されている．

7.2　知能化と材料機能

7.2.1　センサ材料とアクチュエータ材料[3]

外的因子による刺激に対しては，まず正確に，しかも高精度にこれをキャッチするためのセンサが必要である．具体的な手法として ひずみゲージ，光ファイバ，圧電セラミックス，形状記憶合金，磁歪材料などがある．このセンサ材料は，外的刺激によって生じる現象を機械的または電気・電子的な信号として捉え，これを変換する機能をもつ材料でなければならない．したがって，この材料はヒトの神経系・感覚系に相当する感知機能を有するもので，小さな刺激にも大きな信号を発するものが要求される．また，外的刺激に対して破壊を未然に防ぐためには，センサ材料によって迅速に対応できる優れた応答速度が必須の条件となる．

現在，知能化の第1歩として考えているのが，このセンサ材料を航空機の機体や土木・建築などの構造物の中に埋め込み，これをリアルタイムで検知することによって，構造物の安全性を確保しようとするものである．そして，過酷な環境で使用されるこれらの構造物を，安全に使用するための方策が広く検討されている．そこで，このような機能を材料の中に組み込む前提として，まずこれを構造体に知能化のためのシステムとして導入させ，外的因子に応じて，この機能を最適な条件で対応させることが盛んに検討されている．

表7.1は，主なセンサ材料の単位ひずみ当たりの出力電圧と，応答速度を示したものである．材料の中で，多少比較の尺度は異なるが，ひずみ感度の優れたものに光ファイバがある．圧電セラミックス，圧電フィルムなどはこれに準じたものである．一方，応答速度は圧電フィルム，圧電セラミックスなどが圧倒的に優れた特性をもっている．また，表にはその特性値が示されていないが，大きなひずみ ε に追従できることも，セン

表7.1 各種センサ材料の性能比較

材料	感度 (V/ε)	応答速度 (kHz)
ひずみゲージ	30	0〜500
光ファイバ	10^6*1	0〜10
圧電フィルム (PVDF) *2	10^4	10^{-4}〜20
圧電セラミックス	2×10^4	10^{-4}〜20

*1: $\deg/\varepsilon$, *2: ポリフッ化ビニリデン

表7.2 ひずみセンサ用材料の特性

特性 \ 材料	干渉型光ファイバ	TiNi形状記憶合金	圧電セラミックス（ピエゾセラミックス）	ひずみゲージ
技術完成度	良	良	良	良
ネットワーク化	可能	可能	可能	可能
埋込み性	優	優	優	良
線形性	良	良	良	良
応答周波数 (Hz)	1〜1 000	1〜1 000	1〜20 000	1〜50 000
ひずみ感度 ($\times 10^{-6}$)	0.11/繊維	0.1・1.0	0.001・0.01	2
最大ひずみ ($\times 10^{-6}$)	3 000	5 000	550	10 000
最高温度 (℃)	300	300	200	300
価格	普通	低	普通	低

圧電セラミックス：ピエゾセラミックス

材料としては必要な特性である．その点では，ひずみゲージが最も大きなひずみに対応できるセンサといえる．したがって，外的因子に応じたセンサ材料の選択や機能化には，このような材料の特性を如何に活用するかが重要な課題である．

表7.2は，各種センサ材料の主な特性についてその性能を比較したものである．センサ材料は，ここに示すような様々な物性を比較することにより，それぞれのニーズに十分に対応できるセンサ材料の選択が必要である．次に，センサで探知した信号を受けて，外的刺激によって生じた振動を制御したり，変形に抵抗させるなど，様々な対応が必要となる．このような状況に対応するのがアクチュエータである．これは，ヒトが感覚系・神経系で受けた信号により，行動を起こすためのヒトの筋力や，腱などの運動機能，回復・修復機能に相当するものである．

そこで，例えば航空機や宇宙構造物が外力のような外的刺激を受けたときの対応について考えてみる．もしも構造物が微小き裂の発生によってセンサ部が剛性低下などを感知すると，アクチュエータ部はこの信号を受けて圧電セラミックスや形状記憶合金などにより，機体の剛性を的確に元の状態に復元させたり，構造物の安全を確保するための手段を講じなければならない．このような知能化技術の成果を，構造設計や材料設計の中に組み込むことができれば，構造物や材料の安全性は飛躍的に向上するといってよい．特に，航空機のように力のバランスが常時要求される構造物では，剛性の変化には敏感に対応できるものが要求される[4]．

センサ用の材料として要求される物性は，ひずみ で探知した電気的信号を如何に速くアクチュエータ部に伝え，アクチュエータ部は如何に的確に材料や構造物の回復に機能させることができるかが重要となる．例えば，剛性の復元について考えると，最も単純な方法として与えられた電気的信号によって，如何に広い構造体の範囲に弾性率を変えうるか，またそのような対応が的確にできる応答速度は，どの程度可能であるかということである．このような対応を応答速度として捉えると，アクチュエータ用の材料として用いられる主な材料の弾性率および応答速度は 表7.3のようになる．

表7.3 アクチュエータ材料の性能比較

材料	最大ひずみ ε (%)	弾性率 (GPa)	応答速度 (kHz)
圧電セラミックス (PZT)	0.1	60〜65	10^{-4}〜20
圧電フィルム (PVDF)	0.07	2	10^{-4}〜20
形状記憶合金	2	28/90*	10^{-3}

*マルテンサイト/オーステナイト

　アクチュエータ材料は，センサ材料と異なり，外的刺激に反応して信号を発するだけでなく，この信号を受けて具体的に剛性の向上や破壊の防止など，それぞれのニーズに的確に応えうるものでなければならない．そのため，アクチュエータに要求されるニーズは，それぞれの外的因子によって応答する機能も異なる．したがって，表7.3では剛性の向上を弾性率の変化といった単純な方法によって対応させたものである．そのため，このような素子には圧電セラミックス（PZT），圧電フィルム（PVDF）や形状記憶合金，磁歪材料などの各種材料が対象となる．またアクチュエータの性能にしても，これがどれだけ大きなひずみに対応でき，しかもどの範囲まで弾性率が変化できるかということも大切である．

　応答速度については既に説明したが，センサ材料と同様にアクチュエータ材料では，これを復元させるための応答速度は重要な要素である．そこで，これら3種類のアクチュエータ材料の性能を比較すると，最大ひずみは形状記憶合金が最も大きい．しかし弾性率および応答速度は圧電セラミックスが最も大きく，このような材料には大きな出力が期待できる．一方，圧電フィルムの応答速度は圧電セラミックスとほぼ同等であるが，弾性率が低いために，大きな出力を得ることができないのが欠点である．

　ここで説明した例では，このように材料や構造物の強さや，剛性に関わる狭い範囲での応答である．そしてここで示したように，材料の知能化といっても，センサ材料とアクチュエータ材料との単純な組合せで，外的因子に対応できるような機能をもたせたものである．しかしこのような単純なものでも，従来の材料にはなかった特異な機能をもった新しい材料や構造物の構築であるといってよい．

表7.4 アクチュエータ用材料の特性

特性 \ 材料	電歪材料	ER流体	磁歪材料	TiNi形状記憶合金	圧電セラミックス
技術完成度	可	可	可	良	良
ネットワーク化	可能	可能	可能	可能	可能
埋込み性	良	可	良	優	優
線形性	可	可	良	良	良
応答周波数 (Hz)	1〜20 000	1〜12 000	1〜20 000	0〜5	1〜20 000
最大ひずみ ($\times 10^{-6}$)	200	—	200	5 000	200
最高温度 (℃)	300	300	400	300	300
価格	普通	普通	普通	低	普通

ER流体：電気粘性液体，　圧電セラミックス：ピエゾセラミックス

表7.4は，主なアクチュエータの材料の種類とその物性について比較したものである．これらの特性を比較しながら，用途に適したアクチュエータ材料を用いることが必要である．ここでは，プロセッサ部については余り議論の対象とはしなかったが，実際には剛性の対応についても，ただ一方的な回復や復元ではなく，低下させる剛性に最適な条件を設定し，その剛性を回復・復元できるプロセッサ部を兼ねたアクチュエータ部が機能すべきである．すなわち，それぞれの状況に応じた最適な条件で対応できるようなプロセッサ兼アクチュエータ機能が必要である．

このような機能がセンサ部とアクチュエータ部とを結ぶプロセッサ部の重要な役割である．したがって，材料の知能化には，それぞれのニーズに応じた高度な対応が必要となる．しかし現状では材料の知能化はここで示したようにまだ手さぐり状態であるだけに，知能材料の将来にかける期待は大変大きいといってよい．

7.2.2 超磁歪特性とその機能

(1) 磁歪材料

振動などによって生じた機械的エネルギーを電気的エネルギーに変換する機能は，圧電効果またはピエゾ効果というもので，知能材料のセンサやアクチュエータ用素子として実用化が進められている．

この効果は，水晶，チタン酸鉛（$PbTiO_3$），あるいはチタン酸バリウム（$BaTiO_3$）などの物質が，外部の圧力や応力などによって誘電分極をする現

象を生ずることである．またこの現象は，逆に物質を誘電分極させて物質を変形させることによって，これを力に変換することもできる．このような材料を圧電材料というが，圧電材料の形状変形率はこの材料を100枚程度積層しても，せいぜいその数値は100 ppmレベル程度である．

そこで，このようなものに代わって登場した材料が，超磁歪材料（giant magnetic materials）と呼ばれるものである．そこで，まずこの材料の有する磁歪現象について説明する．磁歪現象は，物体に電流を介して磁界を発生させると，それに伴い物質が変形することをいうもので，このような性質をもつ材料を磁歪材料（magnetic materials）と呼ぶ．そこで，このような材料についてさらに詳細な説明をする．

銅線コイルに電流を流すとコイルの軸に沿って磁界が発生する．このとき発生する磁界は，アンペールの右ねじの法則（Ampere's-right hand screw rule）に従い，発生する磁界の強さは流れる電流とコイルの巻き線数とに比例する（図7.3）．この現象は，磁界の発生と電流との関係として知られている電気磁気学の基礎的なものである．そして，この原理で外部から磁界をかけると材料が変形し，ひずみを生じる金属材料（Fe，Ni，Coなどの磁石に吸いつけられる材料）が磁歪材料である．

このように磁界によって生じるひずみを磁歪 λ といい，λ は次のように定義される．

$$\lambda = \frac{\Delta L}{L} \times 10^6 \quad (\text{ppm})$$

ここで，L：元の長さ，ΔL：磁界により生じた変形量である．

(a) アンペールの法則　　(b) 電流と磁界

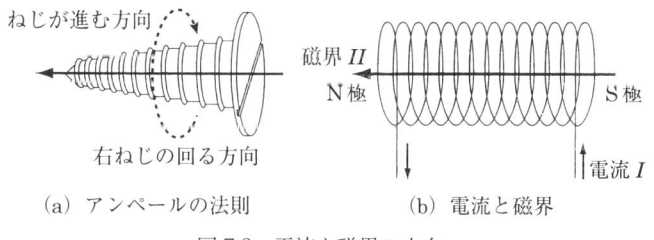

図7.3　電流と磁界の方向

一般に，純Ni，Fe-Ni系合金，Fe-Co系合金のほか，Ni，Znなどを添加した酸化鉄（フェライト）などには，このような磁歪現象が現われる．この磁歪は，磁界の方向によって材料に生じる伸びが増大したり，減少したりする．前者を正磁歪，後者を負磁歪と呼んでいる．

(2) 超磁歪材料の特性

磁歪材料は，センサ部やアクチュエータ部として知能材料を構成する要素として機能させることができる[5]．従来の磁歪材料では，磁歪が数十ppmと小さなものであったが，1963年，希土類元素であるテルビウム（Tb）やジスプロニウム（Dy）が，極低温のもとで巨大な磁歪を生じることが，S. Legvold，J. AlstadおよびJ. Rhynesらによって発見された．その変形倍率は，従来のものに比べて2桁も大きく，それにより磁歪の歴史は急激に変化した．このような磁歪材料は，従来のものに比べ，磁歪が実に数千ppmと高いもので，この種の磁歪材料を特に超磁歪材料（giant magnetic materials）と呼んでいる．

超磁歪材料の代表的な組成は，希土類元素Rと鉄Feの原子比で1：2（RFe）のもので，例えば$TbFe_2$，$DyFe_2$，$SmFe_2$，$HoFe_2$，$ErFe_2$などがある．この中でも最も注目されている組成は，磁歪率が2000ppm以上もある$Tb_{0.27}Dy_{0.73}Fe_{1.9}$（$Tb_{0.3}Dy_{0.7}Fe_2$）「ターフェノールD（TERFENOL-D）」と表示されるものである．表7.5は，超磁性材料（TERFENOL-D）の物理

表7.5 超磁歪の物理的性質

特性	数値	備考
エネルギー密度（kJ/m^3）	14〜25	（PZT*）0.6〜0.9
電気抵抗（$\Omega \cdot m$）	60×10^{-8}	
熱伝導率（$W/(m \cdot K)$）	10.5〜10.8	
比熱（$kJ/(kg \cdot K)$）	0.32〜0.37	
熱膨張係数（ppm/℃）	12.0	
キュリー温度（℃）	350	（PZT*）145
磁歪（ppm）	1500〜2000	（PZT*）〜数100
比透磁率	4.5〜10	
結合係数	0.7〜0.75	（PZT*）〜0.65

*PZT：圧電材料のチタン酸ジルコン酸鉛（$PbZrO_3 - PbTiO_3$）
*ETREMA TERFENOL-D

的特性と，圧電材料の物性値を示したものである．また，これを圧電材料と比較してその違いを列挙すると表7.6のようになる．特に，この中でも，超磁歪材料は，エネルギー密度の高いことが特徴である．そのエネルギー密度は，圧電材料の $1.58 \times 10^3 \text{ J/m}^3$ に対し，超磁歪材料では $19.2 \times 10^3 \text{ J/m}^3$ とその値は約12倍程度となっている．

このような特性をもつ超磁歪材料の主な特徴を示すと，次のとおりである．

① 最大磁歪が $1\,500 \sim 2\,000$ ppm と大きい（圧電材料は $\sim$ 数 100 ppm）．
② ~ 10 V と低電圧で駆動する（圧電材料は $100 \sim 1\,000$ V）．

表7.6 超磁歪材料と圧電材料との比較〔圧電材料の一例〕

超磁歪材料 「ETREMA TERFENOL-D」	チタン酸ジルコン酸鉛 PZT（$PbZrO_3 - PbTiO_3$）
変位率（$\sim 2\,000$ ppm）	変位率（$\sim$ 数百 ppm）
発生応力大きい	
応答速度速い	
低電圧（~ 10 V）	高電圧（~ 1 kV）
駆動部に電源非接触	駆動部に電源接触
エネルギー密度高い	
結合係数で優位	
キュリー温度高い	キュリー温度低い
渦電流損による発熱 （ただし，薄板化や冷却による適応可能）	
> 30 kHz 域で使用困難 （ただし，薄板積層化により MHz 適応可能）	$\sim$ MHz 域まで実績豊富
引張強さ低い	引張強さ低い
材料高価	材料安価
高磁界（~ 1 kOe）	計量 熱膨張係数小さい ~ 100 個近く積層必要 湿度に弱い 高電圧短絡事故多い

③ 応答性が～μs（×10^{-6}s）と高速である〔圧電材料は～ms（×10^{-3}s）〕．
④ 発生応力が大きい．
⑤ 磁気ヒステリシス損失が低い．
⑥ 高いキュリー温度で使用可能である．
⑦ 寸法形状が～ϕ70 mmと広い範囲で自由に変えられる．
⑧ 電源系と非接触で電気・機械エネルギー変換（非接触で駆動）が可能である．

したがって，このような超磁歪材料をセンサやアクチュエータとして使用するときの特徴を整理すると，その機能は次のように示される．
① 電気的エネルギーを機械的エネルギー（力）に変換できる．
② 機械的エネルギー（力）を電気的エネルギーに変換できる．
③ 大・小の振動エネルギー（力）を発生させ，かつ受信（検出）することができる．
④ 外的な振動エネルギーをキャンセルして，静止させることができる（アクティブ防振，アクティブ防音）．
⑤ 超精密に位置決めすることができる．

そこで，磁気エネルギーU_{mag}を機械的エネルギーU_{mech}に変換するときの基本的な数式を示すと，両エネルギーU_{mag}およびU_{mech}は次のようになる．

$$磁気エネルギー U_{\mathrm{mag}} = (1/2)\Delta B \Delta H \tag{7.1}$$

$$機械的エネルギー U_{\mathrm{mech}} = (1/2)(\Delta\lambda)^2 E \tag{7.2}$$

ここで，B：磁束密度，H：磁界の強さ，λ：アクチュエータのロッドの長さ（=$\Delta L/L \times 10^6$ ppm），E：弾性率である．

したがって，式（7.1）と式（7.2）を用いて両者の比を求めると，磁気機械結合係数Kは，変換比率K^2を用いて

$$U_{\mathrm{mag}} \Leftrightarrow U_{\mathrm{mech}}$$

$$K^2 = \frac{U_{\mathrm{mech}}}{U_{\mathrm{mag}}} = \frac{(\Delta\lambda)^2 E}{\Delta B \Delta H} \tag{7.3}$$

と表わされる．したがって，透磁率$\Delta\mu = \Delta B/\Delta H$を代入して，式（7.3）は次

のように求められる.

$$K^2 = \left(\frac{\Delta H}{\Delta \lambda}\right)^2 \frac{E}{\Delta \mu} \tag{7.4}$$

例えば，式 (7.4) を用いて超磁歪材料に発生する機械的エネルギーをニッケル合金などの通常の磁歪材料と比べると，その値は 1 000 倍も大きいことがわかる．

(3) 超磁歪材料の応用

以上のような超磁歪材料の特性を用いた応用範囲は大変広く，知能材料のセンサやアクチュエータをはじめ多くの用途が考えられる．そこで，その主な実用例を以下に示す．

図 7.4 は，超磁歪材料を用いたアクチュエータの断面図を示したものである．超磁歪材料を用いたロッドの外周から磁界コイルでロッドの長手方向と平行に磁化を与えると，ロッドが磁歪によって伸ばされ，このロッドの変位によってアクチュエータ部が駆動し，力の伝達を行なう．この磁界を大きくすると，ロッドの伸びは瞬時に変化し，磁界を切ることでロッドは元の状態に戻る．したがって，ロッドの伸びは磁界の大きさだけではなく，ロッドの長さによっても制御できる．例えば，磁歪率約 1 000 ppm のものであれば，ロッド長さ 50 mm で，変位量は約 50 μm となる．そのため，超磁歪材料では磁界による磁歪の線形性や材料自身の破壊などが問題となる．しかし，こ

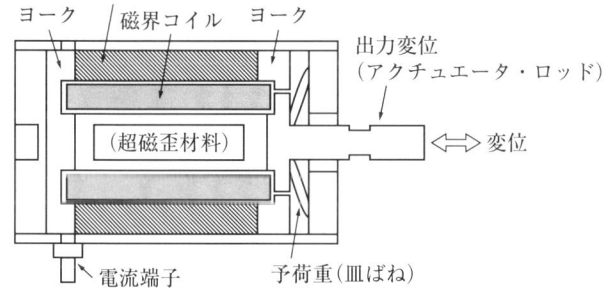

図 7.4 超磁歪アクチュエータの模式図（「ETREMA TER-FENOL-D」を用いたアクチュエータの断面模式図．超磁歪ロッドの伸縮でアクチュエータ・ロッドに出力変位）

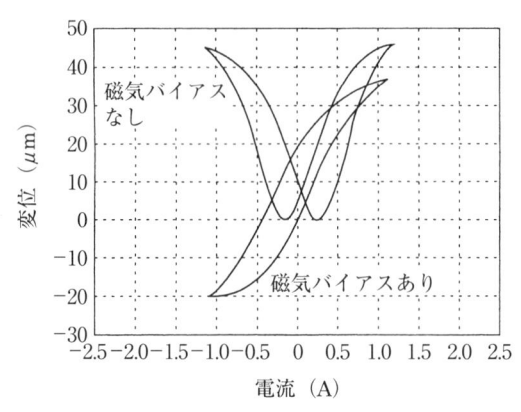

図7.5 超磁歪材料（「ETREMA TERFENOL-D」）の磁気バイアス効果〔磁気バイアスをかけると変位（超磁歪）の線形範囲が拡大する〕

（補足）$H = IN (A/m) \Rightarrow IN (4\pi/1\,000)$ (Oe)
$\lambda = \Delta L/L \times 10^6$ (ppm)
ここで，N：磁界コイルの1m当たりの巻線回数，L：ロッドの長さ（μm）

のような対策として超磁体にあらかじめ400 Oe（31.8 kA/m）程度の磁気バイパスをかけ，ロッドにも常時圧縮応力（7～14 MPa）を加えるような工夫も実用的には行なわれている．

図7.5は，磁気バイパスの効果を示したものである．永久磁石か磁化コイルであらかじめロッドに磁界をかけて磁界の動作点を高めておくと，磁界の強さに対し超磁歪の線形性の範囲が拡大する．そのため，広い範囲で線形性の要求されるものについては，このような磁気バイパスをかける方法が一般に採用されている．

7.3 知能材料のメカニズム

7.3.1 知能材料

知能材料は，外的因子に対する対応の仕方とその仕組みによって，受動的知能材料と能動的知能材料とに分けられる．

（1）受動的知能材料

知能材料は，外的因子が入力されたとき，これを認識するセンサ部，これを受けて防御・制御するためのアクチュエータ部，さらには防御・制御などを最適な条件で指示するためのプロセッサ部から構成されていることは既に述べた．

そこで，これを現実の材料に当てはめて考えてみる．まず，外的因子として熱や圧力などが加わったとすると，これらは，通常，熱により電界を発生

する焦電体や，圧力によって電界を発生させる圧電体などがあるので，実際の外的因子には，これを電気的信号として直接アクチュエータ部に伝達させることができる．すなわち，熱や圧力の環境の変化に対して，これらは何らプロセッサ部からの指示がなくても，それに対応することができる．このことは，対応する手段が単一的であり，その手法についても何ら選択の必要もない．

このような材料は，材料自身がセンサから受けた情報を判断することなく，防御または制御を画一的に行なうもので最も単純な知能材料である．そして，この知能材料を受動的知能材料（passively smart materials）と呼んでいる．すなわち，このような知能材料はプロセッサ部がなくても応答することのできるもので，対応する手法についても判断の必要のないものである．最近のインテリジェントビルはこのようなものの代表的なもので，知能材料の基礎となる典型的なものであるといってよい．

(2) 能動的知能材料

熱とか圧力などを探知する焦電体，圧電体などは，単一的な機能しかもたないセンサ用，アクチュエータ用の材料である．機能材料は，知能材料の基本的な考え方からいっても最も単純なもので，むしろ知能材料の中でも基礎となるものであるといってよい．しかし実際の知能材料は，外的因子を認識したら，センサ部からアクチュエータ部に信号が伝達されるまでに，知能（判断）を働かせて外的変化に応じた適切な信号を発するプロセッサ部があって，はじめてより高度なものとして実現させることができる．

先に述べた受動的知能材料も，知能材料の仲間ではある．知能材料としての基本としては，ここで述べたアクチュエータ部に信号が伝達される前にセンサ部の信号を受けて，これを制御・判断するためのプロセッサ部をもつ材料がなければ，外的因子に対して十分な対応とは言い難い．そこで，ヒトの頭脳に当るプロセッサ部を介して行動を起こす知能機能をもつ知能材料を特に能動的知能材料（actively smart materials）と呼んでいる．したがって，材料の知能化は単純なものであれば，受動的知能材料のようにプロセッサ部がなくても機能できるが，将来の知能材料の目指すものはこのような能動的

知能材料でなければならない．そして，材料の知能化についてもこのようなことに基づいた基本的な考えが材料の知能化には必要である．すなわち，外的因子に対して能動的に対応するためには，これを選択的に機能させるためのプロセッサ部が必要な要素となるのである．

7.3.2 知能化を目指す複合材料

複合材料は，素材の特徴を生かして材料のニーズに応じた様々な機能を与えることができる．強化プラスチックのような構造用材料に大きな負荷が加わることを想定すると，材料は外的因子から破壊しないように守られなければならない．このとき，外力として想定されるものには地震力のような過大な外力もあるが，通常，構造用材料の破壊には環境変化や負荷の状況変化などによって生じる，振動や温湿度の変化などが考えられる．

そこで，材料を破壊から守る手法として，外力が加わったとき，材料が形状を変えて防御するか，材料の物性を変えて対応するかの何れかと考えられる．構造体にある外力が入力されたとき，センサはこれを受け，その対応を即座に行なう機能が求められる．その選択は，形状制御か，物性制御か，直接外力の低減を行なうかのいずれかである．したがって，そのためには形状制御や物性制御などが，外力に対してどのように対応できるのか十分なデータの蓄積と，評価方法が明確にされていなければならない．そのために，このようなことを判断するプロセッサが必要である．すなわち，材料を破壊から守るためには，どのような手法が有効であるかを判断することが必要である．そのため，当然，形状制御か，物性制御かの具体的な手法と，その適切な手順が用意されなければならない．そして，このような状況でプロセッサ部は的確に機能しなければならない．

このような形が現在，知能材料の目指す能動的知能材料である．特に，この機能をもつ材料を積層構造で形成されるFRPのような複合材料に適用するには，圧電機能をもつ素子を繊維状として材料内に埋め込み，成形したものが有効である．そこで，この知能材料を構成するために，$10 \sim 200 \mu m$ 程度の直径をもつ圧電セラミックス（PZT）繊維を作製し，これを用いた圧電繊維複合材料（piezoelectric composite materials）が実用化されている[1]．

また，構造要素となる複合層を表面層に設け，中心層に用途に応じたパターンでエッチングした薄膜電極層を介入させたスマート複合材料もある（図7.6）．これは，薄膜電極からのPZT繊維/エポキシ複合層への電力供給と，印加電圧の調整とによって，ニーズに応じ駆動機能をもつアクチュエータが，対応できるような機能をもつ複合材料である．

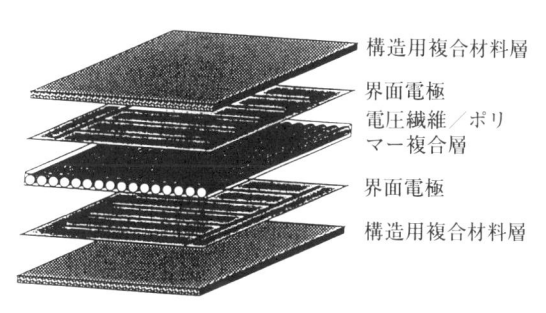

構造用複合材料層
界面電極
電圧繊維／ポリマー複合層
界面電極
構造用複合材料層

図7.6 圧電繊維複合材料

このように，各々の要素を繊維状にし知能材料として機能するように成形することにより，複合材料の中にニーズに応じた機能を構築させたものが，複合材料のスマート化として広く実用に供されている．

7.4 材料の知能化

材料の知能化は，外的因子を認識して，しかもこれを最適な条件で防御・再生させることにある．そこで，このような知能化をまず構造体の基本である材料について直接議論する前に，これをまず知能機能をもつシステムとして，またはデバイスとしてこれを機能させるには，どのようなものが可能であるかを考える．

図7.7は，知能材料の知能化のための仕組みと機能を示したものである．知能材料には，基本的には感知した情報を緻密に分析し，判断するためのプロセッサ部が必要である．しかし，この図にも示されるように知能材料の開発段階では，

プロセッサ部
判断機能
（脳）

センサ部
感知機能
（知覚神経）

アクチュエータ部
応答機能
（筋肉，骨）

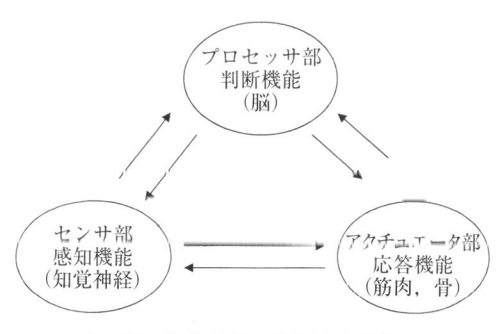

図7.7 知能材料の仕組みと機能

プロセッサ部を介さずにセンサ部からアクチュエータ部へと直接応答するものも多く，現在の知能化技術といっているものの多くはこの類のものである．しかし，理想的な知能材料では，センサ部，アクチュエータ部，プロセッサ部が一体となって機能するものでなければならない．そこで，生体や構造物に与えられる外的因子の主な例として，次のようなものを考える．

(1) 生体反応（血糖値，血液濃度など）
(2) 地震力（振幅，地熱など）
(3) 温度変化（体温）

しかしここに掲げたもののほかにも，速度，温度，風力など，外的因子としては，まだ様々なものが挙げられる．

知能化技術はこのような外的因子の変化に対して，これを受け入れることのできるセンサ部をもち，この情報を何らかの形に変換し，かつこれに対して効果的な対応のできる機能をもつものがなければ，知能材料は機能することはできない．そこで，このような具体的な外的因子についての対応について考える．

7.4.1 生体反応に対する知能化

材料や物質の知能化によって生体の異状反応を捉え，これを正常化することも可能である．そのためには，ヒトの健康状態を常に監視するための生体管理システムが必要である．このようなシステムをヘルスモニタリングシステムという．従来，このようなことはヒトが個々に，独自な方法で管理していたが，これを様々な情報器機を用いることで，積極的に支援しようとするものである．

このような考えは，既に薬学の世界では盛んに行なわれており，これをドラックデリバリー（Drug Delivery DD：薬物送達），またはドラックデリバリーシステム（Drug Delivery System DDS：薬物送達システム），といっている．この方法は体の状況に応じ，最適な条件で薬剤を投与することで，投薬の効果を最大限に発揮させようとするもので，現在新しいDDSの研究が進められている．これは，まさに一方向的な薬剤の投与ではなく，生体の状況を把握する中で，薬剤の投与をシステムとして確立させるものである．

また，ヘルスモニタリングシステムとドラッグデリバリーシステムとを組み合わせた方法なども実用化されている．これは生体の機能と薬剤の機能とを統括する一つのシステムとして期待されている．例えば，糖尿病の患者の血糖値を検出して，それぞれの状況に応じた適量のインシュリンを投与することにより，血糖値を正常値に戻すことなどはこれに相当する．すなわち，血液の化学濃度の変化を検出して，これを最適な条件で回復制御させるものである．従来，投薬の効果などは体全体の調子や体調の異状などによって感覚的に判断されていたが，このようなことを血液濃度や血流の状況，あるいはその他の生理学的反応の検査により，自動的に検知・制御し，全身の回復を促進しようとするものである．すなわち，状況に対する判断を的確に行なうためには，その情報を迅速に正しく定量化し，生体の機能回復にフィードバックすることが必要である．この手法を広く活用すれば，最少の薬剤投与で最大の薬効が期待できる．そしてこのような知能化は，ドラッグデリバリーシステムとして実現されている一つの例といってよい．

7.4.2 地震力に対する知能化

最近，インテリジェントビル（知能建築）といった言葉を耳にする．このようなビルは，地震によって生じた建物の振動を振幅や周波数などの変化を捉え，これを機械的な動きとして検出し，地震力に対応できるように建物の剛性を変えて外力を緩和させるよう設計された建築物のことである．すなわち，地震による被害を最小限にくい止めるための機能をもった建物である．したがって，地震が起こるとまずビルの各階に設置されている変位センサで地震力を入力信号として感知し，この信号をコンピュータが解析して，地震の被害を最小限にするような制御信号（プロセッサ）を送り込み，ビルの安全性を確保しようとするものである．そのためには，ビルに生じる外力をできるだけ迅速に，かつ低いレベルで感知し，ビルの損傷を最小限にくい止めるため，建物自身の剛性や負荷の形態を制御するような，知能化された制御装置が必要となる．

建物の知能化で難しいのは，地震力を詳細に検知することに加え，建物自身がこの検知した信号を受けて，ただ剛性による制御だけでなく，対応する

ための手段をできるだけ多く内蔵させて、これを如何に有効に機能させるかといったことである．このことは、地震力によって生じる情報と建物に生じる応答を詳細に調べれば、その対応は可能であると思われる．また、その対応をどのようなアクチュエータで、どのように応答させるかが重要である．そのためには、対応の重要性を的確に判断するプロセッサの役割も大きい．すなわち、外力に応じた最適な対応を的確に、しかも短時間で行なうことが必要である．

7.4.3 温度変化に対する知能化

温度変化で外的因子を確認する方法は、現在最も広く一般的に行なわれている．建物などの各扉に設置されている防犯ベルや、ヒトがトイレに近づくと洗浄用フラッシャが作動するものなど、多くの商品が温度センサによって実用化されている．このような装置は、すべてヒトの体温を感知して、これを電気信号として捉え、それぞれのニーズに応じた最適な手段によって対応ができるように作動する．

この仕組みをみてもわかるように、まず外的因子を捉えるセンサ部に加え、これに対応して行動するためのアクチュエータ部、さらには複雑なものについては、これを最適化するためのプロセッサ部が必要である．例えば、防犯ベルについてみれば、犯人の侵入に対する感知は温度センサが行なうとしても、その対応は様々である．すなわち、犯人の侵入を感知しても、その対応にはベルを鳴らすのも一つの選択であるが、その伝達音の大きさを状況に応じて選択することも自由である．また、その伝達の手段は必ずしも音である必要もない．トイレのシャワーではシャワーの水温の選択や水量の調整、間隔などは、これに相当するものといってよい．

このように、最近では材料の知能化に先がけて、われわれの周辺では多くの機械・器具が知能化技術の開発によって新しい建物や機器の知能化といった展開が実用化されている．またこの知能化には、情報の収集と、これを分析し的確に対応するための機能と、これを行動に移す機能とが必要最小限の要素となっている．そして、これらの要素を有効に機能させるために、知能化のためのシステムづくりが重要な役割を握っているといえる．

7.5 接着の知能化

7.5.1 接着の問題

接着は，物と物とを接合する手段として，ボルトやリベットなどの機械的接合法に比べて最もコンパクトに，また余分な部材を用いることなく接合することのできる接合手段である．そのため，接着によって小型で軽量性に優れた製品を組み立てることができる．しかし，接着接合には大きな欠点が二つある．その一つが接着部の破壊である．接着部の破壊は，通常，接着層の最大応力の発生する部位で生じ，一般に発生した破壊は停止することなく進行する．もう一つは，接着部はいったん接着すると，これをはく離させて解体することが大変難しいことである．

このようなことは，被着材の再利用といった資源の有効利用を積極的に展開しようとする議論の中で，目下，真剣に検討されている．そのため，接着接合では，この問題が解決できるような機能を付与しない限り，接着接合の活用とその拡大は難しいといえる．接着接合をさらに有効に活用させるためにも，接着接合の可逆性は，将来に向けて解決しなければならない大きな課題となっている．

7.5.2 接着の破壊防止

接着部の破壊を防止する手法には様々な方法がある．その一つが接着性能の優れた接着剤を開発することである．しかし，接着接合はただ接着強さの増大だけでは解決できるものではない．接着接合は被着材の表面処理や接着工夫など接着技術に関連する周辺技術に依存するところが大きい．そこで接着強さを支える主な周辺技術を列挙すると以下のとおりである．

(1) 被着材の表面処理
(2) 接着層の応力緩和と分散
(3) 接着部位の強化（剛性の連続性）

しかし，被着材の表面処理は被着材の種類も多く，その特性も異なるので，この問題を解決するには，被着材と接着剤との様々な組合せについて詳細な検討が必要である．接着接合が接着剤と被着材とのアンカー効果で支持され

ていると考えると，表面処理は接着強さを左右する大きな鍵を握っている．しかしこの問題は少々難しいので，ここでは接着層の応力緩和と分散などに加え，接着部の強化について接着の知能化の立場から検討することとする．

接着の知能化に関しては，まず接着部が負荷応力を感知し，この情報を接着部周辺に伝達し，接着層の応力を緩和することである．通常，接着層の破壊では，接着応力の増大の過程で負荷履歴を伴う．しかも，接着部の破壊は一般の材料の破壊に比べて完全な破壊に至るまでには，複雑な破壊過程と比較的長い時間的経過とを必要とする．そこで，考えられるのが接着部の破壊を防止するために，このような状況をすばやく検知し，接着部の応力緩和に対し，どのように対処するかということである．

負荷過程において，接着層の応力緩和や応力の分散を行なうためには，接着剤にこのような機能をあらかじめもたせておき，これを段階的に対応させることが必要である．また仮に接着部で破壊が発生しても，それを阻止する方法が考えられなければならない．しかし，それだけでは決して十分ではない．応力の緩和や，分散に加え，このような状況において接着部の強化が図れれば，そのような機能は一層広い範囲で活用することができる．すなわち，これを順序だてて記述すると，接着部の破壊に対しては次のような対応が必要であることがわかる．

(1) 接着応力の大きさと発生部位の感知
(2) 接着応力の低減と緩和策の構築
(3) 接着強さの強化策の確立

接着応力の感知については，知能材料などに用いられるアクチュエータがこれに対応できる．接着部の応力は必ずしも接着層でなく，被着材に加わる応力でも感知することは可能である．圧電効果やひずみゲージの適用などは最も一般的なものである．

次に，接着の応力低減，緩和には様々な手法が考えられる．最も一般的なものは，接着応力の増大に伴い，伸びが大きくなるような接着剤の開発である．弾性接着剤や第二世代アクリル系接着剤（Second Generation Adhesive：SGA）などは，このようなことを目指して開発されたものである．したがっ

て，この機構を詳細に調べれば，接着の機能はさらに広い範囲に応用できる．

接着層の応力は接合部の剛性と大きな関わりがある．接着層の大きな応力に対応させるには，接着部の剛性を低減する手法を活用すれば，さらに応力緩和の効果を上げることができる．接着層の知能化は連続的に負荷の加わる中で，このような機能を接着接合にもたせることは少々難しい．しかし，接着剤にこのような機能をあらかじめ付与することは，余り難しい問題ではないように思う．また，接着剤の物性を段階的に機能させるような手法（接着部の形状変化と接着剤の物性の変化）については，多くの研究者が関心を寄せているところである．

図 7.8 は，接着部の形状を段階的に変化させて応力の緩和を行ない，接着性能の向上を図ったものである．接着の破壊ははく離の進展に伴い接着層の応力は再分布されるため，このようなところに応力の緩和策を考える十分な余地がある（図 7.9）．そのためには，接着剤もただ接着するための機能として捉えるだけでなく，固化した接着剤の力学的挙動にも目を向けた分子設計ができれば，接着剤の応力緩和もさらに有効的に機能させることができるのではないかと思う．

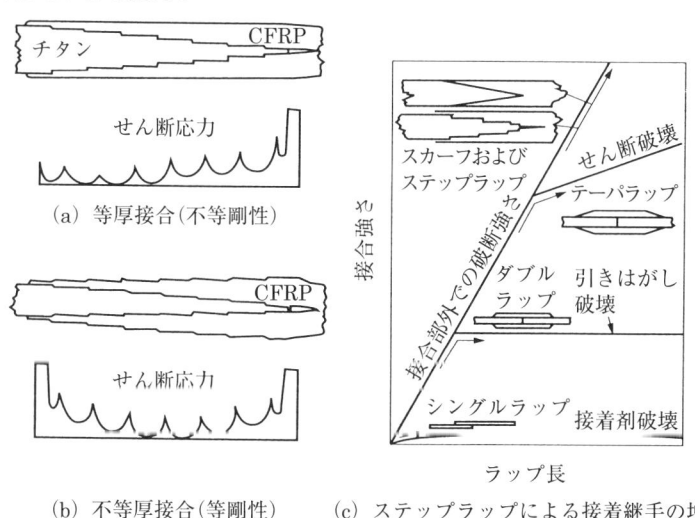

(a) 等厚接合（不等剛性）

(b) 不等厚接合（等剛性）

(c) ステップラップによる接着継手の増大

図 7.8 接着継手の形状と強さの増大（段階的な応力分布）

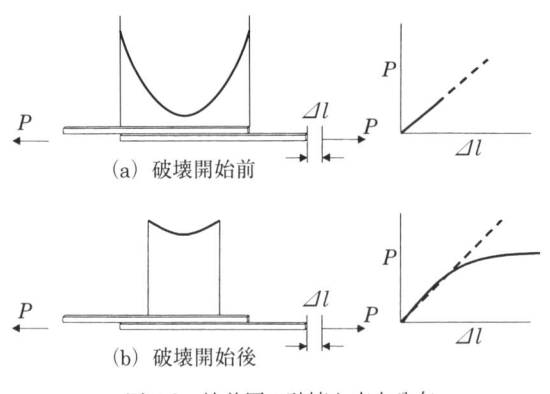

図 7.9 接着層の破壊と応力分布

すなわち,接着の知能化により接着部が負荷応力を感知し,接着部の応力緩和が自由にできれば,接着部の破壊はある程度防止できる.しかし,これを積極的に展開して,接着部のこのような情報をベースに接着強さの強化を図ることができれば,接着部の破壊に対して二重の安全策が構築できる.そのためには,接着剤の強さをニーズに応じて制御できるような機能を構築することが必要である.硬化した高分子系接着剤が負荷過程で強化されるためには,接着の硬化物が負荷の増大に伴い架橋密度を上げるようなことはできないのであろうか.また,接着層に生じる負荷応力を感知することにより,応力の緩和と接着剤の強化とが同時に対応できればまさに理想的な接着剤となる.

しかし,従来このようなことは接着剤の研究者の中でも議論されていなかったことだけに,接着剤の知能化といった中でこの議論が続けられれば,接着の機能についても,新しい道が拓けるのではないかと考えられる.そして,このことに加えて接着部の強さの向上には,接着部の剛性の連続性が十分配慮されなければならない.特に,振動を受ける接合部などでは,比重の大きな被着材の接合部の連続性は,接着層応力の低減には有効であるので,このようなことについては接着設計の段階で十分な検討が必要である.

7.5.3 はく離強さの制御

接着剤のはく離が接着接合の機能として要求されるのは,被着材の再利用において接着構造が解体しにくく,資源の有効利用の立場からみると大きな問題であると指摘されていることである.接着接合を可逆的なものとするためには,接着強さの弱点であるはく離強さをどのような方法で低減させ,如

何に少ないエネルギー分離・分解させるかということが大きな課題となっている．接着の知能化としてこのような考えを接着接合に適用すると，接着剤にこのはく離機能を如何に構築させ，ニーズに応じた対応をどのようにしたら，接着接合の解体が容易にできるかということである．そのため，接着剤自身にどのようにしてこのはく離機能をもたせるかが重要である．そこで，このような手法として考えられる方法を挙げると，下記のとおりである．

（1）接着剤の溶融（加熱）．
（2）接着層にはく離応力を発生させる．
（3）薬液による接着剤の分解．

ここに挙げたものは，接着部をはく離させるための手法を示したもので，このような機能を発現させるためには，接着剤の使用範囲は当然限定されたものとなる．例えば，溶融で接着部を破壊させる方法では，ホットメルトのような熱融着によって接着するような接着剤が考えられる．しかし，このような接着剤は高温での使用は難しい．またUV（紫外線）照射のような特殊なエネルギー源のみに限定した接着剤の硬化であれば，このようなことも多少免れるかと思うが，基本的な解決法ではない．

（2）の方法は，接着剤が接着層に生じるはく離応力（垂直応力）に弱いことを利用した接着部の解体方法である．その一つは，発泡性粉末を接着剤にあらかじめ混入させておき，熱エネルギーなどを外部より供給することにより発泡剤の膨張力によって接着部を破壊させる方法である．これは，発泡といった手段ではく離応力の発現を行なわせるものであるが，これもホットメルトとは何ら変わるものではない．しかしこのような手法には，まだほかの手段も考えられそうである．

例えば，カプセルタイプの接着剤が接着剤の1液化として実用化されていることを考えれば，カプセル内にはく離のための溶液を混入させ，カプセルを圧縮力で破壊させて解体すれば，このような手段も難しい問題ではなさそうである．薬液による接着部の解体は，大きなエネルギーを付与して接着部をはく離させる方法とは異なり，薬液の分解機能を活用して接着部の破壊を行なうものである．これは，当然対象とする被着材の種類と薬液との組合せ

や，その適用範囲なども限られたものとなる．しかし，このようなことを念頭におけば，接着剤はただ接着するといった機能だけでなく，はく離を考えた接着剤の開発も展開されるのではないかと思う．

このように接着部の知能化として，ここでは接着部の破壊と接合部材の解体といったことに限って議論した．したがって，その内容はセンサとアクチュエータといった受動的知能材料を基本とした消極的なものとなってしまった．しかし，接着の多機能化をさらに拡張して構造を組み立てる一つの部材として考えると，接着接合の役割はさらに拡大し，接着の機能もただ接着強さの増大だけではなく，シール性・気密性などの機能についても議論しなければならない．そのような状況において，接着接合の機能を十分に発揮するためには，プロセッサ部のようなヒトの頭脳に相当するような機能も必要となる．そして，このような接着の機能がまさに接着剤の知能化として考えているものであるといってよい．

ここでは，接着の知能化として接着の基本である接着部の強さと接着部の解体などについて検討したが，接着剤を一つの素材と考えれば，材料の知能化と同じように接着の知能化は，さらに新しい展開が可能である．

7.6 材料の知能化技術の実際

7.6.1 圧電セラミックスを用いた知能材料

図 7.10 は FRP 板の知能化として防振性能をもつ圧電セラミックス（piezo ceramics）を FRP 板の両表面に貼り付けた「バイモルフ」と呼ぶ構造である．FRP 板の端面に機械的な振動が強制的に与えられると，通常の FRP 板では振動は静止することなく持続する．しかし，この知能化された FRP 板では，両圧電セラミックス板に適当な大きさの電気抵抗を接合しておくことにより，防振効果を上げることができる．

その機構は，まず強制変位によって生じた振動エネルギーを圧電効果によって電荷に変換し，この電荷が抵抗を介することにより，振動のエネルギーをジュール熱として消費させるものである．このような過程を経ることにより，振動エネルギーは熱エネルギーとして変換，消失されることで，FRP 板

の振動は急速に減衰する.

このような材料の知能化で，両圧電セラミックスに介在する抵抗値が，もし何らかのプロセッサを用いることで最適な条件でエネルギー交換の選択ができれば，振動の大きさに適応した制御がそれぞれの用途に応じて対応させることができる．ここに示した知能材料は，消費エネルギーの制御を圧電セラミックスで生じた電荷を電気抵抗の大きさに変えることによって可能としたものである．すなわち，振動で生じた機械的エネルギーを圧電セラミックスとその間に介在させた電気抵抗の変化で，ジュール熱としてこれを吸収させたものである．このような知能化は，圧電セラミックスの圧電効果を基礎に作られたものであるが，知能材料ではそれぞれのニーズに適した素子を用いることで，機械的エネルギーを電気エネルギーに変え，さらには抵抗値を介することによりジュール熱としてこれを吸収させることができる．このようにエネルギーの形態をそれぞれのニーズに応じ容易に変換させ，かつ何らかの形でエネルギーを吸収させることにより，知能材料として機能させることができる．

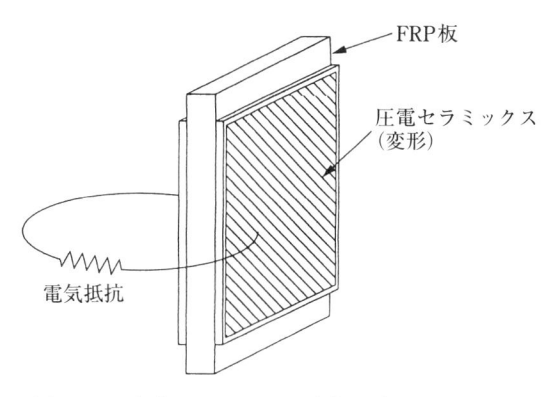

図7.10 圧電セラミックス（ピエゾセラミックス）を用いた振動減衰板

もう一つ圧電セラミックスを用いた例を示す．材料が力を受けて変形するとひずみが発生し，そのひずみによって材料内には電荷が生じる．これは，圧電効果と呼ぶもの

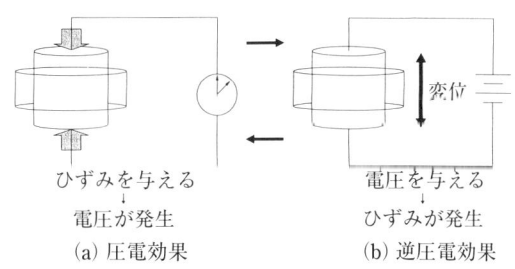

図7.11 圧電セラミックスの圧電効果と逆圧電効果

であるが，逆に電荷を与えると変形した ひずみ は元の状態に戻すことも可能である．これを逆圧電効果と呼んでいる（図7.11）．このように，材料の圧電効果を用いてこれをセンサとしてばかりでなく，アクチュエータとして使用することも可能である．そのため，圧電効果ばかりでなく，逆圧電効果も上手に組み合わせた知能材料の開発も行なわれている．したがって，同じ素子でもこれをセンサとしてばかりでなく，アクチュエータとして用いることで，材料の知能化はさらに幅広く合理的に機能させることも可能である．

7.6.2 形状記憶合金を用いた知能材料

材料のもつ形状記憶（shape memory）とは，いろいろの要因で材料の形状が元の形状に復元する性質をいう．ここで取り扱うものは，材料に温度変化を与えると，それに伴って材料が元の形状に復元するというごく一般的なものである．このような挙動を示す材料には，Ni-Cr系合金のほか，高分子材料にもこのような性質をもつものがある．

Ni-Cr系合金では，ある形状に拘束した試料を材料によって決まるある臨界温度以上にこれを加熱して，熱処理を行なった後急冷して低温相（マルテンサイト層）を形成させる．これにある程度の変形を加えた後，再加熱すると，その臨界温度を超えると結晶に逆変態が起こり，高温安定相（オーステナイト層）となって，材料は元の形状に復元するといった現象が生じる．

このような材料のもつ形状記憶効果を熱の変化に応答できる材料の新しい機能として付加することができる．このような素材は，アクチュエータとして機能化するため微小化が容易である．また結晶構造の変化を利用しているため，摩擦，振動，騒音などが生じない．さらに，熱の変化に応答して形を変えることができるため，センサとしてばかりでなく，アクチュエータとしても使用できる材料として注目されている．

図7.12 は，形状記憶合金（shape memory alloy）の応力-ひずみ線図を示したものである．一般の材料では，負荷を受けて塑性域に入ると，仮に負荷が開放されても応力はそのまま残留ひずみ として材料内部に残ってしまう．しかし，形状記憶合金では，ある臨界温度以上にこれを加熱すると，残留応力は開放されて材料は元の形状に戻る性質がある．

7.6 材料の知能化技術の実際

一般に，複合材料の内部にあらかじめ形状記憶合金製のワイヤを埋め込んでおき，これに電流を通して加熱すると，材料はこの形状記憶効果によって材料の内部応力，剛性，強さのほか，幾何学的形状などを用途に応じて，適宜変化させることができる．そして，この形状記憶効果はセンサやアクチュエータとして機能させることにより，材料の知能化に活用できる．形状記憶合金は圧電材料に比べて応答速度の遅いのが欠点であるが，温度変化に対して変形量が大きく，単位体積当たりの発生力が大きいといった長所もある．また，応答速度の遅いことは材料の知能化には大きな欠点ではあるが，これは用途に応じて上手に使い分けることにより，ニーズに適応した活用も十分に可能であると考えてられる．

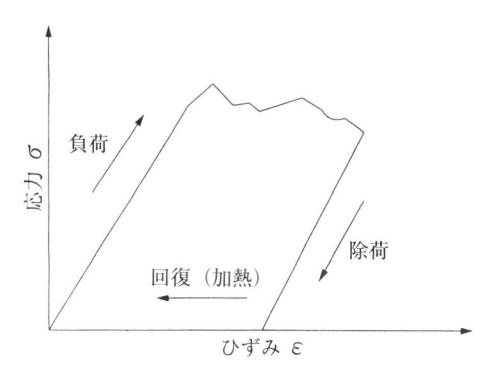

図 7.12 形状記憶合金の応力-ひずみ線図

7.6.3 電気粘性液体（ER 流体）を用いた知能材料

電気粘性流体 (electro-rheological fluids) は，その頭文字をとって ER 流体と呼んでいる．この流体は，外部から電場が加えられると，流体の見かけの粘性が著しく増大し，電場を取り去ると元の粘性に戻る性質をもつ．電気粘性流体のもつこの効果を ER 効果といっている．すなわち，ER 流体は電場の大きさで，流体の粘性を制御することができる粘性流体である．

したがって，材料の変形などによって生じた電気的信号を電場として捉え，これを変えることで，粘性を適宜変化させることができる．例えば，電気の良導体である炭素繊維強化プラスチック（CFRP）積層板に ER 液体を内蔵させ，外部電界を CFRP の変形に応じて制御することで，積層板の減衰特性を粘性の変化に応じて変えさせることができる．この ER 流体は，電場の大きさで粘性が制御でき，しかも粘性を広い範囲に変化させることができ，またそのときの応答速度の速いことも大きな特徴となっている[3]．

図7.13 は，導電性をもつCFRPの中にER流体を入れたとき，流体内に分散された粒子は電場が加えられることにより粒子は誘電分極を起こし，その際，電気二重層が形成され，その中で分極される様子を示したものである．この分極された電荷の静電気力により電場方向に粒子の鎖を形成し，流体の粘性は増大する．このように，ER流体は電場の変化で粘性が変わるために物性が変化し，減衰特性や材料の剛性を変えることができる．したがって，外的刺激によって電場が変化するようなセンサを用いることで，ER流体を知能材料のアクチュエータとして使用できるばかりでなく，このような性質はまたセンサとしても用いることも可能である．

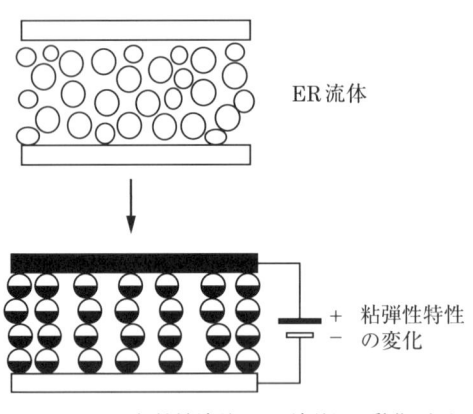

図7.13 電気粘性流体（ER流体）の動作原理

7.6.4 知能材料の応用

知能材料の応用分野は広いが，現実的にはこの研究はまだ緒についたところであるといった状況である[6]．したがって，現状では知能材料が将来目指す目標からみれば，実用化されているものはごく一部の機能を活用したものにしかすぎない．その主な実用例を挙げると，土木用として実用化している「ネフマック（Hシリーズ）」（ネフコム®）や，綜合警備保障などの「プライトガード」などである．これは，まだセンサ機能を材料に付加し，構造物の補強と同時に損傷のモニタリングを実現したものである．

このようなセンサ機能をもつ知能材料では，FRPの成形中や成形工程における樹脂の硬化過程でのモニタリングや，構造体の使用時における温度やひずみなどの情報により損傷の状況を検知する技術など，多くの知能化技術としてその実用化が進められている．そのほか，センサ機能として光ファイバを用いたものも多い．また米国やカナダでは高速道路や橋などの大型構造

物の変形や，ダムの損傷などをモニタリングする技術などが進められている．しかしこのように，現状ではまだセンサ機能を活用し，これにアクチュエータを対応させるといった受動的な知能化技術が中心である．

またこのようなものとは別に，従来ひずみゲージを用いて構造物や土木関連の構造物に検知機能をもたせてたものもある．これは知能化させた材料を構造体の一部として用いることで，これをモニタリングする知能化技術として展開している．地震に対応できる構造物はこの典型的なものである．これは，建物や構造物の剛性を固有振動数などを変えることによって自由に変化させることで，厳しい地震力や衝撃力から逃れ，構造物の安全性を確保しようとするものである．そして，この検知機能と制御機能とを建物や構造物ばかりでなく，材料自身にももたせた知能化が積極的に行なわれている．しかし，理想とする知能材料にはまだまだ多くの開発段階が必要である．

したがって，材料の知能化は将来の材料として育てていくためには，まだまだ大きな課題をかかえている．しかし，構造物の検知機能などに加え，材料の劣化に関わる受動的な知能化技術は比較的容易に解決できるものと考えられる．特に，維持管理の難しい構造物などの管理システムとして，このような知能化技術がさらに積極的に展開できれば，材料や構造物が長期間安全に使用することができ，寿命の拡大や資源の有効利用にも大いに活用できる技術として期待できる[7]．また，このような知能化は材料の使用状況ばかりでなく，成形過程や組立て工程の管理などにも知能化技術の導入は可能であるだけに，将来に向けた新しい材料設計としてこのようなことも含めた詳細な検討が必要である．

参考文献

1) 谷本敏夫：おもしろい複合材料のはなし，日本複合材料学会編 (1997) p. 39.
2) 高橋　淳：工業材料，**45**, 1 (1997) p. 50.
3) 宮入裕夫：複合材料入門，裳華房 (1007) p. 31.
4) 福田武人：強化プラスチック，**45**, 6 (1999) p. 214.
5) (株)モリテックス編：超磁歪のはなし (1998).
6) 宮入裕夫：日本接着学会誌，**35**, 11 (1999) p. 454.
7) 金原　勲：第10回北陸複合材料研究会セミナー (1997) p. 3-1.

第8章 生体と環境

　生物は様々な外的因子に耐えて生息していかなければならない．したがって，生体と環境との関わりは生物にとって大きな問題である．一方，生体内で生体機能を再現するための補綴材料については，生体適合性といったことが重要な課題として検討されている．すなわち，生体内で使用される材料は，体内で安全で，かつ生体と融和できるような特性が必須の条件となる．

　また，生物には生体内での材料との適応ばかりでなく，厳しい自然環境の中で生命を保持していくために，環境に順応するための機能が要求される．しかし，生物は生きもののため，厳しい環境に順応できる範囲には限界がある．最近では，科学技術の進歩に伴って多くの物質が実用に供されている．しかしこのような物質の中にも，地球環境を汚染するような有害化学物質が存在するのではないかと指摘されている．特に問題となっているのがヒトや生物の存続に関わる，内分泌撹乱化学物質（環境ホルモン）についての問題である．

　有害化学物質と指定された物質については今後も詳細な検討が必要であるが，ここでは，このような問題に関する対応について検討するとともに，生物と環境との関わりについて述べる．

8.1 生体と材料

8.1.1 生体適合性

　生体の機能を再現させるため，多くの人工物が生体内で使用されている．しかし，生体内で使用される材料は生体と適応して使用できることが必須の条件である．したがって，生体適合性は生体に対する材料の物性として基本的な特性である．

　本来，生体は外部からの異物を受け入れることに対して生物特有の拒否反応を示す．そのため，生体内で使用する補綴物において，生体適合性はどのような材料についても重要な要求性能となっている．しかも，この生体適合性は，仮に初期の段階で生体内に取り込むことができても，長期間の使用に対してこれが体内で適合し得るかどうかは問題である．

また人工関節などに用いられている高密度ポリエチレン（HDPE）などでも，関節の摺動運動で生じる摩耗粉が生体に影響し，生体に対する為害性ばかりでなく，人工関節の緩みの原因となっているということが指摘されている．したがって生体適合性についてはこれを総合的にしかも長期間にわたって検討することが要求されている．

8.1.2 有害化学物質

生体は，外的因子に関しては敏感に反応し，様々な影響を引き起こしている．また，外的因子には外力や振動のように物理的な因子ばかりでなく，生体に与える為害作用として，化学的・生物学的因子も重要なものとして考えられる．断熱ボードや耐熱ボードの補強材として，またブレーキシューの耐摩耗材料として広く用いられていた石綿（アスベスト）は，肺がんなどの呼吸器管に悪い影響を及ぼすことが判明し，急遽 ガラス繊維やアラミド繊維に代えられた．そして現在でも，その使用は禁止されている．また，塩素はダイオキシンの要因であることから，塩化ビニール（PVC）中の塩素をはじめ，難燃化のための塩素の添加なども，その使用が問題となっている．さらに最近では，このような有害化学物質はフロンやダイオキシンのほか，ヒトをはじめ動物の遺伝子に悪い影響を与えるものと懸念されている，内分泌撹乱化学物質などである．特に，生物に及ぼすこの外的因子の影響は，生物がこの物質を生体内に取り込む量に依存するだけに，その判定基準の設定も大変難しい状況にある．また植物の成長に伴って，春先になると大気中に大量に放出される植物の花粉なども，多くの人々に花粉症といった新しい病気を蔓延させている．

このように，自然界にはわれわれが日常生活において使用する材料ばかりでなく，生物に依存する外的因子が生体に様々な影響を及ぼしている．しかし，われわれはこのような環境を取り巻く外的因子に耐えて生活をしていかなければならない．したがって，ヒトをはじめ各種生物にとっては，この外的因子に耐えることのできる許容範囲の設定が重要である．この許容量は，外的因子の種類によっても異なる．一方，生体にはそのような要因に対し耐性のできる，生体特有の性質もある．したがって，有害化学物質をはじめ，

多くの外的因子については，生体のばらつきも含めた十分な検討が必要である．

しかしこのような中でも，ヒトや動物の遺伝子に影響を与えると考えられている環境ホルモンについては，生物の子孫の存続にも関わる問題であるだけに，多くの社会的問題を提起しているといってよい．

8.2 内分泌撹乱化学物質（環境ホルモン）

プラスチックが汎用化され広く使用されるに伴い，このような材料が生体に何らかの影響を及ぼすのではないかと指摘され，多くの人々からも関心が寄せられている．この内分泌撹乱化学物質（環境ホルモン）の問題は，1997年9月に米国で発行された「Our Stolen Future」（日本語版「奪われし未来」）が，その端緒となったものである．これは，ある種の化学物質が，ヒトや野生生物の生殖に悪影響を及ぼすのではないかという指摘であった．特に，ある種の化学物質と指摘された「ビスフェール A」については，1997年9月にわが国でも，これを製造する国内5社がこの問題に関する研究会を発足させ，真剣にこの内分泌撹乱化学物質についての科学的事実の解明に取り組んだ．

したがって，ここでは「ビスフェノール A 安全5社研究会」と称される研究会の報告書（2000年12月発行）[1]をもとに，その現状を紹介するとともにその周辺の問題について検討する．

8.2.1 「ビスフェノール A」のホルモン作用

「ビスフェノール A」について，生体外での試験で投与した化学物質の生体内作用をみるため，卵巣除去という特殊な処置を施した動物を用いて試験したところ，弱いながら女性ホルモン様作用のあることが報告されている[2,3]．しかし，その程度のものはヒトの体内で作られる女性ホルモンの 1/10 000 以下と弱いもので，ヒトおよび野生生物に影響を与えた事実は確認されていない．

ヒトの体内では，男性，女性を問わず女性ホルモンが作られ，生体機能に非常に重要な役割を果たしている．しかし，その量が多少変動しても，生体はこれを上手に調整して一定の状態を保つことのできる，恒常性といった性

質をもっている．

　このような状況からもわかるように，A. V. Krishnan や S. R. Milligan は「ビスフェノール A」が仮にヒトの体内に摂取されてもその作用は弱く，この物質が体内で代謝・排泄されやすいため，体外に排出されることを考えると，生殖に関わる有害な影響はないと述べている[2),3)]．

8.2.2 「ビスフェノール A」の生殖機能への影響

（1）動物を用いた生殖試験

　毒性に関する上述の in vitro の試験，あるいは特殊な処置をした動物を用いた試験的な研究などによって，「ビスフェノール A」には女性ホルモン様作用のあることがわかったが，これがヒトや動物にどのような影響を与えるかどうかは結論することはできない．すなわち，生殖に影響するかどうかを確認するためには，ラットやマウスなどの動物を用い，体内での吸収・分解・排泄などのすべての条件を含めた試験が必要であるからである．

　そこで，このことについて行なった実証実験について紹介する．この実験は，妊娠中および授乳中のメスのラットやマウスに「ビスフェノール A」を餌に混ぜて投与し，離乳後の子にも投与を続けて生殖の影響をみたものである．その結果，生殖影響に関する各指標には異状のなかったことが報告されている[3)〜6)]．このことから，妊娠中の胎児への暴露も含めて，生殖への影響のないことが報告されている．

（2）低用量での生殖機能への影響

　生殖の影響については，米国ミズーリ州立大学の研究者がマウスを用いた試験で，「ビスフェノール A」の非常に低用量での投与によって，オスの子の前立腺の重量が増大したという報告が波紋を投げかけた．このことに関して，日米欧の「ビスフェノール A」関連業界は，共同で大規模な追加試験を行なった．

　実験はミズーリ州立大学と同じ条件で，さらに動物の数や検査項目なども増やして慎重に行なわれた．その結果，「ビスフェノール A」の生殖への影響は認められず，ミズーリ州立大学の試験は再現されなかった．また，このことについては Dr. Ashby ら（Asetra Zeneca 社，中央毒性研究所）も同じ試験

を行なったが，低用量での影響は認められていない．

このように，「ビスフェノール A」に関する内分泌撹乱化学物質の問題については，現段階ではできる限りの検討を進めた結果，通常，ヒトが口にする程度の低用量の摂取量では，生殖への影響は問題のないことが明らかになっている．

8.2.3 「ビスフェノール A」の安全性
(1) 安全性試験

内分泌撹乱化学物質として指摘された「ビスフェノール A」については，従来，余り関心の寄せられていなかったことだけにその反響も大きく，特にこの問題に関しては，多くの研究者をはじめ，公的な研究グループがその科学的事実の解明に取り組んでいる．そこで，この問題に関して 1998 年以来，米国プラスチック工業会（Society of the Plastics Industry：SPI），欧州化学工業会（European Chemical Industry Council：CEFIC）などの「ビスフェノール A」グループが中心となって安全性についての試験を行なっている．

研究報告の主なものについて，試験項目と結果の概要を示すと下記のとおりである．

① 女性ホルモン様作用[2),3)]

ビスフェノール A は，生体外での試験および生体内での試験で弱い女性ホルモン様作用のあることが報告されている．しかしその作用の強さは，ヒトの女性ホルモンであるエストラジオールの 1/10 000 以下である．

② 生殖毒性[4)~6)]

生殖毒性については，ラットとマウスを用いた経口投与での試験が行なわれている．ラットでは 50 mg/（kg・日）以下では親にも子にも毒性はみられなかった．マウスでは，オスの生殖器官の重量の低下がみられたが，これは全身毒性のみられた用量〔237 mg/（kg・日）〕で生じたものである．そしてこのようなことから，無作用量は 50 mg/（kg・日）以下と求められている．

③ 発がん性[5)~7)]

発がん性については，ラットとマウスを用いた経口投与での試験が行なわれている．しかし，ともに発がん性は認められなかった．乳がんや他の生殖

器のがんも増加しなかったことから，女性ホルモン様作用は示されないといえる．

④ 慢性毒性[5)～7)]

慢性毒性については，ラットとマウスを用いた経口投与での試験が行なわれている．ラットでの試験では 50 mg/(kg・日) 以上でわずかに体重増加量が低下したほかには影響はなかった．そして無作用量は 50 mg/(kg・日) に近いと考えられる．

⑤ 吸収・代謝・排泄[8)]

吸収，代謝，排泄については，ラットを用いた試験で次のことが確認されている．体内に吸収された「ビスフェノール A」は，肝臓で速やかに代謝されて体外に排泄され，蓄積されることはない．経口投与の場合の血中への移行量は約 5 % にすぎない．

なお，ここに示したものはそれぞれの検討課題についてその結果のみを示したが，詳細については章末の文献を参照して欲しい．

(2) 安全性基準

上述のような試験を行なうことで，基本的な問題はクリアーしたものの，「ビスフェノール A」の安全基準はどのようにして決められているか心配である．そこで，このことについて調べてみると，「ビスフェノール A」は食品衛生法によってポリカーボネード (PC) 製食器からの溶出基準は 2.5 ppm 以下と定められている．そこで，この安全基準の算出方法について述べる．

化学物質の安全基準を設定するには，生殖影響試験のほかに発がん性試験，催奇形性試験および慢性毒性試験などを行なわなければならない．「ビスフェノール A」についても，生殖影響試験，慢性毒性試験および発がん性試験などの各種試験を行なっている[4)～6)]．生殖影響試験では，50 mg/(kg・日) で影響がなく，慢性毒性試験では 50 mg/(kg・日) でわずかに体重の減少があったほかは，影響のないことが確認されている．

これらの結果から，50mg/(kg・日) を基準にして安全係数 1/1 000 をかけた 0.05 mg/(kg・日) をヒトでの許容摂取量と決めている．すなわち，ヒトが一生涯摂取し続けても影響がない量は，ヒトの体重1kg 当たり 0.05 mg/日 と

いうこととなる．このような安全基準は日米欧とも同じ値を採用している．

日本の場合，成人の体重を 50 kg としているので，1 人 1 日当たり 2.5 mg 以下であれば影響ない用量ということになる．したがって，1 日当たり食品の摂取量を 1 kg としているので，「ビスフェノール A」としては，2.5 ppm 以下の溶出であれば影響はないということになる．このようなことから，ポリカーボネード製食器からの溶出基準は，2.5 ppm 以下となっており，この数値は妥当なものである．

(3) 安全性の確認

内分泌撹乱化学物質として「ビスフェノール A」が指摘されて以後，生体と材料との問題は，従来に増して慎重に検討されるようになっている．問題とされたヒトや野生生物の生殖への影響は，少々年月の要する問題であるだけに，特に大きな波紋を呼んでいるといってよい．したがって，「ビスフェノール A」については，ここで紹介した低用量の生殖に関する影響についての論文が発表された後にも，"妊娠中の母親に低用量の「ビスフェノール A」を投与すると，生まれた子に影響がある"との新たな報告があった．

そこで同研究会では，1998〜2000 年にかけて一層の安全性を確認するため，低用量確認試験に続いて 3 世代生殖毒性試験を行なった（米国の Research Triangle Institute で実施）．この試験は，内分泌撹乱作用を検査する最も信頼できる試験方法であると称せられている．すなわち，この試験はラットを用いて親から子，孫そしてひ孫へと 4 世代にわたり投与を続け，生殖毒性をみるというものである．さらに，低用量から高用量までの影響を確認するため，投与する量を 0.001〜500 mg/(kg・日) と広範囲にし，さらに女性ホルモン様作用による影響をみるため，各種検査項目を加えた大がかりなものである．そこで，この検査結果を示すと次のとおりである．

生殖毒性についての無毒性量（これ以下の値では毒性が認められない量）は 50 mg/(kg・日) であった．その他の体重の増減や各臓器への影響などの一般的毒性については，50 mg/(kg・日) とわずかに体重増加量の減少が認められ，無毒性量は 5 mg/(kg・日) であった．そして，これ以下の低用量での影響は認められなかった．

これらの結果は，従来の試験で得られたものとほぼ同様の値であり，現行の許容摂取量である 0.05 mg/(kg・日) の正しいことが再確認された．

また，わが国の厚生労働省（旧 厚生省）でも低用量での「ビスフェノール A」の作用を検査する目的で，ラットを用いた 2 世代生殖毒性試験を行ない影響のないことを確認している．

このように，内分泌撹乱化学物質（環境ホルモン）として疑惑の目が向けられた「ビスフェノール A」の安全性については，社会的にも重要な問題として提起されたこともあって，国内ばかりでなく，国際的な連携のもとに研究が進められている．したがって，この問題についてはさらに検討を続けるとしても，急速な科学技術の発展にはこのような問題がいつもつきまとうだけに，このことを一つの警鐘として受け止め，環境についての問題を将来に向けて十分に検討する必要がある．そして，このような化学物質はヒトをはじめ生物の子孫の存続にも関わる問題であるだけに慎重な対応が求められる．

8.3 有害化学物質による汚染（越境汚染）

8.3.1 環境汚染の現状

生物のもつ優れた機能や特性を人為的に創成したり，構築するようなことはまだまだ難しい．しかし，生物のもつ機能についてはそのメカニズムを解明したり，優れた物性を有効に活用する方法などが盛んに検討されている[9]．そこで素材の高性能化・高機能化も，そのような展開の中で行なわれている．一方 内分泌撹乱化学物質がもたらした「ビスフェノール A」の問題は材料と生物との係わりの中で発覚したものである．

すなわち，化合物質による地球環境の汚染といった社会的問題である．これは，生物の生存を脅かす重大な問題として提起されている．またこのことについては既に述べたが，自然界に棲むすべての生物の生命の存続に関する問題として，多くの科学者によって真剣に検討されている．

その中でも特に注目されているのは，ダイオキシン汚染や内分泌撹乱化学物質（環境ホルモン）などによる，有害化学物質による環境汚染の問題である．この化学物質による汚染は，多くの生物の移動によって越境汚染といっ

た さらに新たな深刻な現象を引き起こしている．例えば，農薬の DDT や絶縁材料などに使われる PCB などは，大気中では分解されにくい有害な有機塩素化合物である．このような物質が風などによって広い範囲にわたって運ばれ，発生源以外の場所で高濃度の大気汚染を引き起こす．そのほか，気温の高い熱帯地域などで使われた農薬などが気化し，南極や北極などの温度の低い場所で地上に降下し，環境汚染を引き起こす「グラスホッパー（バッタ）効果」という現象などが観測されている．

このように，有害化学物質は今や地域的な狭い範囲ではなく，地球規模の広い範囲で拡大しているといった深刻な状況にある．そこで，そのような具体的な内容を最近の情報[9]を中心に述べる．

8.3.2 越境汚染への対応

わが国では，鯨肉などのダイオキシンによる汚染が指摘されている．また，内分泌撹乱化学物質（環境ホルモン）による米国フロリダ州のワニの生殖器の異常のほか，有害化学物質による汚染の深刻な地域に関して，特にそのような地域を選んで，世界自然保護基金（WWF，本部スイス）では，これらの状況について発表した．

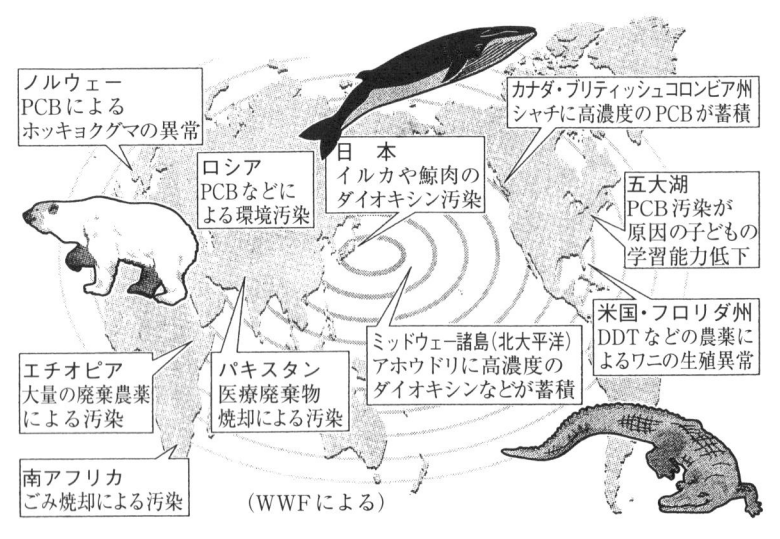

図 8.1 有害化学物質の汚染地域

図8.1は，有害化学物質の汚染地域を地球規模で表示したもので，「化学物質汚染マップ」と称するものである．それによると，有害物質による汚染はただ工業地帯にだけに止まるのではなく，太平洋の離島や北極域までもが化学物質に汚染されているとWWFは指摘している．WWFが選んだ世界汚染地域の主な地域10カ所には，日本，米国，ノルウェー，南アフリカ，パキスタンなどが含まれている．特に，日本については市販の鯨肉やイルカ肉から高濃度のダイオキシンが検出されたことが指摘されている．しかも，その測定の最大値は，許容量の172倍と高いものとなっている．

また米国とカナダ国境の五大湖では，母親の体内で高濃度のPCBにさらされた子供が，学習や行動能力に大きな低下をきたしていると報告されている．さらにエチオピア国内では，1500tonの毒性の強い農薬が未使用のまま放置され，環境汚染を引き起こしているという．

ノルウェーの北極グマは，高濃度のPCBによるとみられる汚染で，免疫機能の低下や生殖異常を起こしていることがわかっている．また，工業地帯の汚染地域より遠く離れた北太平洋の離島，ミッドウェー諸島のアホウ鳥からも高濃度のPCBやダイオキシンが検出されていることなどが報告されている．

2000年12月にヨハネスブルクで開催された，有害化学物質の排出削減に関する国際条約の交渉でもこのことが真剣に議論され，実効のある条約を採択するよう各国政府に呼び掛けている．

このような状況は，高度成長による新しい産業の発展によってもたらされたものであるが，このことが報告されたからには，われわれはこれを謙虚に受け止め，地球環境の将来に向けて真剣に検討すべき課題として取り組まなければならない．

ここで取り扱った生体は，これを材料として考えたとき，自然の育む素材であるだけに，環境には敏感に反応する物質である．しかし，このような再生のできる自然や生物が生産する素材は，当然，地球環境に依存するだけに，従来の工業材料のような自由な扱いはできない．したがって，自然のリズムを十分に理解する中で，このような生体材料の機能や物性の活用が展開され

なければならない．地球環境を護ることで，自然や生物の育む天然系素材との共存を考えた，調和のとれた社会の構築を展開させることが，将来の産業の構築にとっても大変重要なことであると考えられる．

8.4 水の浄化と微生物

8.4.1 好気性微生物，嫌気性微生物

浅瀬をキラキラと輝かせながらゆっくりと流れていくせせらぎをみると，何となく田舎の風景が思い出される．しかし太陽の光がさんさんと降りそそぐ川原の浅瀬では，多くの藻が発生し，素足で歩こうものなら，転んで怪我をする．太陽の光が透過する浅瀬には川底の石にも藻が生息し，酸素同化作用によっていつも川の水は浄化されている．このような川に生息する藻が，浅瀬を流れる水を浄化するとは，何と不思議なことかと感心させられる．

これは，まさにわれわれの生活において藻の生息によって行なわれている自然の水の浄化である．したがって，このような水の浄化は生物の基本である生命の存続と，種の伝達といった生物本来の機能を活用したものである．最近では，特に下水道設備の遅れているわが国では，自然環境保護や，地球にやさしい環境づくりを目指す新しいプロジェクトとして，し尿や雑廃水を浄化するための浄化槽が，従来にも増して広く実用化されるようになっている．それは，微生物の生命維持機能を活用した生物依存型の浄化機能を活用したものである．

この水を浄化する生物は，われわれが想像する以上に気難しいものである．そこでこの微生物のもつ浄化機能を発揮させるためには，微生物が働きやすい条件を設定してやらなければならない．この役目がし尿や雑廃水の浄化を専門とする合併型浄

呼吸源
（水中の溶存酸素）

エネルギー源
（汚水中の有機炭素源）

有機汚濁物質酸化菌

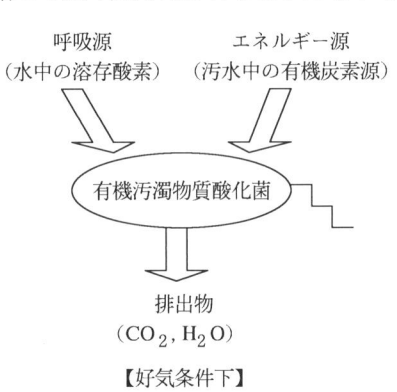

排出物
（CO_2, H_2O）

【好気条件下】

図 8.2 有機汚濁物質酸化菌による分解・処理機能

化槽と呼ぶ，微生物による浄化装置である．

このような微生物はすべて酸素を媒体とする生物である．微生物の中には，図8.2に示すように空気を好む微生物（好気性微生物）と，空気を嫌う微生物（嫌気性微生物）とがある．また，この微生物はその種類によって生活活動も異なる．このことは浄化槽の浄化機能や性能にも影響を与えることとなる．すなわち，好気性微生物で浄化すると空気（酸素）の供給に伴うエネルギーが大きく，そのうえ発生する汚泥も大量に排出される．しかし，この浄化では悪臭が発生しないというメリットもある．一方，嫌気性微生物による浄化では，好気性微生物とはまったく逆の関係にある．すなわち，浄化機構は省エネで，汚泥の排出も少ないが，悪臭を発生するといった欠点がある．したがって，微生物の浄化にはこのように酸素の存在が深く関わっているといえる．

また微生物の浄化機能は，バクテリアや原生動物などの微生物が，生命を維持するために，し尿や雑廃水から排出される汚濁物質を食物として摂取し，これを分解処理することによって発揮される．すなわち，排出された汚水の汚濁物質が微生物の体内で分解され，浄化される．その結果，浄化された水だけが放流され，汚泥はそのまま浄化槽の中に沈澱・残留する．この残存した汚泥を定期的に清掃することにより，浄化槽は継続的にその機能を発揮し，広く実用に供される．

8.4.2 微生物の分解機能と廃水処理

廃水の浄化処理は，バクテリアや原生動物などの微生物が生存するための生物の分解や，処理機能を有効に活用することにより，大きなエネルギーを消費することなく行なわれる．そこで，し尿や雑廃水が浄化される機構をもう少し詳細に調べてみる．

図8.3は，一般的な有機物質の分解・除去方法を示したものである．有機汚濁物質酸化菌と呼ぶ微生物は，ヒトと同じように酸素を吸って有機物を分解する．その結果，廃水中に含まれる有機物質は微生物の体内で化学変化を生じ，最終的には二酸化炭素と水とになって排出される．すなわち，有機物の処理には微生物の呼吸源である，水中の溶存酸素が重要な役割を果たしてい

図 8.3 硝化菌と脱窒菌による分解・処理機能

(a) 硝化菌

- 呼吸源 [水中の溶存酸素]
- エネルギー源 [(NH_4) 中の水素]
- 硝化菌
- 排出物 [NO_x, H_2O]

【硝化工程＝好気条件下】

(b) 脱窒菌

- 窒素ガス
- 呼吸源 [(NO_x) 中の酸素]
- エネルギー源 [汚水中の有機炭素源]
- 脱窒菌
- 排出物 [CO_2, H_2O]

【脱窒工程＝嫌気条件下】

図 8.4 水を浄化する微生物

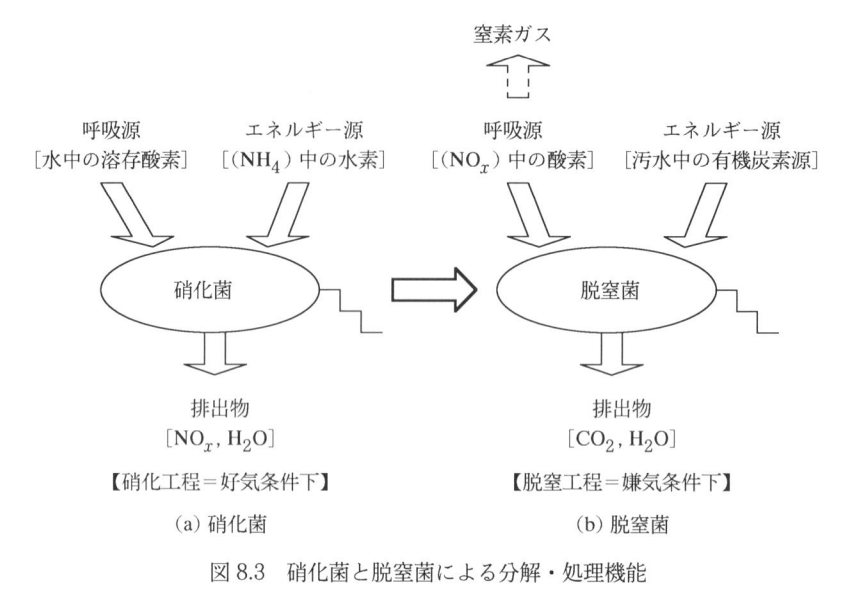

(a) 好気性微生物：硝化菌，無臭，炭素ガスと水，食べるスピードが速い

(b) 嫌気性微生物：脱窒菌，悪臭，食べるスピードがおそい

る（好気性微生物）．

　また，タンパク質やし尿中に含まれる窒素分の除去も汚水処理には重要である．この処理方法は，有機汚濁物質酸化菌の化学変化に比べて少々複雑である．図 8.4 は，タンパク質などに含まれる窒素分が微生物によって，二酸化炭素と水とに分解される過程を示したものである．まず，図 8.4 (a) は硝

化菌と呼ぶ微生物によってタンパク質やし尿中に含まれる窒素分が、窒素酸化物として分解される過程を示したものである(硝化工程)．この微生物は，有機汚濁物質酸化菌と同じく，酸素を吸って有機性窒素分を下記のような工程で分解する．

　　有機性窒素→アンモニア性窒素(加水分解)→亜硝酸性窒素
　　→硝酸性窒素(硝化工程)

そして，酸化＝硝化(窒素の酸化)は微生物ではなく「硝化菌」と呼ぶ細菌類によって行なわれる．このような工程は，ヒトの体内でも行なわれている．しかし，廃水処理では人為的に嫌気状態を作ることによって，硝酸性窒素は水と窒素ガスに分解され，窒素ガスは系外に排出される．このような工程を脱窒工程(図 8.4(b))といい，嫌気条件下で脱窒菌と呼ばれる微生物がその主役を演じている．

　このように，し尿や雑廃水などの廃水中に含まれる物質は，一般の有機物とタンパク質などに含まれる窒素分など，その種類も多い．そのため，微生物の生活環境にも十分に配慮しながら微生物の分解機能を発揮させなければならない．したがって，酸素の有無によって機能する好気性微生物と嫌気性微生物を有効に活用することが，汚水処理技術としては重要な鍵を握っている．このような微生物の活用は，汚水や廃水の処理ばかりでなく，廃棄物の処理，廃棄物の利用などにも大いに活用できるものとして期待されている．

8.5　飲用水の浄化

8.5.1　高度浄化処理

　わが国は世界有数の火山国のため，富士山をはじめ，多くの山々の裾野に降った雨や雪が土中でろ過されて，ミネラルを豊富に含んだおいしい水が供給されている．しかし最近ではこのような水だけでは十分でなく，多くの河川が飲料水の供給源となっている．このような背景もあって，わが国は欧米の諸国に比べ，水質のよい飲料水の供給できる国として世界的にも評価されている．しかし最近ではこのようなわが国の飲料水も，周辺の河川や地下水

の汚染によって，なかなかおいしい水が飲めない状況になっている．ボトルに入った飲み水が市販され，水の価格もガソリンの価格より高くなっていることからもわかるように，水の需給バランスも変わってきた．また最近では飲用水として利用されている水道水が，カビ臭さや有害物質を含んでいるなどといった苦情も市民から寄せられることもある．

そこで，このような物質を取り除き「安全でおいしい水」をつくるために，オゾンと活性炭を使った「高度浄化処理」を導入しようとする検討が，自治体レベルで盛んに行なわれている[10]．

「急速ろ過」と呼ばれる一般的な浄化処理は，飲用水とするために薬剤で汚れを凝集，沈澱させ，砂でろ過し，塩素消毒するといった方法がとられている．しかし，汚染がひどいとカビ臭さやカルキ臭が出る．また塩素消毒で発生する発がん性物質トリハロメタンも増え，農薬などが十分取りきれずに残るようなことも考えられる．

そこで，このことについて水道水を分析した結果，水道水から内分泌撹乱化学物質（環境ホルモン）のフタル酸エステル類や，農薬など64種類の有機化合物が検出されているといった報告もある．

においや有機化合物は，急速ろ過過程でオゾン・活性炭処理を加えれば，ほとんど取り除けるという．これはオゾンで分解され，活性炭に吸着されるためである．このような対応として国の補助事業での新しい浄水場の建設が始まっている．そしてわれわれの飲用水についても，このような水の浄化として高度浄化技術の新しい展開がなされている．

8.5.2 ハイオクガソリンの添加剤

エンジンのノッキングを防ぎ，回転効率をよくするためにガソリンには添加剤が含まれている．これはメチル・ターシャリー・ブチル・エーテル（Methyl tert.- butyl ether）という化学物質で，MTBEと略称されているものである．このMTBEは鉛に代わる添加剤として1980年ごろから導入されている．わが国では1991年に添加剤として認められ，ハイオクガソリンの60％にMTBEが5％程度の濃度で入っている．

最近米国では米環境保護局（EPA）が，この添加剤として用いている化学

物質を「発がん性の考えられる物質」と位置づけた．米国では，この化学物質がハイオクガソリンに 11～15 % 程度の濃度で添加されている．特に，この MTBE が貴重な飲用水源である地下水を汚染していると指摘され，米国をはじめ欧州でもその使用禁止を含めた規制の動きが強まっている[11]．

MTBE は水によく溶けるため，米国では地下タンクなどからの漏れにより，飲用の地下水を汚染する事故がおきている．この物質は，飲用に耐えない刺激臭があるうえ，発がん性が疑われている．

米国のカリフォルニア州サンタモニカでは，1996 年に約 10 万人分の水道水に影響が及んだとして，今も約 80 % の飲み水を他の市から購入しているという．このようなことを受けてカリフォルニア州では 2002 年末には，MTBE 添加の全面禁止に踏み切る意向を示している．同様な規制や禁止はニューヨーク州をはじめ，他の州でも始まっている．

一方，欧州でも飲み水の 100 % を地下水に依存しているデンマークでは，MTBE 添加のガソリン使用を全面禁止する方針を 2005 年に実施する予定である．

わが国の環境省でもこのような状況を踏まえて，MTBE 添加の規制も視野に入れて本格的な調査に乗り出している．環境省が行なった 1999 年の井戸水の調査では，23 カ所中 5 カ所から，米国各州の規制値の 1/300 ほどのごく微量の MTBE を検出している．このことを受けて，同省はさらに 2000 年から全国の給油所周辺の 2 000 カ所ほどの井戸水について本格的な調査を行なっている．このような結果を受けて，わが国では水質基準の要監視項目として，このようなことを加えるなどの対策が講じられることとなっている．わが国では地下タンクは消防法に基づく規制により，厳重な構造となっている．すなわちガソリンタンクを対象とする地下タンクの漏れについては，タンクの構造についても二重構造とし，漏れについては検知器を付けるなど，厳しい対応が行なわれている．

しかし水道水源の 20 % 以上を地下水に依存するわが国においては，このような調査の結果を踏まえて新しい対応がせまられている．

8.6 シックハウス症候群

8.6.1 有害化学物質と安全基準

　新建材を用いることで住宅が高気密化するに伴い，新築の住宅やマンションではアレルギー症状を引き起こす有害な化学物質の発生が問題となっている．これは建築に使用される合板，木質ボード，集成材，木質フローリングなどの建材に関わる接着剤や，内装に用いられる塗料などに含まれるホルムアルデヒドやトルエンなどの揮発性物質が，その原因であると指摘されている[12]．厚生労働省では，室内のホルムアルデヒドの濃度は 0.08 ppm/m^3 以下と定めている．この数値は規定の濃度の有害物質を一生受けても健康には有害な影響が出ないとするもので，このような規制値を室内濃度の安全基準に関する指針値と定めている．しかしこのような数値は逆に考えると，この規定値以上の濃度ぎりぎりでヒトが共存すると，健康障害を引き起こす数値でもある．そこで，実際にはこのような数値と総量との二重の規制を行なうことで，安全基準の策定は進められるようである．

　表 8.1 は，各国の室内のホルムアルデヒドの安全基準値を示したものである．しかしこの状況をみて分るように，その安全基準は手さぐり状態である

表 8.1　諸外国における室内のホルムアルデヒド安全基準

国等	基準
WHO 世界保健機構	30 分平均値　0.1 mg/m （1 気圧，23 ℃ のもとで約 0.08 ppm）
日本	0.1 mg/m（1 気圧 23 ℃ のもとで 0.08 ppm）
アメリカ	環境保護庁のガイドブック，通常 0.1 ppm 以下
カナダ	住宅内空気正常に関するガイドライン 0.1 ppm
オーストラリア	連邦審議会のガイドラインで 0.1 ppm 目標
ドイツ	化学製品禁止令により木材から放散されるホルムアルデヒドは，試験室において 0.1 ppm 以下
フランス イギリス	まだ制定されていない

表8.2 木質建築材料のホルマリン規格（JIS規格，JAS規格）

規格	種類	記号	ホルムアルデヒド放出量
JIS A5908 パーチクルボード JIS A5905 紙繊維板	E-0タイプ	E0	0.5 mg/l
	E-1タイプ	E1	1.5 mg/l
	E-2タイプ	E2	5.0 mg/l

規格	種類	記号	ホルムアルデヒド放出量	
			平均	最大
JAS規格 農林水産告示 第516号 普通合板	F-1タイプ	F1	0.5 mg/l	0.7 mg/l
	F-2タイプ	F2	5 mg/l	7 mg/l
	F-3タイプ	F3	10 mg/l	12 mg/l

注）デシケータ測定法による（健康住宅研究会・木質建材環境問題委員会資料）

表8.3 ホルムアルデヒド放散の低減法

(1) 接着剤の改良

方法	具体例	特徴と問題点	効果
製造モル比の低減	ユリアの二次添加	強度不足	中
遊離ホルムアルデヒドの低減	キャッチャー剤の添加	硬化不良	小
接着層の中和	中和剤中和硬化剤の使用	硬化不良	小

(2) 接着剤の処理

方法	具体例	特徴と問題点	効果
物理的処理	含水率の低減	処理が容易	大
化学的処理	キャッチャー剤の含浸	処理に難点	大

(3) 後処理

方法	具体例	特徴と問題点	効果
エージング	高換気率	処理が簡単	大
化学的処理	アンモニア，SO	処理が高価	大
物理的処理	塗裝，オーバーレー	処理が高価	大
使用後の環境改善	高換気，低湿度，低温	簡便	大

注）キャッチャー剤としては，メラミン，ユリア，フェノール，アルキルアミン類などが使用されている．メラミンやアルキルアミン類はユリアよりもホルムアルデヒドとの反応が強い．そのためメチロール基とも反応してメチロール不足になり，硬化不良を起こす．

といってよい．またこのようなハウスシックの問題については，木質建築材料から放出されるホルマリンが，このような問題の指摘を受けたこともあって，既に JIS 規格，JAS 規格では表 8.2 のような規格が設定されている．

そしてこのような問題について，関係業界では様々な対応が行なわれている．その主なものは，接着剤の改良や被着材の処理方法のほか，室内での後処理などについての提案などがある．しかし，その対策には決定的なものはない．したがってこのような問題については，一つの方法にこだわることなく，接着剤，住宅構造，住宅に対する対処の仕方など，様々な方向からの検討が行なわれなければならない．

表 8.3 は，ホルムアルデヒドの放散の低減法について，その主な内容をまとめたものである．現状では，このような低減法を基礎に試行錯誤の検討が盛んに行なわれている．

8.6.2 原因物質濃度

このような状況を踏まえ，住まいの入居者が頭痛や吐き気を訴える，いわゆる「シックハウス症候群」について多くの人々が関心をもっている．国土交通省では，このような状況について大規模な全国調査を行なっている[13]．その結果によると，室内に放出されている化学物質の濃度は国が定める指針値を，四分の一以上の家が超えているというのである．同省では「指針値以上でもすぐに影響がでるわけではない」としながらも，その対応を考えなければならず，早急な対応として室内の換気を徹底させることが大切であると呼びかけている．

シックハウスの代表的な原因物質とされるアルデヒドの場合，その規定値は先にも述べたように 0.08 ppm であるが，今回の調査では 27.3 ％ がこの数値を上回っていた．全体の平均値は 0.071 ppm と辛じて指針値を下回っているとはいうものの，このような結果には大きな関心が寄せられている．参考までに他の物質についても調査の結果を示すと，トルエンは指針値 (0.07 ppm) を超えたものが 12.3 ％，キシレンやエチルベンゼンはほとんど指針値以下であったと報告されている．

特に，このようなシックハウス症候群の要因と考えられている化学物質の

濃度は，住宅に関しては築4,5年の家で高く，年数が経つにつれて低下する．そして，このような状況を踏まえ，国土交通省ではこのような問題に対処するために，建材や換気施設の基準を作ることで，このような問題に早急に対応したいと考えている．

いずれにしても，生体はこのような環境の変化に敏感に反応する物質であるだけに，特に化学物質に対する対応については，将来に向けて一層の検討が必要である．

参考文献

1) ビスフェノールA安全性5社研究会：ビスフェノールAと内分泌撹乱物質問題（環境ホルモン），2000年12月改訂.
2) A. V. Krishnan et al. : Endocrinology, **132**, 6 (1993) p. 2278 - 2286.
3) S. R. Milligan et al. : Environ Health Perspect., 106 (1998) p. 23 - 26.
4) Environ Health Perspect, **105** (Sup.1) (1995) p. 273 - 274.
5) BUA Report 203, Bisphenol A (1995 - 12) p. 75 - 85.
6) SPI : Bisphenol A : Summary of the toxicology studies, estrogenicity date and an estimation of no - observed - effect level (1995).
7) TR - 215 Carcinogenisis Bioassay of Bisphenol A (1982).
8) L. H. Pottenger et al. : Toxicologocal Sciences, **54** (2000) p. 3 - 18.
9) 信濃毎日新聞, 2000年12月7日（夕刊）2版（1面）.
10) 朝日新聞. 2001年5月13日（朝刊）14版（3面）.
11) 朝日新聞. 2001年5月15日（朝刊）14版（1面）.
12) 堀　武. 先端接着接合技術. NGT出版（2001年）p. 714.
13) 朝日新聞. 2001年5月30日（朝刊）第14版（1面）.

あとがき

　生体材料は，一般の工業材料とは異なり，外力や環境に対応できる優れた特性をもった材料である．高齢化の急速に進んでいるわが国では，このような生体機能を司る臓器に代わって人工的にこれを補完するため，生体材料に関する様々な研究がくり広げられている．

　このような過程で問題となるのは，生体機能を発現する補綴材料の生体での適合性，安全性などである．各々の人工臓器が生体の環境に調和して，本来の生体材料と同じように，十分にその機能が再現できるかが問題である．また，生体材料の再生には骨や歯のような硬組織ばかりでなく，血管や皮膚などの軟組織についても，生体材料の機能の再生は重要な課題となっている．

　そこで，このようなニーズに応えるために，生体内での厳しい環境に耐え，かつ十分に生体機能が発現できるような生体材料に関する研究が従来にも増して盛んに進められている．

　このような状況に伴い，生体材料自身の生体内での挙動や特性ばかりでなく，生体機能と生体材料の構造などにも大きな関心が寄せられ，多くの研究が行なわれている．しかし，材料の構造と材料の機能との関連についてはまだまだ解明されていないことも多い．

　また生体に関するこのような研究は，動物や植物などを構成する素材などについても同様である．特に，動物は人間とは異なり厳しい環境と広い生活圏の中で生きるため，特殊な機能をもった生物である．また植物は移動することができない生物のため，特に厳しい環境での生活がしいられている．そのため，このような環境に耐えるのも生物特有の機能であり，長年の生活で得られた生物の知恵であるかと思う．

　ここでは，人間を含む自然界の生物について，これを構成する生体材料と機能といった観点よりこのような状況を捉え，われわれの周辺を取りまく様々な生物を対象について検討した．生物を構成する素材を一つの材料と考えると，これは，従来の工業材料とは大変異なったものである．しかし材料

といった立場からみると，生体材料と一般の材料との間には多く共通点もある．そして，このような中で，われわれの大変興味をひくことは，次のようなことかと思う．

(1) 生体材料の構成と構造
(2) 生物を構成する素材の物性と機能
(3) 生物の素材形成のシステム

したがって，本書ではこのようなことに注目して，生体や生物を構成する素材と機能とについて検討した．また，生体材料を工業材料の一つとみたとき，生体材料は環境の状況を感知し，その状況に十分に対応できる優れた機能をもっている．このようなことから，21世紀を支える材料は生体材料を模索した知能材料 (Intelligent materials) であるともいわれている．そのため，材料の知能化なども含め，生体材料の機能と特性などの材料の基本的な課題について検討した．また材料の利用は，基本的には資源の有効的な活用と深い関わりのあることから，天然材料や生物が生み出す素材といった立場から，木材や竹材のほかサンゴやココヤシのような素材についても検討した．

また，多くの生物が自然環境の中で順応して生き続けるためには，地球環境の整備なども重要な課題である．したがって本書では，このような最近の世界的な動向にも目を向けながら，生物を構成する素材と機能，さらには生体材料を構成するための機能と，そのシステムなどについて検討した．

このように，生体材料をはじめとする多くの生物が生み出す材料の構造と機能とを調べることによって，少しでも知能材料を念頭においた新しい材料の開発や知能化技術の発展に寄与できればと考えている．そして，多くの研究者や技術者に生物の生み出す生体材料特有の機能やその仕組みを知って戴き，少しでも多くの研究者，技術者の皆様に新規素材開発のための研究開発に関する新しい糸口が拓ければと願っている．

なお，本書の執筆に当たっては，生体や生物の構造と材料の機能などを対象としたこともあって，人間の生体をはじめ，動物，植物などの広い分野について記述することとなった．そのため，本書で取り扱った専門分野も多岐にわたってしまった．したがって，意図するところが十分に説明しきれなかった部分も多いことかと思うが，ご寛容な読者の皆様に免じてお許し戴ければと，ここに重ねてお願いするものである．

著　者

索引

ア行

I 型断面 ……………………………… 33
I 型ビーム …………………………… 33
アカマツ …………………………… 120
アカマツ樹幹材の断面 …………… 161
アクチュエータ材料 ……… 196, 199
アクチュエータ部 ………………… 195
アクリル系レジンセメント ……… 73
アクリルフォーム材 ……………… 107
アコヤガイ ………………………… 78
顎関節 ……………………………… 71
顎の運動 …………………………… 87
足糸 ………………………… 103, 104
校倉造り …………………………… 163
adaptive …………………………… 194
圧電効果（ピエゾ効果）・130, 200, 219
圧電材料 …………………………… 203
圧電セラミックス 196, 197, 199, 218
圧電セラミックス（PZT）繊維 … 208
圧電繊維複合材料 ………………… 208
圧電体 ……………………………… 207
圧電特性 …………………………… 129
圧電フィルム …………… 197, 199
アパタイト／コラーゲン複合体・52, 53
アパタイトセラミックスの人工骨 58, 59
アルカリ可溶化コラーゲン ……… 52
アルデヒド ………………………… 242
アルミナ …………………………… 49
アレルギー症状 …………………… 240
アワビの接着面 …………………… 104
アンカー効果 ……………… 50, 213
安全性基準 ………………………… 229
安全性の確認 ……………………… 230
アンペールの右ねじの法則 ……… 201
ER 効果 …………………………… 221
維管束 ……………………… 131, 177
維管束鞘 …………………… 131, 177
藺草の構造 ………………………… 140

藺草の断面構造 …………………… 140
板目方向 …………………………… 159
異方性 ………………… 27, 28, 31
インテグラル構造（integral structure）43
intelligent ………………………… 194
インテリジェントビル（知能建築）・・211
インプレーンワインディング …… 39
ウールの形態組織図 ……………… 179
wing loading ……………………… 85
ウェブ部 …………………………… 32
薄肉構造 ………………… 27, 31
海島構造 …………………………… 143
ウルシオール ……………………… 141
ウルシ（漆）接着剤 ……………… 113
漆塗料 ……………………………… 141
漆の秘密 …………………………… 141
ウルシの表面の劣化モデル ……… 168
運動機能 ………………… 21, 24
エキソクチクル …………………… 179
越境汚染 …………………………… 231
エナメル質 ………………………… 47
エネルギーの吸収性能 …………… 14
エネルギー変換 …………………… 183
MR（マット・ロービングクロス）… 35
MTBE …………………………… 238
MTBE 添加の規制 ……………… 239
エラスチン ………………………… 60
円筒殻 ……………………………… 136
エンドクチクル …………………… 180
エンパイアステートビル ………… 176
欧州化学工業会 …………………… 228
横断面（木口）………… 119, 125
応答性 ……………………………… 204
応答速度 …………………………… 198
応力とひずみ ……………………… 1
応力の再分布 ……………………… 215
応力－ひずみ線図 ………………… 2
音響振動板 ………………………… 102

温帯性竹類……………………170
温度変化………………………210

カ行

開口，閉口運動…………………87
回収古紙の再生紙……………137
貝の優れた接着力……………102
回復機能…………………………22
回復・再生のための機能………17
界面活性剤………………88, 137
界面現象…………………………15
海綿骨……………………………4
化学成分…………………………68
化学物質汚染マップ…………233
各種材料の強さと弾性率………12
各種動物の踵骨腱………………6
カゼイン接着剤（カゼイングルー）
　　　………………………110, 163
割裂性…………………………170
カニの甲羅………………………88
カニ風味かまぼこ………………91
加熱処理………………………187
カプセルタイプの接着剤……217
紙の発明………………………136
茅葺き屋根……………152, 153
殻構造……………………………80
仮導管…………………………120
環境ホルモン…………………226
乾漆……………………………113
緩衝機能…………………………24
関節円板…………………………71
関節の運動範囲…………………7
関節部の応力解析………………74
感知機能…………………………25
感知・検知機能…………………23
稈部……………………………134
稈部の物性……………………132
緩和機能…………………………33
顎関節の接合……………………87
合掌造り………………………154
ガラスウール…………………151

ガラスセラミックス……………50
緩衝機能…………………24, 105
機械的エネルギー……………204
気乾収縮率……………………165
キチン……………………88, 89
キチン繊維………………………66
キトサン…………………………88
キトサンの物性…………………89
希土類元素……………………202
絹糸腺……………………………99
絹タンパク質……………………98
絹の衝撃破断エネルギー………97
絹フィブロイン水溶液…………98
絹の魅力…………………………97
絹フィブロイン…………98, 99
木の構造と組成…………………7
木の生態………………………116
機敏性……………………………85
気密性…………………………218
吸音・遮音特性………………127
吸音材…………………………182
吸音性…………………………184
吸音特性………………………189
吸音率…………………………184
吸収・代謝・排泄……………229
急速ろ過………………………238
強化材の形態による各種成形法……16
強靭……………………………106
強靭結合組織……………60, 63
共生関係…………………………93
極慣性二次モーメント……148, 172
キリ（桐）……………………158
筋原繊維…………………………70
筋繊維直径………………………70
筋組織と骨………………………69
金属系複合材料…………………34
筋内膜……………………………70
逆圧電効果……………130, 219
空調装置………………………166
クチクル細胞…………………179

クリンプ（捲縮）性 ……………179	ココヤシ果実 ………………145
グラスホッパー（バッタ）効果 …232	ココヤシの活用 ……………144
傾斜機能 ……………… 80, 132	ココナツヤシの葉 …………147
形状記憶効果 …………………221	古紙再生の処理工程 …………137
形状記憶合金 ………… 199, 220	骨格筋 …………………………70
形状制御 ………………………208	骨幹部の断面構造 ……………45
形成層 …………………………120	骨芽細胞 ………………………50
径断面（まさ目）……… 119, 125	骨再生誘導法 …………………54
軽量吸音材 ……………………187	骨セメント（アクリル樹脂）……75
軽量な屋根材 …………………154	骨密度 …………………… 4, 44
血管の構造 ……………………60	骨梁パターン …………………10
血管壁 …………………………61	コバルト-クロム系合金………49
結晶化ガラス …………………51	コバルト-クロム合金…………72
結合組織 ………………………71	コピー食品 ……………………91
ケラチン系タンパク層 ………179	コラーゲン ……………… 5, 6, 52
腱……………………………6, 68	コラーゲン繊維 ……… 5, 50, 60
嫌気性微生物 ………… 234, 235	コラーゲン不織布 ……………65
腱，靭帯の応力-ひずみ線図………7	コルゲートコア ………………40
検知機能 ………………………223	コルテックス細胞 …………180
腱と靭帯 ………………………68	コレステロール濃度 …………99
腱の破壊伸び ……………………6	昆虫の機敏性 …………………85
原因物質濃度 …………………242	コンパウンドグルー ………110
甲殻類 …………………………88	合成薄膜 ………………………65
甲殻類の外皮 …………………89	合成繊維 ………………………98
好気性微生物 ………… 234, 235	合成木材 ……………………158
抗菌・防臭加工 ………………181	合板（一体振動壁）…………185
咬合機能 ………………………34	ゴムのポアソン比 ………………4
光合成 …………………………93	サ 行
高層建築 ………………………31	サーフェースマット …………34
酵素可溶化コラーゲン ………52	サイザル麻 …………………139
硬組織 …………………………49	再資源化・再利用化 …………187
構造機能 ………………………21	再生医療ビジネス ……………67
構造指数 ………………………38	再生機能 ……………………143
高耐久性鉄筋コンクリート ……188	細胞壁 ………………… 122, 123
腔腸動物 ………………………92	細胞壁の厚さ ……………………9
高度浄化処理 ………… 237, 238	絲偏 …………………………138
高分子系接着剤 ………………216	酢酸菌 ………………………100
高密度ポリエチレン …………72	サザエ貝殻 ……………………80
広葉樹 ………………… 117, 126	サンゴ礁 ………………… 95, 96
ココヤシ ……………………144	サンゴと石材 …………………91

サンゴの硬さ	94
サンゴの骨格	92
サンゴの種類	91
サンゴの日輪	92
3世代生殖毒性試験	230
サンドイッチ構造	40, 159
材料の知能化	15
材料の物性値	126
残響室法吸音率	188
シール性	218
シアノアクリレート系接着剤	111
CF筋コンクリート	42
shell structure（殻構造）	80
止血機序	112
紙工品用接着剤	109
歯根膜	47
歯周組織	47
歯髄腔	47
下顎骨の再建	56
下顎頭の結合	71
漆器	141
シックハウス症候群	240, 242
遮音材	182
遮音性	184
遮音性能	183
摺動運動	87
周波数依存性	185
修復機能	22
首里城	95
春慶塗り	169
硝化菌	236, 237
硝化工程	237
衝撃破断エネルギー	97
消臭繊維	180
正倉院の玉虫厨子	167
焦電体	207
消波ブロック	42
触断面（板目）	119, 125
植物性油脂	145
植物セルロース	101
植物繊維	139, 180
シリコーン薄膜	66
シワ加工	181
心材化	124
心材の種類と形態	40
真珠の層構造	78, 79
振動減衰板	219
針葉樹	117, 126
GBR法	54
磁気エネルギー	204
磁気機械結合係数	204
自己再生型の塗料	168
自己修復	18
磁束密度	204
実証実験	227
ジュール熱	219
重合体ポリマー	73
柔細胞	177
樹幹の構造	155
樹枝状結晶	51
受動的知能材料	206, 207
樹皮	155
純Ni, Fe-Ni系合金	202
情報伝達	24
情報伝達機能	24
女性ホルモン様作用	228
ZrO_2系セラミックス	81
ジルコニア	50
磁歪現象	201
磁歪材料	200, 201
人工関節	73
人工関節とその固定方法	72
人工関節の応力解析	75
人工関節の固定法	74
人工血管	60
人工血管の構造	63
人工骨	43, 46
人工歯根	47, 48
人工膝関節	72
人工皮膚の構造	65, 66

人工股関節	72
人工股関節の骨頭部近傍の応力分布	74
靭帯	68, 69
人体構造	195
靭帯の力学的挙動	6
靭皮繊維	139
水酸アパタイト	5, 49, 51
鈴構造（bell structure）	183
ステップラップ	215
ストーンウォッシュ加工	181
smart	194
髄	155
制御機能	223
生殖影響試験	229
生殖機能への影響	227
生殖毒性	228
生体活性材料	50
生体機能	20, 21
生体材料の機能	20
生体適合性	224
生体のエネルギー吸収能	12
生体の機能と構成	27
生体の物性	11
生体の治癒機能の仕組み	26
生体反応	210
生体膜	29
生物の接着機能	102
生理的組織接着剤	111
世界自然保護基金	232
積層構造	27, 28, 31
セコイア	173
石灰岩	96
接着構造が解体	216
接着剤の溶融	217
接着接合の解体	217
接着の知能化	213
接着の破壊防止	213
接着のメカニズム	103, 105
接着部の応力緩和	214
接着剤の力学的挙動	215
節間盤	169
接合材	105
セメント質	47
セメントレス法	75
Ceravital®	51
セラミックス加工	182
セラミックス系複合材料	34
セリシン	98
セル構造（shell structure）	120
セルロース	8, 122
セルロースのヘリカル角	125
繊維芽細胞	67
繊維強化複合材料	30
繊維状組織	149
繊維束鞘含有率	133, 134
繊維束の力学的効果	134
繊維組織	68
繊維の摩擦係数	180
センサ材料	196, 197
センサ部	195
線配向性	101
全収縮率	165
層構造	122
早材（春材）	121, 161
創傷被覆材	65
相対動弾性係数	188
咀しゃく機能	70
続飯	114
疎密度	44, 122
損傷と修復	22
象牙質	47
増粘安定剤	90
ゾル－ゲル（sol-gel）変化	109

タ行

耐荷ねじりモーメント	172
体積変化率	3
大麻	138
竹の維管束	131
竹の維管束鞘分布	133
竹の稈部	169

竹の形態	135	長管骨の骨幹部の組織	45
竹の軽量性	169, 171	超磁歪材料	201, 202
竹の構造	130	超磁歪特性	200
竹の弱点	135	長大な吊り橋	31
竹の柔軟性	132	超微細な繊維	100
竹の高さの秘密	177	苧麻	138
畳表の原料	140	地震力	210
縦波伝播速度	101	土壁	150
単子葉植物	144	土壁の構造	150
炭素繊維強化プラスチック	177	低用量確認試験	230
ダイオキシン	225	鉄筋コンクリート	42
ダイオキシン汚染	231	Fe-Co系合金	202
大腿骨	5, 28, 31, 71, 86	天然アスファルト	107, 108
大動脈の化学組織	61	天然系接着剤	107
第二世代アクリル系接着剤	214	天然系繊維	97
脱墨パルプ	138	天然(生体)骨	53
脱窒菌	236	天然系繊維の構造	179
弾性エネルギー	14	DDT	232
弾性座屈	38	デカペプチド	105
弾性体の体積	13	電気エネルギー	219
断面形状	30	電気抵抗	127
断面係数	148, 172	電気抵抗(比抵抗)と温度	128
断面寸法	173	電気抵抗と含水率	128
断面積比	175	電気的特性	127
断面二次モーメント	148, 172	電気粘性流体	221, 222
チタン合金	49, 72	伝達機能	23
知的構造体	195	デンプン系接着剤	111
知能化と高機能化	193	澱粉糊	114
知能化の概念	193	透過損失	185
知能材料のメカニズム	206	透過損失と面密度	186
知能材料	17, 71	透過率	184
知能材料の構築	27, 191	凍結融解抵抗	188
知能材料の仕組みと機能	209	凍結融解抵抗性	188
知能材料を支える基本的な要素と機能	18	橈骨	5
緻密質	44	透磁率	204
茶筅	135	東大寺の大仏殿	116, 158
中空断面	169	動物の形態	82
治癒機能	24	鳥の重量	82
長管骨	31, 44, 71	鳥の羽根	83
長管骨(脛骨)の再建	57	トンボの俊敏性	85

索　引　(253)

道管の分布 ･････････････････････ 9
毒性試験 ････････････････････ 57
土偶の補修 ････････････････ 108
ドラッグデリバリーシステム
　（Drug Delivery System）･･････ 210
ドラッグデリバリー（Drug Delivery）
　････････････････････････････ 210

ナ 行

内部構造 ･･････････････････ 131
内分泌撹乱化学物質 ･･････････ 226
ナイロン編物布 ･･････････････ 66
夏材（晩材）････････････････ 161
波形コア ･･････････････････ 40
軟組織の構造 ･･･････････････ 60
にかわ系接着剤 ････････････ 109
にかわゼラチン ･････････････ 109
二次止血の機序 ･････････････ 112
Ni–Cr系合金 ･･･････････････ 220
根 ････････････････････････ 117
ねじり剛性 ････････････････ 148
ねじりモーメント ･･･････････ 135
熱帯性竹類 ････････････････ 170
熱伝導率 ･････････････ 154, 166
ネフマック（Hシリーズ）････ 222
粘性流体 ･･････････････････ 221
粘接着 ･･･････････････････ 105
年輪 ･･････････････････････ 92
年輪の分布 ･････････････････ 9
能動的知能材料 ････････････ 207

ハ 行

葉 ････････････････････････ 117
ハイオクガソリンの添加剤 ････ 238
バイオマス ･････････････････ 89
廃水処理 ･･････････････････ 235
hyper joint tape ･････････････ 105
破壊を防止 ･････････････････ 17
はく離接着強さ ･････････････ 106
はく離強さの制御 ･･･････････ 216
破骨細胞様細胞 ･･････････････ 54
葉繊維 ･･･････････････････ 139

撥水加工 ･･････････････････ 182
発生部位の感知 ･････････････ 214
発泡吸音材の性能 ･･･････････ 188
八放サンゴ類 ････････････････ 92
発泡スチロール廃棄物 ･･･････ 187
発がん性 ･･････････････････ 228
発がん性試験 ･･････････････ 229
ハニカムコア（honycomb core）･･ 40
羽根の大きさ ････････････････ 82
羽根の面積と重量 ････････････ 84
歯の構造 ･･････････････････ 47
春材（早材）････････････････ 161
半径方向 ･･････････････････ 159
Bioglass® ････････････････････ 51
バイオマス ･････････････････ 89
バイオリアクタ ･････････････ 90
培養真皮の作成手順 ･･････････ 67
培養皮膚 ･･････････････････ 66
バベルの塔 ････････････････ 109
バルサ材 ･･････････････････ 159
バルサ材の機械的特性 ･･･････ 160
バルサ材の軽量性 ･･･････････ 158
晩材（夏材）･･････････ 121, 161
パーマネントセット ･････････ 180
パラレルワインディング ･･････ 39
パピルス草 ････････････････ 138
被覆膜 ････････････････････ 54
光ファイバ ････････････････ 196
引抜き成形法 ････････････････ 36
非ケラチン系タンパク ･･･････ 179
膝関節 ･････････････ 11, 44, 71
膝の構造 ･･････････････････ 69
皮質骨 ･････････････････････ 4
皮質骨の弾性率 ･･･････････････ 5
皮質骨の引張強さ ･････････････ 6
皮質骨の引張特性 ･････････････ 5
ひずみゲージ ･･････････････ 196
ひずみセンサ用材料 ･････････ 197
被着材の再利用 ････････････ 216
引張強さの変化 ････････････ 134

引張力を受ける角棒 ····· 3	分解・処理機能 ····· 234
ヒトの腱 ····· 6	分子間作用（ファン・デール・
ヒトの皮膚の立体図 ····· 64	ワールス力） ····· 29
比熱 ····· 165	ブライトガード ····· 222
皮下組織 ····· 64	プラスチック系発泡材 ····· 183
皮膚組織 ····· 65	プリフォーム（priform） ····· 35
皮膚の応力-ひずみ線図 ····· 62	プリプレグ（pripreg） ····· 35
皮膚の構造 ····· 63	プリント合板 ····· 163
皮膚の組織 ····· 26	プルフォーミング成形法 ····· 36, 37
姫飯 ····· 114	プロセッサ要素 ····· 195
非木材繊維 ····· 138	平均収縮率 ····· 165
表面硬さ ····· 48	平均引張強さ ····· 134
微小球粘着剤 ····· 107	平行コンデンサ ····· 129
ビスフェノールA ····· 226	平滑筋細胞 ····· 60
微生物セルロース ····· 100	ヘミセルロース ····· 8, 122
平等強さの塔 ····· 174	ヘリカルワインディング
PCB ····· 232	（helical winding） ····· 39
PZT繊維/エポキシ複合層 ····· 209	ヘルスモニタリングシステム ····· 210
ピエゾ効果 ····· 200	変厚の板ばね ····· 35
フィブリル（fibril） ····· 101	変厚構造 ····· 35
フィブリン（fibrin）の止血作用 ····· 111	変換比率 ····· 204
フィブリン接着剤 ····· 111	辺材 ····· 124
フィブロイン ····· 98	β-TCP/CPLA ····· 55
フィラメントワインディング	β-TCP/CPLA複合体 ····· 55
（filament winding）成形法 ····· 172	β-TCP/CPLA複合膜 ····· 57
フェルト化 ····· 179	米環境保護局（EPA） ····· 238
負荷履歴 ····· 214	米国プラスチック工業会 ····· 228
複合化による界面効果 ····· 16	ベニヤ製造 ····· 162
複合効果 ····· 15	ベニヤレース ····· 162
複合構造 ····· 151	べんがら ····· 167
フジツボ類 ····· 102	宝石サンゴ ····· 94
付着機構 ····· 104	ホットメルト（hot melt）接着剤 ····· 110
付着生物 ····· 102	補綴機能 ····· 26
Hookeの法則 ····· 2	骨と関節 ····· 70
フッ素樹脂 ····· 63	骨の形態 ····· 86
フランジ部 ····· 32	骨の構造 ····· 43
フロン ····· 225	骨の再建 ····· 49, 51, 54
VHB（Very High Bond） ····· 105	骨の主成分 ····· 52
物性制御 ····· 208	骨の代替材料 ····· 52
分解機能 ····· 235	骨の力学的挙動 ····· 4

ホルマリン規格 ······················241	毛細血管の断面構造 ···············62
ホルムアルデヒド ···················240	孟宗竹の横断面 ······················131
ホルムアルデヒド安全基準 ······240	木材の機械的特性 ···················125
ホルムホルデヒド放散の低減法 241, 242	木材の機能的特性 ···················127
ホルモン作用 ························226	木材の軽量性 ························155
防御機能 ························· 23, 33	木材の構造 ···················116, 119
防御反応 ·······························34	木材の収縮率 ························164
防縮加工方法 ························181	木材の透過損失 ······················184
防振効果 ······························218	木材の特性 ····························161
ポーラワインディング (polar winding) 39	木材の年輪 ····························122
ポアソン比 (Poisson's ratio) ······2, 3	木材のパルプ繊維 ···················138
ポストイット® (Post - it) ·········107	木材の比強度 ························157
ポリアミノ酸固定化ナイロン編物 ···66	木材の比重 ····························155
ポリエチレンテレフタレート ·······63	木材の引張強さ ······················125
ポリ乳酸 ·······························51	木材の引張強さと圧縮強さ ······156
ポリ乳酸/アパタイト ···············51	木材の有効利用 ······················161
マ行	木質繊維 ·······························125
マイクロフィブリル (micro - fibril) 120	木目の方向 (木理角) ···············157
曲げ剛性 ······························147	**ヤ行**
曲げ荷重と断面形状 ·················32	屋久杉 ·································117
曲げモーメント ······················135	屋根構造 ······························152
まさ目面 (径断面) ···················125	有害化学物質 ···············225, 231
股関節 ···························· 11, 71	有機汚濁物質酸化菌 ···············234
慢性毒性試験 ························229	有機/無機複合体の物性 ············55
幹 (茎) ································117	有限要素法 (FEM) ····················75
micro - movement ····················75	誘電分極 ······························200
水の浄化 ······························234	誘電率 ·································129
緑のダム ······························119	誘電率と含水率 ······················130
港川石 ··································96	羊毛繊維 ······························179
無毒性量 ······························230	寄せ木つくり ························113
ムラサキ貝の足糸と面盤 ·········103	**ラ行**
ムラサキ貝の類 ······················103	ラウリン酸系油脂 ···················145
メチル・ターシャリー・ブチル・	落葉広葉樹 ····························119
エーテル ···························238	リグニン ·······················8, 122
メラミン樹脂化杜合板 ············163	リターナブル (returnable) ········111
綿繊維の構造 ························181	ロール形状 ····························106
綿繊維の防縮性 ······················181	蝋色仕上げ ····························168
面配向性 ······························101	六放サンゴ (イシサンゴ) ··········95
面盤 ····································103	**ワ行**
面密度 ·································183	輪島のウルシ塗り ···················167

著者略歴

宮入　裕夫（みやいり　ひろお）工学博士

1967年	東京工業大学 大学院 博士課程（機械工学専攻）修了
〃	東京医科歯科大学 生体材料工学研究所 助手
1970年	同大学, 同研究所 助教授
1982年	同大学, 同研究所 教授 現在に至る
専攻	複合材料工学, 生体材料工学, 生体機械学
主な著書	「サンドイッチ構造の基礎」
	「機械技術者のための接着設計入門」
	「機械材料の強さと機能」
	（以上 日刊工業新聞社）
	「複合材料入門」
	「破壊と材料」共著
	（以上 裳華房）
	「複合材料入門, D.ハル著」共訳
	（培風館）

JCLS 〈㈱日本著作出版権管理システム委託出版物〉

2001　　　2001年9月20日　第1版発行

—生体材料の構造と機能—

著者との申し合せにより検印省略

ⓒ著作権所有

本体 3800 円

著作者	宮入　裕夫
発行者	株式会社　養賢堂
	代表者　及川　清
印刷者	株式会社　真興社
	責任者　福田真太郎

発行所　〒113-0033 東京都文京区本郷5丁目30番15号
　　　　株式会社 養賢堂
　　　　TEL 東京(03)3814-0911　振替00120-7-25700
　　　　FAX 東京(03)3812-2615

ISBN4-8425-0085-9 C3053

PRINTED IN JAPAN　　製本所　板倉製本印刷株式会社

本書の無断複写は、著作権法上での例外を除き、禁じられています。本書は、㈱日本著作出版権管理システム（JCLS）への委託出版物です。本書を複写される場合は、そのつど㈱日本著作出版権管理システム（電話03-3817-5670、FAX03-3815-8199）の許諾を得てください。